农产品营养分析与检测技术

强立新 王 磊 廖 晨 主编

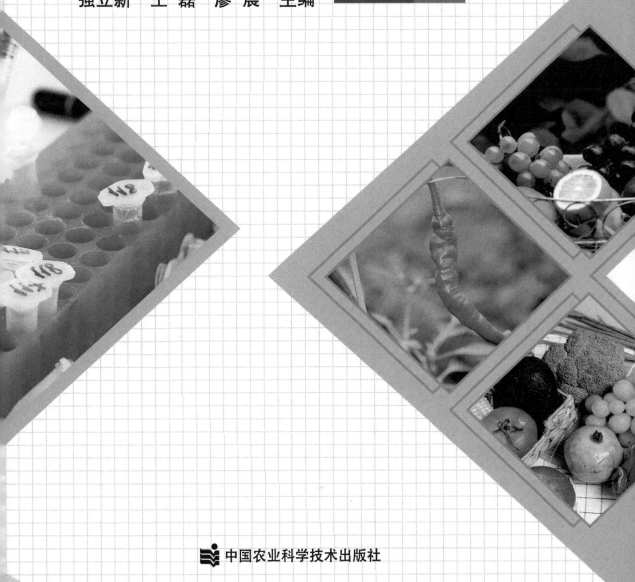

中国农业科学技术出版社

图书在版编目（CIP）数据

农产品营养分析与检测技术 / 强立新，王磊，廖晨主编. —北京：中国农业科学技术出版社，2020. 6 (2021.9 重印)

ISBN 978-7-5116-4773-3

Ⅰ. ①农… Ⅱ. ①强… ②王… ③廖… Ⅲ. ①农产品—食品营养分析 ②农产品—检测 Ⅳ. ①R151.3 ②S37

中国版本图书馆 CIP 数据核字（2020）第 092099 号

责任编辑　李　华　崔改泵
责任校对　李向荣

出 版 者　中国农业科学技术出版社
　　　　　　北京市中关村南大街12号　　邮编：100081
电　　话　（010）82109708（编辑室）　（010）82109702（发行部）
　　　　　　（010）82109709（读者服务部）
传　　真　（010）82106650
网　　址　http:// www.CASTP.cn
经 销 者　各地新华书店
印 刷 者　北京中科印刷有限公司
开　　本　787mm×1 092mm　1/16
印　　张　15
字　　数　294千字
版　　次　2020年6月第1版　　2021年9月第2次印刷
定　　价　86.00元

《农产品营养分析与检测技术》
编委会

主　　编：强立新　王　磊　廖　晨

副 主 编：刘远平　郑百芹　邢希双　黄晓春　董李学　孙淑玲　李爱军
　　　　　汤学英　曹淑娟　王仕双　徐淑媛　张建民　王建华　李保军
　　　　　范婧芳　董　辉　张上上　郭金颖　陈　光　周　鑫　张爱兵
　　　　　孟　哲　周　禹　王　岩　赵海涛　张立田　付丽军　刘　洋
　　　　　肖　琏　张　鑫　肖文同　王玉丽　樊　蕊

参编人员：（按姓氏笔画排序）

马拥军　马春文　马树良　马修国　马姜静　王　帅*　王　帅**
王　琛　王　颖　王　溪　王大伟　王志平　王彩霞　王鸿昌
王尉安　王雅静　王新娥　牛惠超　毛晓江　尹　喆　石　伟
史海涛　冯　悦　冯　雪　兰翠娟　匡珺婷　邢坤改　朱可明
乔　晗　延新宇　刘　炜　刘　浩　刘　博　刘任伟　刘志英
刘艳凯　齐　彪　齐玉学　齐铁权　闫艳华　汤思凝　孙红霞
阴明杰　负铭远　杜敬然　杜瑞焕　李　艺　李　彤　李　骏
李　梁　李　颖　李　慧　李　蕊　李文杰　李玉品　李丽媛
李英军　李英韬　李明阳　李振山　李晓龙　李喜玲　李静伟
吴　丹　吴　琦　吴欣欣　何之杨　佟　丽　沈立茹　宋晓楠
张　宁　张　芊　张　亮　张　谊　张　群　张立娜　张兰峰
张丽芳　张凯松　张建永　张建雄　张春雨　张贺凤　张艳艳
张振国　张晓冲　张晓利　张海生　张海春　张继强　张鹤鹏
陈立军　武侠均　苗建民　苑中策　林　田　尚久舒　果扬威
周丽娜　周彦成　周健强　庞学良　单平阳　项爱丽　赵小海
赵丽丽　赵国玉　赵春杰　赵瑞玲　郝晨雪　段晓然　侯　蕾
姜　颖　祝文利　姚慧芳　贾一凡　夏晨浙　高　源　高翠雪
郭宇航　郭丽辉　黄　月　曹　丽　曹慧慧　曹薇薇　崔书会
崔亚楠　康俊杰　渠慎峰　谌志伟　彭　渤　葛　凯　葛怀礼
董洁琼　董浩爽　蒋原媛　蒙君丽　雷舒涵　窦鹏飞　裴　璐
潘　强　薛　强　薛凤珍　薄会娜　霍路曼

注：*1991生；**1992生

前　言

　　农产品营养分析与检测是农产品研究领域的重要方向，为适应营养分析与检测为导向的检验机构的新要求，培养专业技术人员对农产品营养分析与检验岗位的适应性，依据唐山市食品药品综合检验检测中心专业人才培养模式，本着"以职业技能培养为核心，以职业素养养成为主线，以专业知识传播为支撑"的原则编写了本教材。本书将分析化学、仪器分析、检验技术等课程的内容进行优化整合，把基础知识与专业技术融于一体，突出基础理论的应用性，为培养技术人才的创新精神和实践能力，从而编写供检验机构使用的教材。

　　本书根据农产品行业对农产品检测岗位（群）及各技术领域岗位群的任职要求选择编排内容，主要包括水分、糖类、蛋白质、脂肪、维生素、矿物元素、膳食纤维。本书的编写以本学科的科学性和系统性为前提，引入最新检测技术，依据最新的国家标准，注重技术人员知识面的拓展，力求实现强基础、重实践的目标，为农产品检测行业的发展进步提供理论依据和技术支持。

　　本书内容置于检验机构农产品检测工作中，具有理论联系实际，构思独特，简明易懂，突出技能培训，可操作性、职业针对性和实用性较强的特点。可作为农产品类各专业教材，还可以作为农产品检测技术人员的参考书和培训教材。

　　本书是编者多年来在农产品检测改革过程中的探索和总结。本书以农产品营养分析与检验为主线，突出"重点、难点、要点"，以国家标准为基础，做到理论联系实际，对其中重要的内容尽量以自行设计或精选的简明、直观和形象化的图示、表格等形式来表达。

　　本书由唐山市食品药品综合检验检测中心强立新（第1章、第2章）、王磊（第4章、第5章、第8章）和廖晨（第3章、第6章、第7章）担任主编，秦皇岛市食品药品检验中心张上上（第3章）、郭金颖（第6章）、陈光（第7章），河北省农林科学院石家庄果树研究所董辉（第4章）以及河北省植保植检总站范婧芳（第5章）等参与编写。限于编者的学识和水平，书中不当甚至错漏之处在所难免，望广大同行随时指正，以待日后再版时改进和完善。

编　者

2020年3月

目　录

1 绪论

1.1 我国农产品营养成分检测现状

农产品质量安全问题，一直是我国政府高度重视的基本问题之一。农产品质量安全检验检测体系的完善与否，成为农产品质量安全达标的重要技术支持。各级政府、农业部门都对此提出了指导性建议，形成了国家、地方、行业、企业多方位检验检测体系的基本框架，检测基础设施逐步完善，检测人员的专业水平及业务能力也有了提高，增强了农产品质量的安全水平。

1.1.1 设备陈旧、技术老套，不能满足现阶段检测要求

目前我国农产品生产产业发展迅速，相关的农业生产资源不断更新，而我国部分地区的农产品质量检测工作的技术方法与结构功能，还不能适应我国农业产业的发展。农产品的食用安全性关系到我们的健康，在对农产品进行检测时，对检测技术提出了很高的要求。

这就需要政府加大对检测机构的扶持，更新先进的设备仪器，将学习最新的农产品质量检测技术作为一项重要工作来抓。更新优化农产品质量检测设备，可以保证农产品使用安全。目前，我国大部分地区的设备和技术维持在多年前的水平，普遍存在检验设备陈旧落后，配套设施不完善，试验环境不合格等问题，严重影响了我国农产品检测的科学性和准确性。

1.1.2 对农产品质量安全缺乏重视

因为农民自身认识的局限性，加上国家政府在农产品质量安全问题方面所

做的宣传教育力度不够，致使我国人民和相关部门不太重视农产品质量安全问题。农民们最关心的是如何扩大农产品的收成，从而增加农产品产量、提高自身收入，对于农产品的质量问题并不关心。更严重的是有些农产品生产商无视道德底线，在经济利益的驱使下，无视人们的生命健康和财产安全，做出严重危害农产品质量和安全的行为，例如市面上已经曝光的注水猪肉、饲料中添加瘦肉精等，这些行为对于人民群众的人身和财产安全造成了威胁，同时严重损害了国家形象。

1.1.3 缺乏健全的农产品质量检验检测体系

现阶段，虽然我国政府对于农产品质量安全问题提高了重视，但是农产品检测机构无论在数量上和质量上，还是农产品行业的发展需求上仍然存在着差距。在我国，农产品检验检测机构在区域分布上呈现不平衡性，在东部沿海以及其他一些经济比较发达的地区，农产品的检验检测机构在数量以及质量上高出中西部经济相对落后地区很多，甚至在某些经济贫困的地区，农产品检验检测方面仍是一片空白，致使当地农产品质量和安全得不到保障。

1.2 营养在农产品分析中的重要性

农产品质量好坏在于它的营养与健康品质的高低，其中营养品质主要是指农产品所含营养素的数量和质量，健康品质则体现在农产品的卫生安全上，因此农产品安全包含卫生安全和营养安全。规范农产品安全的食用等级，维护人民群众的健康权益，其中的营养成分检测可以更好地规范农产品安全的食用等级，让消费者在购买各类农产品的时候更加精准。

应用农产品营养成分检测技术，不仅是为了对农产品中的营养成分进行科学检测，更重要的一点是可以将各类农产品中富含的微量元素、矿物质进行明确标识，使消费者在购买产品的时候就可以一目了然地了解农产品具体的营养成分。运用农产品营养检测技术就可以非常精准地检测出农产品当中的不良元素，为现有的农产品质量控制体系增加一道安全保护屏障。同时，农产品营养检测还可以进一步规范农产品管理部门的监督效用，保障消费者的合法权益。

不同的产品可以为消费者带来不同的利益，农产品可以为消费者带来的利益与其他产品（如工业品与精神产品）的最大不同在于其能够满足人们生理需求，维持人类生命的延续，是人类社会赖以存在的物质基础。维持且强化人体机能的基本物质如碳水化合物、蛋白质、脂肪、维生素等就是人们习惯上所说的

"营养"。时至今日，无论人类社会如何发展，经济如何繁荣，农产品依旧保持着其最古老也是最基本的功能——为人类的生存提供营养。因而，从"营养"的角度对农产品市场的宏观调控进行分析，对农产品市场而言有着极其重要的特殊意义，是农业经济以及农业政策研究中不可或缺的内容。人类从农产品消费中获取的营养与消费量的多少呈正相关，消费的农产品越多，获得的营养也多；反之，获得的营养就少。但由于人类的生物学特性所决定，获取的营养是有一定限度的，这个限度可以通过生物化学和营养学的研究来确定，不可能无限地少，也不必任意地多。人类对农产品的需求有两个十分重要的数量界限，一是维持人类生存所必需的最低的农产品数量（用 Q_{min} 表示），只有在这一起码数量的农产品摄入条件下，才可以保持正常以及相对较低水平的肌体功能与活动，并可能冒着损失健康和导致疾病的危险，如果一个人消费的农产品低于该数量，就会产生营养不良、疾病乃至死亡；二是保证人类绝对的安全健康（至少是从饮食的角度保证）所需的最大的农产品数量（Q_{max} 表示），超过这一数量，将会出现营养过剩，并有可能导致肥胖以及其他类型的疾病，所摄入的农产品反而会给消费者带来负效用。大多数情况下，人类对农产品的需求量介于 Q_{min} 与 Q_{max} 之间，若用 Q_a 表示实际消费农产品的数量，则这种关系可以表示为：$Q_{min} < Q_a \leq Q_{max}$。在特别落后的地区，需求量可能会低于 Q_{min}，而很少会有大于 Q_{max} 的情况发生。至于这两个量之间间隔距离的大小，由人类对食物需求的刚性所决定的，消费量在满足基本的营养需求以后实际上已无太大的上升空间，因而，Q_{min} 与 Q_{max} 之间实际上可能只是一段相对狭小的区间。

1.3 当前农产品营养检测存在的不足

目前，国内很多地方建立的农产品质量安全检测技术的检测体系是在国家、行业检测体系的基础上，以企业自我检验检测为辅的体系。其中，一个突出问题就是主辅颠倒，无法对源头进行控制。据相关农产品质量安全检测中心的相关数据显示，有相当多的企业根本不具备检测农产品质量的能力，或者检测能力偏低。这导致很多农产品并未经过严格检验就投入市场销售。

1.3.1 农产品营养成分概念不清

其一，关于农产品营养成分的界定，各类农产品的营养概念设置非常模糊，产品营养描述模棱两可，营养描述不够严谨；其二，有关检测部门的农产品营养检测手段过于单一，相关检测人员无法根据实际情况来进行灵活变通，检测程序不够严谨；其三，因为市场上的各类农产品种类多样，而且各自的农产品特性也千差万别，很多时候检测结果都存在误差，并不能为消费者提供科学指导作用。

1.3.2 检测方式不合理

目前，我国的农产品检测方式还多停留在传统的、落后的层面，没有形成检测常态化、全程化的监测制度，没有实施"从农田到餐桌"的农产品安全的例行监管制度，导致很多有害有毒，甚至严重超标的农产品仍悄然走上消费者的餐桌。

1.3.3 农产品营养检测结果缺乏权威性

就客观角度而言，我国农产品检测机构中有一部分检测技术人员自身并没有经过严格的专业培训，导致自身的操作水平与检测水准都不够理想，对农产品中营养成分检测，没有办法给出一个科学、合理的检测结果。另外，各级农产品检测机构的监管力度不够，导致整体检测行业的自律性都偏差，农产品营养检测工作缺乏一套完善的检测机制。而且，很多时候检测出来的数据精准度不够，甚至有时候还会出现检测失误，种种因素综合在一起，导致农产品营养检测结果缺乏权威性。

我国现有的农产品质量安全标准体系虽已完善，但有一部分已过时，与农产品质量安全检测技术方式很难相适应，检测手段陈旧落后，与国外的先进水平相比还存在着一定的差距，难以与国际接轨，影响了我国农产品检测体系交流与进步。

1.4 提高农产品营养检测水准的有效策略

1.4.1 提高农产品营养检测的监管力度

尽管当前政府已经认识到了农产品营养检测的重要性，但是在具体开展工作的时候总是会受制于某些传统管理理念，无法做到具体问题具体分析，不仅农产品营养安全方面的立法工作速率不够，而且没能开展行之有效的监管工作。对于这种情况，一定要从根本上提高农产品营养检测的监管力度，明确农产品安全的各项检测标准。具体而言，各级农产品安全检测机构首先要制定出一套具有科学指导价值的监管体系，其中包含农产品营养检测制度、规范化建设、检测作业指导等，一定要将责任义务落实到位，确定好每一个检测人员的工作职责。

1.4.2 构建专门的农产品营养检测中心

就我国当前阶段而言，全国各地的农产品检测水平都有了大幅度提高，不过关于农产品营养检测方面的推广力度还是不够。为了巩固农产品营养检测在消费者心中的地位，有关部门必须构建专门的农产品营养检测中心，将其权威性进行科学打造。具体而言，各级农产品部门要将工作中心转移到关于农产品营养成分检测的技术研发上面，多从日常检测工作中积累宝贵的检测数据。在未来的农产品检测工作中，必须要将农产品营养检测归入重点技术研发项目，在全国各个地区设立专门的农产品营养分析实验室以及农产品营养检测中心，同时还要积极地进行农产品营养检测技术的创新型应用，以此来推动农产品行业的健康发展。

1.4.3 强化农产品营养检测的技术支持

各种类型的农产品在社会大众眼中，通常是从味蕾、口感等方面开始考量，对于农产品具体富含的营养成分几乎没有任何具有科学指导意义的技术手段来了解产品真实的营养元素。随着时代不断地发展，新时代的社会大众不仅消费水平在升级，对于农产品营养成分的要求亦更加严格。在这种情况下，必须要强化农产品营养检测的技术支持，进而让大众能够更加直观地了解到农产品的生态性、自然特性以及健康价值。有关部门要督导农产品行业多研发具备绿色无公害特性的健康农产品，同时要将农产品营养检测相关的技术方案进行宣传推广，让消费者在内心信任检测机构。若条件允许，甚至可以将具体的营养检测工序进行公布，让群众一起参与到农产品营养检测的监督工作中，进而提升农产品营养检测在公众心目中的价值。

1.5 农产品质量安全检测技术的发展趋势

1.5.1 进一步完善农产品质量安全检测技术的安全标准

相关部门应立足我国基本国情，并参考借鉴国内外先进做法与经验，进一步完善农产品质量安全检测技术的制度条款。在不影响农产品流通效率的前提下，建立起一个完整的项目发展框架，以提高农产品质量为目标，综合衡量多方因素，加强与同行兄弟单位的交流合作，进一步提高管控质量。在项目推进过程中，管理人员要针对某个问题进行集中管控，优化处理食品安全问题，参照农产品质量安全标准体系规定，确保问题得到有效解决。

1.5.2 进一步完善农产品质量安全检测体系

首先，要充分整合国家、地方、行业及企业的检测机构，达到资源优化配置的目的。在多方配合下，构建起一个有权威、效能高的农产品质量安全检验检测体系。其次，政府及相关主管部门应加大资金投入，确保各农产品质量安全检验检测单位有充足的经费。要积极向先进国家学习，引入先进的检测设备与检测技术，提高农产品安全检测水平。最后，加强对检测人员的业务培训，提高他们的专业能力与安全意识。通过集中培训、专家讲课、外出学习等方式加强对检测人员的业务培训，不断提高他们的业务能力，丰富他们的工作经验。

1.5.3 创新体制机制，建立健全"两个平台"

要善于利用网络信息技术，建立农产品质量安全"互联网+"监管模式，并加快"两个平台"建设。一是要建设农产品质量监管平台，加强对农药等农业投入品的监管，严把农药等物资的入市经销备案审核关。同时，加大宣传教育力度与监督检查力度，凡是入市经销农药产品必须在平台上统一登记管理。加强对企业信用的分类监管，构建起农药企业的信用信息库。此外，要加快推进平台升级拓展建设，督促指导农药生产企业配齐相关终端设备，完成安装培训与门店规范化改造。将当地全部农药生产企业作为农资监管平台的重点监管对象，建立起农药、兽药一体化的监管网络，确保农药产品购、销、用流向的全程可追溯。二是建立农产品质量安全可追溯管理信息平台，将当地主要农业生产企业、地方龙头企业、规模化农民专业合作社作为监管对象，完善其农产品质量安全追溯信息。要进一步拓宽可追溯管理覆盖面，尽快将规模种植、养殖基地生产的农产品纳入平台监管。

2 水分

2.1 概述

2.1.1 农产品中水分存在的状态

水是农产品的天然成分，虽然常不被看作营养素，但它是动植物体内不可缺少的重要部分，具有极其重要的生理意义。不同的农产品，水分含量差别很大。控制农产品的水分含量，对于保持农产品良好的感观性状、维持农产品中其他组分的平衡关系、保证农产品具有一定的保存期限等均起着重要作用。同时农产品中水分含量的多少，直接改变农产品的组成比例，改变营养素及有害物质的浓度。同一农产品可因水分的改变造成其他项目测定数据上的较大差异，从而显现出完全相反的鉴定结论。另外，对一些农产品，掺水也是一种颇为常见且简便易行的掺伪手段。因此，如何规定和测定农产品中水分就显得非常重要。

水广泛存在于自然界，也是农产品中重要的成分。农产品的水分有多有少，差别很大。新鲜的水果、蔬菜含水量最高，一般都在90%以上；瘦的家畜肉含水量约为75%；粮食及其加工的米、面，含水量在12%～15%；奶粉、食糖中含水量很低，一般只有1%～8%。农产品的水分不仅与其质量和食用价值有重要的关系，而且直接影响着它们的贮藏性能。同一种农产品通常随着它的含水量增加，其贮藏性能也随着降低。但是也有这种情况，同一种农产品虽然水分相同，它们的耐贮性却并不一样，这是由于水分在农产品中存在的状态，即水分与农产品成分的结合情况有关。因此，单以含水量的高低不能完全反映农产品的贮藏性能。

农产品中的水分按其存在的状态不同，可分为结合水（Bound water）和自由水（Free water）。结合水是指那些与农产品中蛋白质、淀粉、糖类、果胶质、纤维素等成分的极性亲水性基团，并通过氢键相结合的水。根据农产品成分中存在的极性基团不同，结合水又可分为单层分子结合的水（Monolayer water）和多层分子结合的水（Poly-layer water）。与极性较强的基团（如-NH$_2$、-COOH等）结合的水，叫单层分子结合水，它的结合能较高，所以结合牢度较大；而与极性较弱的基团（如-OH、-CONH$_2$等）结合的水，叫多层分子结合水，它的结合能较低，所以结合牢度也较小，又叫它半结合水。在天然农产品中的结合水，大部分为单层分子结合水。农产品中的蛋白质持水力较大，约能结合相当其重量的50%的水；而淀粉的持水力较小，能结合相当其重量30%~40%的水。农产品中的结合水，特别是单层分子结合的水，一般不会随周围温湿度的变化而增减，这是因为结合水的蒸汽压比一般水要低得多，它的沸点要高于100℃，所以在一般情况不能把它从农产品中蒸发出来；而结合水的冰点又低于一般水，甚至-20℃时也不会使它结冰；结合水也不再具有溶剂的作用，所以农产品中的结合水，特别是单层分子水要比一般水稳定得多。农产品质量发生变化和微生物的繁殖，都不能利用农产品中的结合水。

自由水是那些以物理吸附凝聚在农产品中大于1μm直径的毛细管中或细胞间的水。它与一般水没有什么区别，它在100℃时易蒸发，在0℃时易结冰，也能溶解农产品中的可溶性成分，并随着周围温湿度的改变而增减，这是农产品质量变化和微生物繁殖能利用的水。

通常所说的农产品水分是在105℃条件下进行烘干测定得到的，并以百分比表示，用这种方法测定的百分比水分，主要是农产品中的自由水，另外还包括结合水中的半结合水。所以农产品的百分比水分也会随着周围温湿度的变化而变化。即使在特定的条件下，农产品既不放湿也不吸湿，这时测定的农产品水分称为平衡水分，但是，这个平衡也是动态平衡。农产品在贮藏中的水分就是处在一个动态的可变数值。根据农产品百分比水分的组成，它又是一个可变的数值。因此，单用百分比水分对农产品生产实践和贮藏中温湿度的管理均缺少科学的指导作用。

2.1.2　水分活度的基本概念

根据现代农产品科学的研究指出，用水分活度（Water activity，A$_w$）指导生产和贮藏具有重要的实践意义，因为水分活度既能反映农产品中水分存在状态的情况，又能揭示农产品质量变化和微生物繁殖对其水分可利用的程度。因此，近年来农产品水分多不用百分比表示，而改用水分活度或平衡相对湿度（Equilibrium relative humidity，ERH）表示。

水分活度指在某一温度下，溶液状的水或农产品中水的蒸汽分压与同一温度时纯水的蒸汽压的比值，即：

$$A_w = \frac{P}{P_0} = \frac{ERH}{100}$$

式中：P为农产品中水的蒸汽分压，P_0为纯水的蒸汽压。纯水的P与P_0是一致的，所以纯水的水分活度值为1。而农产品中的水分由于有一部分与某些可溶性成分共存，它的蒸汽分压P总是小于纯水的蒸汽压P_0。所以农产品的水分活度值均小于1，是个小数值。如新鲜菜果的水分活度值为0.97～0.99；新鲜的家畜肉水分活度值为0.97左右；面包、布丁的水分活度值为0.86左右；面粉、大米的水分活度值为0.65左右；奶粉的水分活度值为0.2。农产品的水分活度值还可以用平衡相对湿度值表示。例如面粉、大米的A_w为0.65，用平衡相对湿度值表示则为65%，在平衡相对湿度的条件下贮藏农产品，其含水量即是它的平衡水分。在ERH 65%条件下贮藏的面粉、大米，其平衡水分在14%左右。这个含水量不仅符合产品质量标准的要求，而且能达到安全贮藏。因此，用水分活度值指导农产品的生产和贮藏，具有更科学和直接的指导作用。

拉布萨（Labuza）在总结农产品的稳定性和A_w之间的相互关系时，阐明了农产品水分和A_w间存在内在的相关性，并可用等温吸湿曲线（Water sorption isotherm curve）来表示。

在一定的温度下，农产品由于吸湿或放湿，所得到的水分活度与含水量之间关系的曲线称为等温吸湿曲线。从这个曲线可以看出农产品中水分存在的几种状态。如果把这个曲线划分为3个区段，A_w在0～0.25为A区段，在这个区段中，水分牢固地与农产品中某些成分结合在一起，结合力最强，在这个区段中的水分是单层分子结合水；A_w在0.25～0.8为B区段，在这个区段中，水分虽然也与农产品中某些成分结合，但其结合力较弱，在这个区段中的水分是多层分子结合水即半结合水；A_w在0.80～0.99为C区段，这区段中的水分是以毛细管凝聚而存在，即自由水。从曲线中还可以看出，当农产品中水分在很低的情况下，水分含量只要稍有增加，就可以引起水分活度有较大的增加。同样当农产品中含水量高达90%以上时，其水分活度几乎接近1，近似纯水的水分活度。由此可见，农产品的水分活度与其含水量之间存在着一定的关系。而水分活度值的大小又决定于农产品中水分的结合状态。同一种农产品如果含水量相同，其水分活度可能有差别，除了与水分的结合状态有关，还随着温度的升高而增加。

2.1.3 农产品水分活度的实践意义

不同的农产品均有各自的水分活度值，微生物繁殖生长和农产品的质量变化也都需要有一定的水分活度阈值。实践证明，控制农产品的水分活度对保证和提高农产品质量的稳定性以及抑制微生物的繁殖均具有重要的意义。

2.1.3.1 水分活度对微生物繁殖的影响

微生物的繁殖需要各种条件，如水分活度、pH值、温度、基质浓度等，其中水分活度则是最主要的因素之一。微生物在繁殖时只能利用农产品中的自由水，结合水是不能被利用的，因此，用水分活度比百分比水分含量更能说明与微生物繁殖的关系。一般微生物中的细菌要求的水分活度最高，其次为酵母和霉菌。水分活度值低于0.9时，几乎所有的细菌不能繁殖，多数酵母繁殖需要的水分活度值在0.87以上，多数霉菌需要在0.80以上。但是，有些耐渗透压的酵母，水分活度值在0.61以上，有些耐干的霉菌，水分活度值在0.65以上仍能繁殖生长（表2-1）。

表2-1　微生物繁殖生长最低的水分活度

微生物类别	最低的A_w值
大多数的球菌、杆菌和某些霉菌	0.95 ~ 0.91
大多数酵母	0.91 ~ 0.87
大多数霉菌、金黄色葡萄球菌	0.87 ~ 0.80
耐高渗透压酵母	0.65 ~ 0.61
耐干霉菌	0.75 ~ 0.65
所有的微生物	0.6

某些微生物在繁殖中会产生毒素，这是造成农产品污染影响食品卫生的原因之一。这方面已引起人们极大的重视。微生物产生毒素除了与菌种有关外，还与水分活度有关。微生物产生毒素所需要的水分活度值要比其繁殖时所需要的水分活度值高（表2-2），由此启示人们能有效地利用水分活度以控制微生物繁殖中毒素的产生，使农产品免受微生物毒素的污染，以保证农产品食用的安全性。

所有的酿造农产品无不与微生物有关，而农产品在贮藏中发生的腐败、霉变和发酵等，也都是由于不同微生物繁殖的结果。通过水分活度对微生物繁殖的影响，说明了只要恰当地控制水分活度，就能促进或抑制微生物的繁殖，以便有效地提高酿造农产品的质量，防止农产品在贮藏中由于微生物引起的各种变质现象。

表2-2　几种微生物繁殖与产生毒素的最低A_w值

名称	毒素名称	最低的A_w值	
		繁殖时	产生毒素时
黄曲霉	黄曲霉毒素	0.65 ~ 0.75	0.83
青霉	青霉菌毒素	0.80	0.85
赭曲霉	赭曲霉毒素	0.77	0.85
赭色青霉	赭色青霉酸	0.76	0.81
葡萄穗霉	葡萄穗霉毒素	0.94	0.94

2.1.3.2　水分活度对食品质量变化的影响

食品的质量变化除了由于微生物引起的以外，还和其本身的营养成分在各种因素影响下，会发生多种化学的或物理的变化有关。比较常见的有迈拉德反应引起的褐变、油脂的氧化酸败、维生素C和芳香物质的损失以及由于平衡相对湿度变化引起的受潮和干耗等。这些变化的结果，不仅破坏了食品的营养成分，而且会给食品的色香味带来不良的影响。以上这些变化和食品的水分活度均有着密切的关系。现将水分活度对食品质量变化的影响分述如下。

（1）迈拉德反应（又称羰氨反应）。许多食品中均含有氨基（来自蛋白质及其分解产物）和羰基（来自糖分或油脂氧化酸败产生的醛和酮），它们在加热或贮藏中经过复杂的反应过程，最后产生类黑素（Melanoidins），它不仅会造成食品色泽加深，而且会降低食品的营养。有些食品在加工中要求悦目的色泽，需要应用羰氨反应（如酱油、熏醋、熏制的食品、面包等），但是作为已制成的食品，它们的质量都已达到了一定的要求，如果再发生变化就会降低原有的质量。例如经过脱水的干菜果干和罐头菜果、乳制品、糖浆、干制的鱼、肉等，它们在贮藏中都容易发生羰氨反应。温度和水分活度是影响反应的两个主要因素。温度升高3 ~ 4℃，反应速度会增加2倍；水分活度在0.6 ~ 0.7时，反应的速度达到最高峰，低于或高于这个水分活度范围，反应的速度都可减缓。

（2）油脂的氧化酸败。油脂的氧化酸败是许多食品在贮藏中容易出现的变质现象。这种变质既破坏了脂肪酸的营养，又会产生令人厌恶的哈喇味，影响食品的卫生。油脂的氧化酸败受许多因素的制约，如光、温度、金属的催化等，而水分活度也是促进油脂氧化酸败的主要因素之一。固然高水分活度的食品要比低水分活度更容易发生油脂的氧化酸败。但是，即使水分活度低于0.3，经过一段时间的贮藏，食品仍会出现哈喇味，经试验证明，把水分活度控制在0.3 ~ 0.4范围，油脂的氧化酸败即可限制到最小的限度。

（3）维生素C和芳香物质的损失。食品中的维生素C和芳香物质很容易损失。试验证明，食品中的维生素C和芳香物质的损失率随着温度和水分活度的升高而增加。在相同的温度下，维生素C和芳香物质的损失，则随着水分活度的增加而增加。采用冰冻真空干燥工艺，由于水在冰冻时，其水分活度则随着冰冻温度的降低而降低。在降低水分活度的条件下进行脱水干燥，既能减少维生素C的损失，还能保持天然食品的芳香和风味。冰冻真空干燥工艺是天然食品脱水干燥的一种较好的方法。

（4）食品的受潮和干耗。许多食品都有各自保持其质量的适宜含水量。如果含水量发生变化，它们的质量都会随着水分增减而变化。食糖、食盐、糖果等食品受潮后易溶化、发烊；面粉、奶粉等粉状食品受潮后易结块，相反，当它们的水分损失后，又会增加它们的干耗。所以贮藏这些食品都需要控制适宜的温、湿度条件，即平衡相对湿度，而食品的水分活度与平衡相对湿度是一致的概念。所以，通过食品的水分活度就能确定贮藏该食品的平衡，以达到安全贮藏食品的要求。除此以外，在实践中常用冷藏、干燥、糖渍、腌制、酸渍等方法贮藏食品，这些贮藏方法固然是通过降低温度、水分和增加渗透压、降低pH值来抑制微生物的繁殖。但是，还必须指出，应用这些贮藏方法都能不同程度地降低水分活度，所以用降低水分活度来抑制微生物的繁殖和减少食品质量的变化，在实际中早有所应用了。

不同温度下纯水的水分活度如表2-3所示。

表2-3　不同温度下纯水的水分活度

温度（℃）	水分活度（A_w）
0	1.00
−5	0.95
−10	0.91
−15	0.87
−20	0.82
−30	0.75

2.2　水分的测定

2.2.1　直接干燥法

2.2.1.1　范围

直接干燥法适用于在101～105℃，蔬菜、谷物及其制品、水产品、豆制品、乳制品、肉制品、卤菜制品、粮食（水分含量低于18%）、油料（水分含量低于13%）、淀粉及茶叶类等食品中水分的测定，不适用于水分含量小于0.5g/100g的样品。

2.2.1.2　原理

利用食品中水分的物理性质，在101.3kPa（一个大气压），温度101～105℃下采用挥发方法测定样品中干燥减失的重量，包括吸湿水、部分结晶水和该条件下能挥发的物质，再通过干燥前后的称量数值计算出水分的含量。

2.2.1.3　试剂和材料

除非另有说明，本方法所用试剂均为分析纯，水为GB/T 6682规定的三级水。

（1）试剂。

①氢氧化钠（NaOH）。

②盐酸（HCl）。

③海沙。

（2）试剂配制。

①盐酸溶液（6mol/L）。量取50mL盐酸，加水稀释至100mL。

②氢氧化钠溶液（6mol/L）。称取24g氢氧化钠，加水溶解并稀释至100mL。

③海沙。用水洗去泥土中的海沙、河沙、石英砂或类似物，先用盐酸溶液（6mol/L）煮沸0.5h，用水洗至中性，再用氢氧化钠溶液（6mol/L）煮沸0.5h，用水洗至中性，经105℃干燥备用。

2.2.1.4　仪器和设备

（1）扁形铝制或玻璃制称量瓶。

（2）电热恒温干燥箱。

（3）干燥器。内附有效干燥剂。

（4）天平。感量为0.1mg。

2.2.1.5　分析步骤

（1）固体试样。取洁净铝制或玻璃制的扁形称量瓶，置于101～105℃干燥箱中，瓶盖斜支于瓶边，加热1.0h，取出盖好，置干燥器内冷却0.5h，称量，并重复干燥至前后两次质量差不超过2mg，即为恒重。将混合均匀的试样迅速磨细至颗粒小于2mm，不易研磨的样品应尽可能切碎，称取2～10g试样（精确至0.000 1g），放入此称量瓶中，试样厚度不超过5mm，若为疏松试样，厚度不超过10mm，加盖，精密称量后，置于101～105℃干燥箱中，瓶盖斜支于瓶边，干燥2~4h后，盖好取出，放入干燥器内冷却0.5h后称量。然后再放入101~105℃干燥箱中干燥1h左右，取出，放入干燥器内冷却0.5h后再称量。并重复以上操作至前后两次质量差不超过2mg，即为恒重（注：两次恒重值在最后计算中，取质量较小的一次称量值）。

（2）半固体或液体试样。取洁净的称量瓶，内加10g海沙（试验过程中可根据需要适当增加海沙的质量）及一根小玻棒，置于101~105℃干燥箱中，干燥1.0h后取出，放入干燥器内冷却0.5h后称量，并重复干燥至恒重。然后称取5~10g试样（精确至0.000 1g），置于称量瓶中，用小玻棒搅匀放在沸水浴上蒸干，并随时搅拌，擦去瓶底的水滴，置于101~105℃干燥箱中干燥4h后盖好取出，放入干燥器内冷却0.5h后称量。然后再放入101~105℃干燥箱中干燥1h左右，取出，放入干燥器内冷却0.5h后再称量。并重复以上操作至前后2次质量差不超过2mg，即为恒重。

2.2.1.6 分析结果的表达

试样中的水分含量，按式（2-1）进行计算。

$$X = \frac{m_1 - m_2}{m_1 - m_3} \times 100 \qquad （2-1）$$

式中：

X——试样中水分的含量，单位为克每百克（g/100g）；

m_1——称量瓶（加海沙、玻璃棒）和试样的质量，单位为克（g）；

m_2——称量瓶（加海沙、玻璃棒）和试样干燥后的质量，单位为克（g）；

m_3——称量瓶（加海沙、玻璃棒）的质量，单位为克（g）；

100——单位换算系数。

水分含量≥1g/100g时，计算结果保留3位有效数字；水分含量<1g/100g时，计算结果保留2位有效数字。

2.2.1.7 精密度

在重复性条件下获得的两次独立测定结果的绝对差值不得超过算术平均值的10%。

2.2.2 减压干燥法

2.2.2.1 范围

减压干燥法适用于高温易分解的样品及水分较多的样品（如糖、味精等食品）中水分的测定，不适用于添加了其他原料的糖果（如奶糖、软糖等食品）中水分的测定，不适用于水分含量小于0.5g/100g的样品（糖和味精除外）。

2.2.2.2 原理

利用食品中水分的物理性质,在达到40~53kPa压力后加热至(60±5)℃,采用减压烘干方法去除试样中的水分,再通过烘干前后的称量数值计算出水分的含量。

2.2.2.3 仪器和设备

(1)扁形铝制或玻璃制称量瓶。

(2)真空干燥箱。

(3)干燥器。内附有效干燥剂。

(4)天平。感量为0.1mg。

2.2.2.4 分析步骤

(1)试样制备。粉末和结晶试样直接称取;较大块硬糖经研钵粉碎,混匀备用。

(2)测定。取已恒重的称量瓶称取2~10g(精确至0.000 1g)试样,放入真空干燥箱内,将真空干燥箱连接真空泵,抽出真空干燥箱内空气(所需压力一般为40~53kPa),并同时加热至所需温度(60±5)℃。关闭真空泵上的活塞,停止抽气,使真空干燥箱内保持一定的温度和压力,经4h后,打开活塞,使空气经干燥装置缓缓通入至真空干燥箱内,待压力恢复正常后再打开。取出称量瓶,放入干燥器中0.5h后称量,并重复以上操作至前后两次质量差不超过2mg,即为恒重。

2.2.2.5 分析结果的表述

同2.1.1.6。

2.2.2.6 精密度

在重复性条件下获得的两次独立测定结果的绝对差值不得超过算术平均值的10%。

2.2.3 蒸馏法

2.2.3.1 范围

蒸馏法适用于含水较多又有较多挥发性成分的水果、香辛料及调味品、肉与肉制品等食品中水分的测定,不适用于水分含量小于1g/100g的样品。

2.2.3.2 原理

利用食品中水分的物理化学性质,使用水分测定器将食品中的水分与甲苯或二甲苯共同蒸出，根据接收的水的体积计算出试样中水分的含量。本方法适用于含较多其他挥发性物质的食品，如香辛料等。

2.2.3.3 试剂和材料

除非另有说明，本方法所用试剂均为分析纯，水为GB/T 6682规定的三级水。

（1）试剂。甲苯（C_7H_8）或二甲苯（C_8H_{10}）。

（2）试剂配制。甲苯或二甲苯制备：取甲苯或二甲苯，先以水饱和后，分去水层，进行蒸馏，收集馏出液备用。

2.2.3.4 仪器和设备

（1）水分测定器。水分接收管容量5mL，最小刻度值0.1mL，容量误差小于0.1mL。

（2）天平。感量为0.1mg。

2.2.3.5 分析步骤

准确称取适量试样（应使最终蒸出的水在2～5mL，但最多取样量不得超过蒸馏瓶的2/3），放入250mL蒸馏瓶中，加入新蒸馏的甲苯（或二甲苯）75mL，连接冷凝管与水分接收管，从冷凝管顶端注入甲苯，装满水分接收管。同时做甲苯（或二甲苯）的试剂空白。

加热慢慢蒸馏，使每秒钟的馏出液为2滴，待大部分水分蒸出后，加速蒸馏约每秒钟4滴，当水分全部蒸出后，接收管内的水分体积不再增加时，从冷凝管顶端加入甲苯冲洗。如冷凝管壁附有水滴，可用附有小橡皮头的铜丝擦下，再蒸馏片刻至接收管上部及冷凝管壁无水滴附着，接收管水平面保持10min不变为蒸馏终点，读取接收管水层的容积。

2.2.3.6 分析结果的表述

试样中水分的含量，按式（2-2）进行计算。

$$X = \frac{V - V_0}{m} \times 100 \qquad (2-2)$$

式中：

X——试样中水分的含量，单位为毫升每百克（mL/100g）（或按水在20℃的相对密度0.998，20g/mL计算质量）；

V——接收管内水的体积，单位为毫升（mL）；

V_0——做试剂空白时，接收管内水的体积，单位为毫升（mL）；

m——试样的质量，单位为克（g）；

100——单位换算系数。

以重复性条件下获得的两次独立测定结果的算术平均值表示，结果保留3位有效数字。

2.2.3.7 精密度

在重复性条件下获得的两次独立测定结果的绝对差值不得超过算术平均值的10%。

2.2.4 卡尔·费休法

2.2.4.1 范围

卡尔·费休法适用于食品中含微量水分的测定，不适用于含有氧化剂、还原剂、碱性氧化物、氢氧化物、碳酸盐、硼酸等食品中水分的测定。卡尔·费休法适用于水分含量大于1.0×10^{-3}g/100g的样品。

2.2.4.2 原理

根据碘能与水和二氧化硫发生化学反应，在有吡啶和甲醇共存时，1mol碘只与1mol水作用，反应式如下：

$$C_5H_5N \cdot I_2 + C_5H_5N \cdot SO_2 + C_5H_5N + H_2O + CH_3OH \rightarrow 2C_5H_5N \cdot HI + C_5H_6N[SO_4CH_3]$$

卡尔·费休法又分为库仑法和容量法。其中容量法测定的碘是作为滴定剂加入的，滴定剂中碘的浓度是已知的，根据消耗滴定剂的体积，计算消耗碘的量，从而计量出被测物质水的含量。

2.2.4.3 试剂和材料

（1）卡尔·费休试剂。

（2）无水甲醇（CH_4O）。优级纯。

2.2.4.4 仪器和设备

（1）卡尔·费休水分测定仪。

（2）天平。感量为0.1mg。

2.2.4.5 分析步骤

（1）卡尔·费休试剂的标定（容量法）。在反应瓶中加一定体积（浸没铂电极）的甲醇，在搅拌下用卡尔·费休试剂滴定至终点。加入10mg水（精确至0.000 1g），滴定至终点并记录卡尔·费休试剂的用量（V）。卡尔·费休试剂的滴定度按（2-3）计算。

$$T = \frac{m}{V} \tag{2-3}$$

式中：

T——卡尔·费休试剂的滴定度，单位为毫克每毫升（mg/mL）；

m——水的质量，单位为毫克（mg）；

V——滴定水消耗的卡尔·费休试剂的用量，单位为毫升（mL）。

（2）试样前处理。可粉碎的固体试样要尽量粉碎，使之均匀，不易粉碎的试样可切碎。

（3）试样中水分的测定。于反应瓶中加一定体积的甲醇或卡尔·费休测定仪中规定的溶剂浸没铂电极，在搅拌下用卡尔·费休试剂滴定至终点。迅速将易溶于甲醇或卡尔·费休测定仪中规定的溶剂的试样直接加入滴定杯中；对于不易溶解的试样，应采用对滴定杯进行加热或加入已测定水分的其他溶剂辅助溶解后用卡尔·费休试剂滴定至终点。建议采用容量法测定试样中的含水量应大于100μg。对于滴定时，平衡时间较长且引起漂移的试样，需要扣除其漂移量。

（4）漂移量的测定。在滴定杯中加入与测定样品一致的溶剂，并滴定至终点，放置不少于10min后再滴定至终点，两次滴定之间的单位时间内的体积变化即为漂移量（D）。

2.2.4.6 分析结果的表述

固体试样中水分的含量按式（2-4），液体试样中水分的含量按式（2-5）进行计算。

$$X = \frac{(V_1 - D \times t) \times T}{m} \times 100 \qquad (2\text{-}4)$$

$$X = \frac{(V_1 - D \times t) \times T}{V_2 \rho} \times 100 \qquad (2\text{-}5)$$

式中：

X——试样水分的含量，单位为克每百克（g/100g）；

V_1——滴定样品时卡尔·费休试剂体积，单位为毫升（mL）；

D——漂移量，单位为毫升每分钟（mL/min）；

t——滴定时所消耗的时间，单位为分钟（min）；

T——卡尔·费休试剂的滴定度，单位为克每毫升（g/mL）；

m——样品质量，单位为克（g）；

100——单位换算系数；

V_2——液体样品体积，单位为毫升（mL）；

ρ——液体样品的密度，单位为克每毫升（g/mL）。

水分含量≥1g/100g时，计算结果保留3位有效数字；水分含量<1g/100g时，

计算结果保留2位有效数字。

2.2.4.7 精密度

在重复性条件下获得的两次独立测定结果的绝对差值不得超过算术平均值的10%。

2.3 实例分析

2.3.1 板栗中水分的测定

2.3.1.1 试剂和材料

供试的板栗样品取自河北省唐山市迁西县，品种分别为燕红、燕山早丰、燕山魁栗和大叶青。

除非另有说明，本方法所用试剂均为分析纯，水为GB/T 6682规定的三级水。

（1）试剂。

①氢氧化钠（NaOH）。

②盐酸（HCl）。

③海沙。

（2）试剂配制。

①盐酸溶液（6mol/L）。量取50mL盐酸，加水稀释至100mL。

②氢氧化钠溶液（6mol/L）。称取24g氢氧化钠，加水溶解并稀释至100mL。

③海沙。取用水洗去泥土的海沙、河沙、石英砂或类似物，先用盐酸溶液（6mol/L）煮沸0.5h，用水洗至中性，再用氢氧化钠溶液（6mol/L）煮沸0.5h，用水洗至中性，经105℃干燥备用。

2.3.1.2 仪器和设备

（1）铝制或玻璃制的扁形称量瓶。

（2）电热恒温干燥箱。

（3）干燥器。内附有效干燥剂。

（4）天平。感量为0.1mg。

2.3.1.3 分析步骤

取洁净铝制或玻璃制的扁形称量瓶，置于101～105℃干燥箱中，瓶盖斜支于瓶边，加热1.0h，取出盖好，置干燥器内冷却0.5h，称量，并重复干燥至前后两次质量差不超过2mg，即为恒重。将混合均匀的栗子试样迅速磨细至颗粒小于

2mm，称取2～10g试样（精确至0.000 1g），放入此称量瓶中，试样厚度不超过5mm，若为疏松试样，厚度不超过10mm，加盖，精密称量后，置于101～105℃干燥箱中，瓶盖斜支于瓶边，干燥2～4h后，盖好取出，放入干燥器内冷却0.5h后称量。然后再放入101～105℃干燥箱中干燥1h左右，取出，放入干燥器内冷却0.5h后再称量。并重复以上操作至前后两次质量差不超过2mg，即为恒重（注：两次恒重值在最后计算中，取质量较小的一次称量值）。

2.3.1.4　分析结果的表达

试样中的水分含量，按式（2-6）进行计算。

$$X = \frac{m_1 - m_2}{m_1 - m_3} \times 100 \qquad （2-6）$$

式中：

X——试样中水分的含量，单位为克每百克（g/100g）；

m_1——称量瓶（加海沙、玻璃棒）和试样的质量，单位为克（g）；

m_2——称量瓶（加海沙、玻璃棒）和试样干燥后的质量，单位为克（g）；

m_3——称量瓶（加海沙、玻璃棒）的质量，单位为克（g）；

100——单位换算系数。

水分含量≥1g/100g时，计算结果保留3位有效数字；水分含量<1g/100g时，计算结果保留2位有效数字。

板栗中的水分含量如表2-4所示。

表2-4　板栗中的水分含量

品种	水分（%）
燕红	53.0
燕山魁栗	53.6
大叶青	50.7
燕山早丰	50.5

2.3.2　大米中水分的测定

2.3.2.1　材料、试剂与仪器

（1）材料。试样为市场上购得的5种大米，依次编号为1、2、3、4、5号。

（2）主要试剂。卡尔·费休试剂（无吡啶安全型）；无水甲醇，分析纯。

（3）主要仪器。V20卡尔·费休水分测定仪；电热恒温干燥箱；万分之一

电子天平；米糠粉碎机；称量皿，所有玻璃器皿使用前经去离子水冲洗并烘干；干燥器。

2.3.2.2 原理

直接干燥法是利用食品中水分的物理性质，在101.3kPa，温度101～105℃下采用挥发方法测定样品中干燥减失的重量，包括吸湿水、部分结晶水和该条件下能挥发的物质，再通过干燥前后的称量数值计算出水分的含量。

卡尔·费休法属于碘量法，其原理是仪器电解池中的卡氏试剂达到平衡时注入含水的样品，水参与碘、二氧化硫的氧化还原反应，在吡啶和甲醇存在的情况下，生成氢碘酸吡啶和甲基硫酸吡啶，消耗了的碘在阳极电解产生，从而使氧化还原反应不断进行，直至水分全部耗尽为止，卡尔·费休试剂同水反应的最佳酸碱度在pH值5～7。但吡啶有不良气味会影响pH值，且有毒，所以采用咪唑代替吡啶的卡尔·费休试剂。依据法拉第电解定律，电解产生碘是同电解时耗用的电量成正比例关系的，其反应如下：

$$H_2O+I_2+SO_2+3C_5H_5N \rightarrow 2C_5H_5N \cdot HI+C_5H_5N \cdot SO_3$$

$$C_5H_5N \cdot SO_3+CH_3OH \rightarrow C_5H_5N \cdot HSO_4CH_3$$

在电解过程中，电极反应如下：

阳极：$2I^- - 2e \rightarrow I_2$

阴极：$I_2 + 2e \rightarrow 2I^- + 2H^+ + 2e \rightarrow H_2 \uparrow$

从以上反应中可以看出，即1mol的碘氧化1mol的二氧化硫，需要1mol的水。所以是1mol碘与1mol水的当量反应，即电解碘的电量相当于电解水的电量。

2.3.2.3 分析步骤

（1）直接干燥法。称取试样大米5g（准确到0.001g），放入预先干燥并称量的称量皿中，样品放于（103±2）℃的电热干燥箱中1h，取出移入干燥器中，自然冷却至恒重，此为烘后试样重量（准确到0.001g），再按以上方法进行复烘，每隔30min取出冷却称重1次，烘至前后两次重量差不超过0.005g为止，如后一次重量高于前一次重量，以前一次重量计算。按式（2-7）进行计算。

$$X = \frac{m_1 - m_2}{m_1 - m_3} \times 100 \tag{2-7}$$

式中：

m_1——干燥前样品与称量容器质量，单位为克（g）；

m_2——干燥后样品与称量容器质量，单位为克（g）；

m_3——称量容器质量，单位为克（g）。

（2）卡尔·费休法。启动仪器，预热10min，加入适量的溶剂，此时仪器会自动平衡，待平衡后，用10μL的微量注射器注入经称量的10μL纯水于测试池中，按下测试键；标定结束后，显示屏上显示卡尔·费休试剂的滴定度。待仪器平衡后，将样品大米用米糠粉碎机磨碎，称取粉状样品0.3g（精确至0.001g），置于滴定杯中，加入适量甲醇，搅拌5min，使其中的水分全部溶出，在水分测定仪上输入样品质量，用卡尔·费休试剂滴定到终点，重复3次，取平均值作为测量结果，结果取小数点后2位。

2.3.2.4 结果与分析

（1）水分测定结果比较。用直接干燥法和卡尔·费休法分别对大米样品进行测定，结果表明，两种方法对同一样品的测定结果无显著差异。具体结果见表2-5。

表2-5　两种方法测定大米中水分的结果

样品序号	直接干燥法（mg）	卡尔·费休法（mg）
1	13.5	13.7
2	13.7	14.2
3	12.3	13.1
4	11.7	11.9
5	13.8	14.0

（2）精密度试验。用卡尔·费休法分别测定5种大米的水分含量，每种样品测量6次，测定结果见表2-6。

表2-6　精密度试验结果

样品序号	重复（mg）						平均值（mg）	相对标准偏差（%）
	1	2	3	4	5	6		
1	13.5	12.9	14.0	14.1	13.5	14.2	13.7	3.29
2	14.6	14.2	14.3	13.7	14.0	14.3	14.2	1.97
3	13.7	13.5	12.8	13.2	13.0	12.6	13.1	2.91
4	11.5	12.3	12.8	11.4	11.8	11.5	11.9	4.27
5	14.1	14.5	13.3	14.0	13.7	14.5	14.0	3.04

试验结果表明，用卡尔·费休法测定各种大米中的水分含量，6次测定的相对标准偏差在1.97%～4.27%，均符合国家标准要求。

（3）加标回收试验。在样品中直接加入经精密称取的蒸馏水，进行加标回收试验，加标水平分别为0.021g、0.042g、0.084g，每个加标水平重复测定5次。经测定，加标回收率在96.3% ~ 104.1%，结果见表2-7。

表2-7 加标回收试验结果

样品序号	大米水分（g）	加标量（g）	测定值（g）	回收率(%)
1	0.041 1	0.021	0.063 7	102.6
		0.042	0.083 3	100.2
		0.084	0.122 9	98.2
2	0.042 6	0.021	0.064 0	100.6
		0.042	0.083 9	99.2
		0.084	0.123 1	97.2
3	0.039 3	0.021	0.059 9	99.3
		0.042	0.081 7	100.5
		0.084	0.118 7	96.3
4	0.035 7	0.021	0.057 0	100.5
		0.042	0.077 5	99.7
		0.084	0.118 8	99.2
5	0.042 0	0.021	0.065 6	104.1
		0.042	0.084 2	100.2
		0.084	0.125 8	99.8

2.3.2.5 结论

该试验结果表明，用直接干燥法和卡尔·费休法测定食品中的水分，结果无显著性差异，均符合国标检测的规定。但卡尔·费休法具有操作简便、人为误差少、分析速度快、灵敏度高、重复性好、能自动显示数据等优点，是测定大米中水分含量的最佳方法。

3 糖类

3.1 概述

糖类化合物是自然界分布最广的一类有机化合物，主要由C、H、O元素组成，其化学本质是由多羟基醛或多羟基酮以及它们的衍生物或多聚物组成的一类有机化合物。糖类旧称碳水化合物，因早期发现的一些此类化合物的分子式中H与O的比例恰好与水相同为2∶1，如同碳与水的化合物，因而有"碳水化合物"之称。后来发现一些不属于多羟基的醛或多羟基的酮的分子也有同样的元素组成比例，如甲醛（CH_2O），同时又发现一些碳水化合物不符合这一比例，因此碳水化合物这一名词是不确切的，但由于沿用习惯，"碳水化合物"一词仍被广泛使用。糖类化合物是人体重要的能源之一，在人的生命活动过程中起着十分重要的作用。由于组成形式不同可产生不同的化合物，农产品中最重要的几种糖类化合物有单糖、双糖、淀粉、纤维素、半纤维素、果胶及植物胶等。

糖类化合物是农产品中的重要成分，不仅含量高，而且种类相当多。依据化学结构可将糖类化合物分为3类，即单糖、低聚糖和多糖。凡是不能被进一步水解成更小分子的糖类化合物，称为单糖，单糖是糖类化合物的结构单位，重要的单糖有葡萄糖、果糖、半乳糖。凡是可以水解生成少数（2～10个）单糖分子的糖类化合物，称为低聚糖，又称寡糖，重要的低聚糖是双糖，也称二糖，重要的双糖有蔗糖、麦芽糖、乳糖。凡是水解可以生成多个单糖分子的糖类化合物称为多糖，重要的多糖有淀粉、纤维素、果胶。

3.1.1 单糖及其衍生物

单糖是糖类化合物的最小结构单位，它们不能进一步水解，是带有醛基或酮基的多元醇，主要的单糖包括葡萄糖、果糖以及半乳糖。单糖也有几种衍生物，其中有羰基被还原的糖醇、醛基被氧化的醛糖酸、导入氨基的氨基糖、脱氧的脱氧糖、分子内脱水的脱水糖等。农产品中的单糖多含有5个或6个碳原子。分子中碳原子数≥3的单糖因含有不对称碳原子，所以有D-及L-两种构型。构型是以D-（＋）甘油醛和L-（－）甘油醛作为标准，由与羰基相距最远的不对称碳原子上的羟基方向来确定的，如与D-型甘油醛相同，则为D-型；如与L-甘油醛相同，则为L型。即编号最大的手性碳原子上-OH在右边的为D型，-OH在左边的为L型。天然存在的单糖大多为D-型。

单糖的衍生物主要包含糖醇、糖酸、氨基糖及糖苷。单糖还原后生成糖醇，山梨醇、甘露醇是广泛分布于植物界的糖醇，在食品工业上，它们是重要的甜味剂和湿润剂。糖醛被氧化后生成糖酸，其中最常见的有葡萄糖醛酸、半乳糖醛酸等，它们是一些胶质多糖的组成单体。单糖中一个或多个羟基被氨基取代而生成的化合物称为氨基糖，常见的有D-氨基葡萄糖。单糖半缩醛羟基与另一个分子（例如醇、糖、嘌呤或嘧啶）的羟基、氨基或巯基缩合形成的含糖衍生物称为糖苷，所形成的键称为糖苷键，常见的糖苷键有O-糖苷键和N-糖苷键。糖苷由糖与非糖部分组成，糖部分称为糖苷基，非糖部分称为糖苷配基。根据不同的糖，糖苷有葡萄糖苷、果糖苷、阿拉伯糖苷、半乳糖苷、芸香糖苷等。

3.1.2 双糖

双糖是一分子单糖的半缩醛羟基与另一分子单糖的羟基缩合，脱去一分子水形成的。在农产品中常见的是麦芽糖、蔗糖。

3.1.2.1 麦芽糖

麦芽糖大量存在于发芽谷粒中，特别是麦芽中，它是甜味食品中的重要糖质原料。工业上制麦芽糖的原料是发芽谷物（主要是大麦芽），利用所含的麦芽糖淀粉酶使淀粉水解而得。麦芽糖由两分子α-葡萄糖通过α-1,4糖苷键结合而成。麦芽糖甜度仅次于蔗糖，有右旋光性和变旋现象，因分子中有游离半缩醛羟基存在，属还原性双糖，易被酵母发酵。其结构式如下：

3.1.2.2 蔗糖

蔗糖在植物界分布广泛，尤其以甘蔗、甜菜中含量最多。它具有较强的甜味，是食品工业中最重要的含能量甜味剂。蔗糖是由一分子α-D-葡萄糖和一分子β-D-果糖通过α-1,2糖苷键连接形成的双糖。蔗糖具有右旋光性质，由于分子中不含有半缩醛羟基，所以无还原性。其结构式如下：

3.1.3 单糖、双糖的重要性质

3.1.3.1 糖的甜度

许多糖类化合物都具有甜味，糖甜味的高低称为糖的甜度，它是糖的重要性质。一般以蔗糖溶液为甜度的参比标准。规定以5%或10%的蔗糖溶液在20℃时的甜度定为1，在相同条件下，其他糖与其比较得出相对甜度。同一种糖的甜度与α型和β型的不同有关，如葡萄糖的α型比β型甜度高1.5倍。葡萄糖溶于水后，时间越长甜度就越低，是由于α-D-葡萄糖和β-D-葡萄糖相互转变，在平衡状态下，α型和β型的比例大约为36%和64%。另外，温度对葡萄糖液的甜度几乎没有影响。而对于果糖，β型的甜度是α型的3倍，果糖α型与β型的互变受糖浓度和糖液温度的影响，在低温下，浓果糖液中β型是α型的两倍多，故此时甜度较高。

3.1.3.2 溶解度

各种糖都能溶于水，但溶解度不同，果糖的溶解度最高，其次是蔗糖、葡萄糖等。各种糖的溶解度随温度升高而增大。单糖和寡糖在溶解于水的过程中，可以产生过饱和现象。利用人为的控制处理，可以运用所产生的过饱和溶液生产夹心食品糖。当控制过饱和溶液的冷却速度很慢时，则可以产生大而且坚固的结晶，如利用蔗糖制备冰糖就是依据这个原理。

3.1.3.3 结晶性

蔗糖易结晶，晶体大；葡萄糖也易结晶，但晶体小；转化糖、果糖较难结晶。中转化糖浆（葡萄糖值38%～42%）是葡萄糖、低聚糖和糊精组成的混合物，不能结晶而且具有防止蔗糖结晶的性质，吸湿性也低。所以作为填充剂用于

糖果制造，可防止糖果中的蔗糖结晶，又利于糖果的保存，并能增加糖果的韧性和强度，使糖果不易碎裂，又冲淡了糖果的甜度。因此，它是糖果工业不可缺少的重要原料。

3.1.3.4 吸湿性和保湿性

吸湿性是指糖在空气湿度较高情况下吸收水分的性质。保湿性是指糖在较高湿度吸收水分和在较低湿度散失水分的性质。不同种类的糖吸湿性不同，果糖、转化糖吸湿性最强，葡萄糖、麦芽糖次之，蔗糖的吸湿性最小。

3.1.4 多糖

多糖是由十个以上到上万个单糖的衍生物组成的大分子。自然界中动物、植物、微生物体内都有多糖，它们有的以单纯多糖形式存在，也可与蛋白质以复合多糖形式存在。在植物体中多糖占有很大部分，可分为两大类别：一类是构成植物骨架的多糖，如纤维素、半纤维素等；另一类是贮存的营养物质，如淀粉、糖原等。多糖既是人类食物的主要成分，又是食品发酵工业的主要原料，也是医药、纺织工业的原料和辅料。

多糖按其组成成分一般分为纯多糖和杂多糖两大类。纯多糖是指组成多糖的单糖是同一种，又称同聚多糖。杂多糖是指组成多糖的单糖有两种或两种以上，或有其他非糖成分，又称杂聚多糖。

3.1.4.1 淀粉

淀粉是植物体内的贮存物质，也是人类的主要食物，主要积蓄于植物的种子、茎、根等组织中。大米、小麦、薯类、豆类、藕等粮食中淀粉含量较高。天然淀粉有直链淀粉与支链淀粉两种结构。直链淀粉是D-葡萄糖残基以 α-1,4糖苷键连接的多苷链，一般由200～300个葡萄糖单位组成。其结构式如下：

支链淀粉的分子较直链淀粉大，聚合度为600～6 000个葡萄糖残基，是由多个短链的直链淀粉结合而成。各分支也都是D-葡萄糖以 α-1,4糖苷键连成链，但在分支接点上则为 α-1,6糖苷键，分支与分支之间间距为11～12个葡萄糖残基。每个支链淀粉有50个以上的分支，每个分支的直链由20～30个葡萄糖残基组成。其结构式如下：

　　淀粉呈白色粉末状，无味、无臭，平均相对密度为1.5。它的颗粒形状和大小根据来源不同而各异，最大的是马铃薯淀粉，最小的为稻米淀粉，颗粒有圆形、椭圆形、多角形等，其外膜是由具有一定弹性和抗性的淀粉、蛋白质和脂质组成，内部有许多淀粉分子。纯支链淀粉易分散于冷水中，而直链淀粉则相反，天然淀粉粒完全不溶于冷水。在60～80℃热水中，天然淀粉粒发生溶胀，直链淀粉分子从淀粉粒中向水中扩散，分散成胶体溶液，而支链淀粉仍保留于淀粉粒中。当胶体溶液冷却后，直链淀粉即沉淀析出，并且不能再分散于热水中。若再对溶胀后的淀粉粒加热，同时搅拌，支链淀粉便分散成稳定的胶体溶液，冷却后也无变化。纯直链淀粉与支链淀粉在水中分散性能的不同，可从它们的分子结构与性质的关系来解释。从结构上讲，直链淀粉分子间在氢键作用下形成束状结构，不利于与水分子形成氢键；而支链淀粉则由于高度的分支性，结构较开放，就有利于水分子形成氢键，故有助于支链淀粉分散于水中。淀粉水溶液呈右旋光性。从结构上看，淀粉的多苷链末端仍有游离的半缩醛羟基，但是在数百以至数千个葡萄糖单位中才存在一个游离的半缩醛基，所以一般情况下不显示还原性。淀粉与水一起加热很容易发生水解反应。当有机酸或酶存在时，可彻底水解为D-葡萄糖。淀粉与碘发生非常灵敏的颜色反应，直链淀粉呈深蓝色，支链淀粉呈蓝紫色。淀粉与碘呈色反应的机理是在作用中形成淀粉-碘的吸附性复合物，这种复合物呈蓝色。淀粉可以发生糊化，将淀粉的乳状悬浮液加热到一定温度，淀粉液变成黏稠状的淀粉糊，这种现象称为淀粉的糊化。糊化作用的本质是淀粉分子间的氢键断开，分散在水中成为胶体溶液。淀粉还可以发生老化现象，淀粉糊化后缓慢冷却，放置一段时间后，黏度增大，并产生沉淀的现象称为淀粉的老化，又称淀粉的回生，其实质是淀粉糊在缓慢冷却时，直链淀粉之间通过氢键结合起来形成晶形结构，但与原来的淀粉粒形状不同，从而使淀粉在溶液中的溶解度降低产生部分沉淀。

3.1.4.2 纤维素

纤维素是由β-D-葡萄糖以β-1,4糖苷键相连而成，分子不分支，由9 200~11 300个葡萄糖残基组成。其结构式如下：

纤维素分子以氢键构成平行的微晶束，约60个分子为一束。由于纤维素中氢键很多，故纤维素束状结构相当稳定，其化学性质也较稳定，水解困难，需浓酸或稀酸在压力下长时间加热才能水解，最终产物是葡萄糖。用酶进行水解可得纤维二糖。纤维素分解酶可以在较温和的条件下使其分解，细菌和某些微生物能产生纤维素水解酶。但哺乳动物不含有这种酶，人类不能将纤维素水解为葡萄糖而加以吸收，所以以前曾认为纤维素对人体毫无价值。但现在越来越多的事实表明，纤维素对肠胃蠕动有促进作用。纤维素具有许多与淀粉类似的性质，若没有还原性，可以成酯、成醚等。同样，与淀粉类似，经过适当处理，改变其原有性质，得到改性纤维素。在碱性条件下纤维素与氯乙酸钠反应得到含有羧基的纤维素叫羧甲基纤维素，是食品工业中常用的增稠剂。用稀酸处理得到的极细的纤维素粉末，叫微晶纤维素，常用作无热量填充剂，制作疗效食品。

3.1.4.3 半纤维素

半纤维素是一些与纤维素一起存在于植物细胞壁中的多糖的总称。不溶于水而溶于稀碱液，实践中把能用17.5% NaOH溶液提取的多糖统称为半纤维素。半纤维素大量存在于植物的木质化部分及海藻中。在焙烤食品中它可提高面粉结合水的能力。半纤维素是膳食纤维的重要来源，对胃肠蠕动有益。

3.1.5 果胶

果胶物质是植物细胞壁成分之一，存在于相邻细胞壁间的中胶层，起着将细胞黏结在一起的作用。果胶物质的基本结构是α-D-半乳糖醛酸以α-1,4糖苷键结合的长链，通常以部分甲酯化状态存在，这种不同程度甲酯化的聚合物即果胶物质。果胶和植物胶作为糖的衍生物，在植物中的含量低于其他种类的糖类化合物，通常具有如下特性：由重复结构的长链构成，但其重复结构不是单糖而是D-吡喃半乳糖醛酸；在水果、蔬菜中果胶通常似胶状存在于植物细胞壁间，起着使植物细胞黏结在一起的作用；果胶溶于水，易溶于热水；果胶的胶体溶液使番茄酱产生一定的黏度，并使橘子汁中的细小果肉颗粒稳定，阻止沉淀产生；果胶在溶液中形成凝胶，生产果冻时向凝胶中再加入糖和酸即可。植物中还有其他胶类物质，如阿拉伯树胶、刺梧桐树胶及黄原胶等。海藻中产生的胶类物质有琼脂、卡拉胶和褐藻胶等。果胶及植物胶除了天然存在于某些食品中，还可作为增稠剂和稳定剂用于食品生产。

3.1.6　检测方法

在糖类中，分子中含有游离醛基或酮基的单糖和含有游离醛基的二糖都具有还原性。葡萄糖分子中含有游离醛基，果糖分子中含有游离酮基，乳糖和麦芽糖分子中含有游离的醛基，故它们都是还原糖。非还原性糖有蔗糖、淀粉、纤维素等，但它们都可以通过水解生成相应的还原性单糖。根据糖分的还原性，可进行还原糖的测定。还原糖的测定依据GB 5009.7—2016中的方法有直接滴定法和高锰酸钾滴定法。葡萄糖是还原糖，作为最简单的糖类化合物，其含量的测定是食品中糖类化合物含量测定的基础。淀粉的测定则是将除去脂肪和可溶性糖的样品水解成葡萄糖然后再测定，最终折算出淀粉的含量。纤维素则是通过测定酸水解和碱水解除去样品中的单糖、寡糖、半纤维素、蛋白和脂肪后的残渣来进行测定。

不同种类农产品由于其糖类化合物的含量和存在方式不同，其测定方法有所不同。现有的标准中规定的糖类化合物的测定方法及其适用范围见表3-1。根据不同方法的适用范围选择方法进行测定是得到准确结果的前提。

表3-1　糖类化合物的测定方法

项目	标准	方法	适用范围
还原糖	GB 5009.7—2016	直接滴定法	食品中还原糖含量的测定
		高锰酸钾滴定法	食品中还原糖含量的测定
		铁氰化钾法	小麦粉中还原糖含量的测定
		奥氏试剂滴定法	甜菜块根中还原糖含量的测定
果糖、葡萄糖、蔗糖、麦芽糖、乳糖	GB 5009.8—2016	高效液相色谱法	谷物类、乳制品、果蔬制品、蜂蜜、糖浆、饮料等食品中果糖、葡萄糖、蔗糖、麦芽糖和乳糖的测定
		酸水解—莱因—埃农氏法	食品中蔗糖的测定
淀粉	GB 5009.9—2016	酶水解法	食品（肉制品除外）中淀粉的测定
		酸水解法	食品（肉制品除外）中淀粉的测定

项目	标准	方法	适用范围
粗纤维	GB/T 5009.10—2003	酸碱水解—残渣称量法	植物类食品粗纤维的测定
	GB/T 5515—2008		粗纤维含量高于10g/kg的谷物、豆类以及动物饲料中粗纤维素含量的测定
	GB/T 8310—2013		茶叶中粗纤维的测定
粗多糖	NY/T 1676—2008	分光光度法	食用菌中粗多糖的测定
果胶	NY/T 2016—2011	分光光度法	水果及其制品中果胶含量的测定

3.2 单糖的测定

单糖主要包括葡萄糖、果糖以及半乳糖。葡萄糖、果糖以及半乳糖都属于还原糖，根据糖分的还原性，可进行还原糖的测定，还原糖的测定依据GB 5009.7—2016中的方法有直接滴定法和高锰酸钾滴定法。此外，高效液相色谱法也可以用于葡萄糖、果糖、半乳糖等糖分的测定。

3.2.1 直接滴定法

3.2.1.1 原理

试样经除去蛋白质后，以亚甲蓝作指示剂，在加热条件下滴定标定过的碱性酒石酸铜溶液（已用还原糖标准溶液标定），根据样品液消耗体积计算还原糖含量。

3.2.1.2 试剂

（1）盐酸溶液（1+1，体积比）。量取盐酸50mL，加水50mL混匀。

（2）碱性酒石酸铜甲液。称取硫酸铜15g和亚甲蓝0.05g，溶于水中，并稀释至1 000mL。

（3）碱性酒石酸铜乙液。称取酒石酸钾钠50g和氢氧化钠75g，溶解于水中，再加入亚铁氰化钾4g，完全溶解后，用水定容至1 000mL，贮存于橡胶塞玻璃瓶中。

（4）乙酸锌溶液。称取乙酸锌21.9g，加冰乙酸3mL，加水溶解并定容至100mL。

（5）亚铁氰化钾溶液（106g/L）。称取亚铁氰化钾10.6g，加水溶解并定容至100mL。

（6）氢氧化钠溶液（40g/L）。称取氢氧化钠4g，加水溶解后，放冷，并定容至100mL。

3.2.1.3 分析步骤

（1）试样制备。

①含淀粉的食品。称取粉碎或混匀后的试样10~20g（精确至0.001g），置250mL容量瓶中，加水200mL，在45℃水浴中加热1h，并时时振摇，冷却后加水至刻度，混匀，静置，沉淀。吸取200mL上清液置于另一250mL容量瓶中，缓慢加入乙酸锌溶液5mL和亚铁氰化钾溶液5mL，加水至刻度，混匀，静置30min，用干燥滤纸过滤，弃去初滤液，取后续滤液备用。

②酒精饮料。称取混匀后的试样100g（精确至0.01g），置于蒸发皿中，用氢氧化钠溶液中和至中性，在水浴上蒸发至原体积的1/4后，移入250mL容量瓶中，缓慢加入乙酸锌溶液5mL和亚铁氰化钾溶液5mL，加水至刻度，混匀，静置30min，用干燥滤纸过滤，弃去初滤液，取后续滤液备用。

③碳酸饮料。称取混匀后的试样100g（精确至0.01g）于蒸发皿中，在水浴上微热搅拌除去二氧化碳后，移入250mL容量瓶中，用水洗涤蒸发皿，洗液并入容量瓶，加水至刻度，混匀后备用。

④其他食品。称取粉碎后的固体试样2.5~5g（精确至0.01g）或混匀后的液体试样5~25g（精确至0.01g），置250mL容量瓶中，加50mL水，缓慢加入乙酸锌溶液5mL和亚铁氰化钾溶液5mL，加水至刻度，混匀，静置30min，用干燥滤纸过滤，弃去初滤液，取后续滤液备用。

（2）碱性酒石酸铜溶液的标定。吸取碱性酒石酸铜甲液5.0mL和碱性酒石酸铜乙液5.0mL，于150mL锥形瓶中，加水10mL，加入玻璃珠2~4粒，从滴定管中加葡萄糖或其他还原糖标准溶液约9mL，控制在2min内加热至沸，趁热以每2s 1滴的速度继续滴加葡萄糖或其他还原糖标准溶液，直至溶液蓝色刚好褪去为终点，记录消耗葡萄糖（或其他还原糖标准溶液）的总体积，同时平行操作3份，取其平均值，计算每10mL（碱性酒石酸甲、乙液各5mL）碱性酒石酸铜溶液相当于葡萄糖（或其他还原糖）的质量（mg）。也可以按上述方法标定4~20mL碱性酒石酸铜溶液（甲、乙液各半）来适应试样中还原糖的浓度变化。

（3）试样溶液预测。吸取碱性酒石酸铜甲液5.0mL和碱性酒石酸铜乙液5.0mL于150mL锥形瓶中，加水10mL，加入玻璃珠2~4粒，控制在2min内加热至沸，保持沸腾以先快后慢的速度，从滴定管中滴加试样溶液，并保持沸腾状态，待溶液颜色变浅时，以2s 1滴的速度滴定，直至溶液蓝色刚好褪去为终点，记录样品溶液消耗体积。当样液中还原糖浓度过高时，应适当稀释后再进行正式测定，使每次滴定消耗样液的体积控制在与标定碱性酒石酸铜溶液时所消耗的还原糖标准溶液的体积相近，约10mL，结果按式（3-1）计算；当浓度过低时则采取直接加入10mL样品液，免去加水10mL，再用还原糖标准溶液滴定至终点，记录消耗样液的体积与标定时消耗的还原糖标准溶液体积之差相当于10mL样液中所含还原糖的量，结果按式（3-2）计算。

（4）试样溶液测定。吸取碱性酒石酸铜甲液5.0mL和碱性酒石酸铜乙液5.0mL，置于150mL锥形瓶中，加水10mL，加入玻璃珠2~4粒，从滴定管滴加比预测体积少1mL的试样溶液至锥形瓶中，控制在2min内加热至沸，保持沸腾继续以2s 1滴的速度滴定，直至蓝色刚好褪去为终点，记录样液消耗体积，同法平行操作3份，得出平均消耗体积（V）。

3.2.1.4 结果分析

试样中还原糖的含量（以某种还原糖计）按式（3-1）计算。

$$X = \frac{m_1}{m \times F \times V / 250 \times 1\,000} \times 100 \qquad (3-1)$$

式中：

X——试样中还原糖的含量（以某种还原糖计），单位为克每百克（g/100g）；

m_1——碱性酒石酸铜溶液（甲、乙液各半）相当于某种还原糖的质量，单位为毫克（mg）；

m——试样质量，单位为克（g）；

F——系数，对含淀粉食品为0.8，其余为1；

V——测定时平均消耗试样溶液体积，单位为毫升（mL）；

250——定容体积，单位毫升（mL）；

1 000——换算系数。

当浓度过低时，试样中还原糖的含量（以某种还原糖计）按式（3-2）计算。

$$X = \frac{m_2}{m \times F \times V / 250 \times 1\,000} \times 100 \qquad (3-2)$$

式中：

X——试样中还原糖的含量（以某种还原糖计），单位为克每百克（g/100g）；

m_2——标定时体积与加入样品后消耗的还原糖标准溶液体积之差相当于某种还原糖的质量，单位为毫克（mg）；

m——试样质量，单位为克（g）；

F——系数，对含淀粉食品为0.8，其余为1；

V——测定时平均消耗试样溶液体积，单位为毫升（mL）；

250——定容体积，单位毫升（mL）；

1 000——换算系数。

还原糖含量≥10g/100g时，计算结果保留3位有效数字；还原糖含量<10g/100g时，计算结果保留2位有效数字。

3.2.1.5　注意事项

（1）此法测得的是总还原糖量。

（2）在样品处理时，不能用铜盐作为澄清剂，以免样液中引入Cu^{2+}，得到错误的结果。

（3）碱性酒石酸铜甲液和乙液应分别储存，用时才混合，否则酒石酸钾钠铜配合物长期在碱性条件下会慢慢分解析出氧化亚铜沉淀，使试剂有效浓度降低。

（4）滴定必须在沸腾条件下进行，其原因一是可以加快还原糖与Cu^{2+}的反应速率；二是次甲基蓝变色反应是可逆的，还原型次甲基蓝遇空气中氧时又会被氧化为氧化型。此外，氧化亚铜也极不稳定，易被空气中氧所氧化。保持反应液沸腾可防止空气进入，避免次甲基蓝和氧化亚铜被氧化而增加耗糖量。

（5）滴定时不能随意摇动锥形瓶，更不能把锥形瓶从热源上取下来滴定，以防止空气进入反应溶液中。

（6）样品溶液预测的目的。本法对样品溶液中还原糖浓度有一定要求（0.1%左右），测定时样品溶液的消耗体积应与标定葡萄糖标准溶液时消耗的体积相近，通过预测可了解样品溶液浓度是否合适，浓度过大或过小应加以调整，使预测时消耗样液量在10mL左右。

（7）通过预测可知道样液大概消耗量，以便在正式测定时，预先加入比实际用量少1mL左右的样液，只留下1mL左右样液在续滴定时加入，以保证在1min内完成续滴定工作，提高测定的准确度。

（8）影响测定结果的主要操作因素是反应液碱度、热源强度、煮沸时间和滴定速率。反应液的碱度直接影响二价铜与还原糖反应的速率、反应进行的程度及测定结果。在一定范围内，溶液碱度越高，二价铜的还原越快。因此，必须严格控制反应液的体积，标定和测定时消耗的体积应接近，使反应体系碱度一致。

3.2.2　高锰酸钾滴定法

3.2.2.1　原理

样品经除去蛋白质后，其中还原糖把铜盐还原为氧化亚铜，加酸性硫酸铁后，再把氧化亚铜氧化为铜盐，以高锰酸钾溶液滴定生成的亚铁盐，根据高锰酸钾溶液消耗量，计算氧化亚铜含量，再查表得还原糖量。

3.2.2.2　试剂

（1）碱性酒石酸铜甲液。称取34.639g硫酸铜，加适量水溶解，加0.5mL硫酸，再加水稀释至500mL，用精制石棉过滤。

（2）碱性酒石酸铜乙液。称取173g酒石酸钾钠与50g氢氧化钠，加适量水溶解，并稀释至500mL，用精制石棉过滤，贮存于橡胶塞玻璃瓶内。

（3）精制石棉。取石棉，先用3mol/L盐酸浸泡2～3d，用水洗净，再加10%氢氧化钠溶液浸泡2～3d，倾去溶液，再用热碱性酒石酸铜乙液浸泡数小时，用水洗净。以3mol/L盐酸浸泡数小时，用水洗至不呈酸性。然后加水振摇，使其成微细的浆状软纤维，用水浸泡并贮存于玻璃瓶中，即可用作填充古氏坩埚用。

（4）高锰酸钾标准滴定溶液[c（$1/5KMnO_4$）=0.100 0mol/L]。

（5）氢氧化钠溶液（40g/L）。称取4g氢氧化钠，加水溶解并稀释至100mL。

（6）硫酸铁溶液。称取50g硫酸铁，加入200mL水溶解后，慢慢加入100mL硫酸，冷后加水稀释至1 000mL。

（7）3mol/L盐酸。取30mL盐酸，加水稀释至120mL。

3.2.2.3 分析步骤

（1）试样处理。

①含淀粉的食品。称取粉碎或混匀后的试样10～20g（精确至0.001g），置250mL容量瓶中，加水200mL，在45℃水浴中加热1h，并时时振摇。冷却后加水至刻度，混匀，静置。吸取200mL上清液置另一250mL容量瓶中，加碱性酒石酸铜甲液10mL及氢氧化钠溶液4mL，加水至刻度，混匀。静置30min，用干燥滤纸过滤，弃去初滤液，取后续滤液备用。

②酒精饮料。称取100g（精确至0.001g）混匀后的试样，置于蒸发皿中，用氢氧化钠溶液中和至中性，在水浴上蒸发至原体积的1/4后，移入250mL容量瓶中。加水50mL，混匀。加碱性酒石酸铜甲液10mL及氢氧化钠溶液4mL，加水至刻度，混匀。静置30min，用干燥滤纸过滤，弃去初滤液，取后续滤液备用。

③碳酸饮料。称取100g（精确至0.001g）混匀后的试样，试样置于蒸发皿中，在水浴上除去二氧化碳后，移入250mL容量瓶中，并用水洗涤蒸发皿，洗液并入容量瓶中，再加水至刻度，混匀后，备用。

④其他食品。称取粉碎后的固体试样2.5～5.0g（精确至0.001g）或混匀后的液体试样25～50g（精确至0.001g），置250mL容量瓶中，加水50mL，摇匀后加碱性酒石酸铜甲液10mL及氢氧化钠溶液4mL，加水至刻度，混匀。静置30min，用干燥滤纸过滤，弃去初滤液，取后续滤液备用。

（2）试样溶液的测定。吸取处理后的试样溶液50mL，于500mL烧杯内，加入碱性酒石酸铜甲液25mL及碱性酒石酸铜乙液25mL，于烧杯上盖一表面皿，加热，控制4min内沸腾，再精确煮沸2min，趁热用铺好精制石棉的古氏坩埚（或G4垂融坩埚）抽滤，并用60℃热水洗涤烧杯及沉淀，至洗液不呈碱性为止。将古氏坩埚（或G4垂融坩埚）放回原500mL烧杯中，加硫酸铁溶液25mL、水25mL，用玻棒搅拌使氧化亚铜完全溶解，以高锰酸钾标准溶液滴定至微红色为终点。同时吸取水50mL，加入与测定试样时相同量的碱性酒石酸铜甲液、乙液、硫酸铁溶液及水，按同一方法做空白试验。

3.2.2.4 结果分析

试样中还原糖质量相当于氧化亚铜的质量，按式（3-3）计算。

$$X_0 = (V - V_0) \times c \times 71.54 \tag{3-3}$$

式中：

X_0——试样中还原糖质量相当于氧化亚铜的质量，单位为毫克（mg）；

V——样品液消耗高锰酸钾标准滴定溶液的体积，单位为毫升（mL）；

V_0——试剂空白消耗高锰酸钾标准滴定溶液的体积，单位为毫升（mL）；

c——高锰酸钾标准滴定溶液的浓度，单位为摩尔每升（mol/L）；

71.54——1mL高锰酸钾标准滴定溶液[c（1/5 $KMnO_4$）=1.000mol/L]，相当于氧化亚铜的质量，单位为毫克（mg）。

根据式（3-3）中计算所得的氧化亚铜质量，查GB 5009.7—2016中表A.1氧化亚铜质量相当于葡萄糖、果糖、乳糖、转化糖的质量表，再计算样品中还原糖的含量，按式（3-4）计算。

$$X_2 = \frac{m_1}{m_2 \times \dfrac{V_1}{250} \times 1\,000} \times 100 \tag{3-4}$$

式中：

X_2——样品中还原糖含量，单位为克每百克（g/100g）；

m_1——查表得还原糖质量，单位为毫克（mg）；

m_2——样品质量，单位为克（g）；

V_1——测定用样品处理液的体积，单位为毫升（mL）；

250——样品处理后的总体积，单位为毫升（mL）。

3.2.3 高效液相色谱法

3.2.3.1 原理

试样中的果糖、葡萄糖、蔗糖、麦芽糖和乳糖经提取后，利用高效液相色谱柱分离，用示差折光检测器或蒸发光散射检测器检测，外标法进行定量。

3.2.3.2 试剂

（1）乙酸锌溶液。称取乙酸锌21.9g，加冰乙酸3mL，加水溶解并稀释至100mL。

（2）亚铁氰化钾溶液。称取亚铁氰化钾10.6g，加水溶解并稀释至100mL。

（3）糖标准贮备液（20mg/mL）。分别称取上述经过（96±2）℃干燥2h的果糖、葡萄糖、蔗糖、麦芽糖和乳糖各1g，加水定容至50mL，置于4℃密封可贮藏一个月。

（4）糖标准使用液。分别吸取糖标准贮备液1mL、2mL、3mL、5mL于10mL容量瓶，加水定容，分别相当于2mg/mL、4mg/mL、6mg/mL、10mg/mL浓度标准溶液。

3.2.3.3 步骤

（1）试样的制备。

①固体样品。取有代表性样品至少200g，用粉碎机粉碎，并通过2.0mm圆孔筛，混匀，装入洁净容器，密封，标明标记。

②半固体和液体样品（除蜂蜜样品外）。取有代表性样品至少200g（mL），充分混匀，装入洁净容器，密封，标明标记。

③蜂蜜样品。未结晶的样品将其用力搅拌均匀；有结晶析出的样品，可将样品瓶盖塞紧后置于不超过60℃的水浴中温热，待样品全部溶化后，搅匀，迅速冷却至室温以备检验用。在溶化时应注意防止水分侵入。

（2）样品处理。

①脂肪小于10%的食品。称取粉碎或混匀后的试样0.5~10g（含糖量≤5%时称取10g；含糖量5%~10%时称取5g；含糖量10%~40%时称取2g；含糖量≥40%时称取0.5g）（精确到0.001g）于100mL容量瓶中，加水约50mL溶解，缓慢加入乙酸锌溶液和亚铁氰化钾溶液各5mL，加水定容至刻度，磁力搅拌或超声30min，用干燥滤纸过滤，弃去初滤液，后续滤液用0.45μm微孔滤膜过滤或离心获取上清液过0.45μm微孔滤膜至样品瓶，供液相色谱分析。

②糖浆、蜂蜜类。称取混匀后的试样1~2g（精确到0.001g）于50mL容量瓶，加水定容至50mL，充分摇匀，用干燥滤纸过滤，弃去初滤液，后续滤液用0.45μm微孔滤膜过滤或离心获取上清液过0.45μm微孔滤膜至样品瓶，供液相色谱分析。

③含二氧化碳的饮料。吸取混匀后的试样于蒸发皿中，在水浴上微热搅拌去除二氧化碳，吸取50mL移入100mL容量瓶中，缓慢加入乙酸锌溶液和亚铁氰化钾溶液各5mL，用水定容至刻度，摇匀，静置30min，用干燥滤纸过滤，弃去初

滤液，后续滤液用0.45μm微孔滤膜过滤或离心获取上清液过0.45μm微孔滤膜至样品瓶，供液相色谱分析。

④脂肪大于10%的食品。称取粉碎或混匀后的试样5～10g（精确到0.001g）置于100mL具塞离心管中，加入50mL石油醚，混匀，放气，振摇2min，1 800r/min离心15min，去除石油醚后重复以上步骤至去除大部分脂肪。蒸发残留的石油醚，用玻璃棒将样品捣碎并转移至100mL容量瓶中，用50mL水分两次冲洗离心管，洗液并入100mL容量瓶中，缓慢加入乙酸锌溶液和亚铁氰化钾溶液各5mL，加水定容至刻度，磁力搅拌或超声30min，用干燥滤纸过滤，弃去初滤液，后续滤液用0.45μm微孔滤膜过滤或离心获取上清液过0.45μm微孔滤膜至样品瓶，供液相色谱分析。

（3）色谱参考条件。

①流动相。乙腈+水=70+30（体积比）。

②流动相流速。1.0mL/min。

③柱温。40℃。

④进样量。20μL。

⑤示差折光检测器条件。温度40℃。

⑥蒸发光散射检测器条件。飘移管温度80～90℃，氮气压力350kPa，撞击器关。

色谱条件应当满足果糖、葡萄糖、蔗糖、麦芽糖和乳糖之间的分离度大于1.5。色谱图参见图3-1和图3-2。

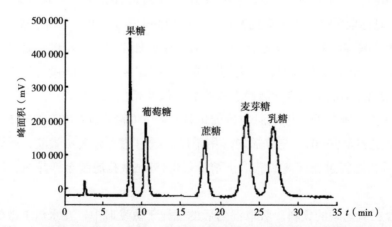

图3-1　果糖、葡萄糖、蔗糖、麦芽糖和乳糖标准物质的蒸发光散射检测色谱

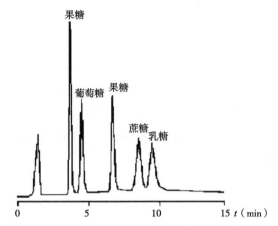

图3-2 果糖、葡萄糖、蔗糖、麦芽糖和乳糖标准物质的示差折光检测色谱

（4）标准曲线的制作。将糖标准使用液标准依次按上述推荐色谱条件上机测定，记录色谱图峰面积或峰高，以峰面积或峰高为纵坐标，以标准工作液的浓度为横坐标，示差折光检测器采用线性方程；蒸发光散射检测器采用幂函数方程绘制标准曲线。

（5）试样溶液的测定。将试样溶液注入高效液相色谱仪中，记录峰面积或峰高，从标准曲线中查得试样溶液中糖的浓度。可根据具体试样进行稀释（n）。

（6）空白试验。除不加试样外，均按上述步骤进行。

3.2.3.4 结果分析

试样中目标物的含量按式（3-5）计算，计算结果需扣除空白值。

$$X = \frac{(\rho - \rho_0) \times V \times n}{m \times 1\,000} \times 100 \tag{3-5}$$

式中：

X——试样中糖（果糖、葡萄糖、蔗糖、麦芽糖和乳糖）的含量，单位为克每百克（g/100g）；

ρ——样液中糖的浓度，单位为毫克每毫升（mg/mL）；

ρ_0——空白中糖的浓度，单位为毫克每毫升（mg/mL）；

V——样液定容体积，单位为毫升（mL）；

n——稀释倍数；

m——试样的质量，单位为克（g）或毫升（mL）；

1 000——换算系数；

100——换算系数。

糖的含量≥10g/100g时，结果保留3位有效数字，糖的含量<10g/100g时，结果保留2位有效数字。

3.3 双糖的测定

双糖主要包括麦芽糖、乳糖以及蔗糖。其中麦芽糖、乳糖都属于还原糖，可进行还原糖的测定；高效液相色谱法也可以用于麦芽糖、乳糖以及蔗糖等糖分的测定。以上两种方法在单糖的测定中有详细介绍，本节不再重复叙述。

酸水解—莱因—埃农氏法收载于GB 5009.8—2016中，该法可用于农产品中蔗糖的测定，本节将进行介绍。

3.3.1 原理

本法适用于各类食品中蔗糖的测定，试样经除去蛋白质后，其中蔗糖经盐酸水解转化为还原糖，按还原糖测定。水解前后的差值乘以相应的系数即为蔗糖含量。

3.3.2 试剂

（1）乙酸锌溶液。称取乙酸锌21.9g，加冰乙酸3mL，加水溶解并定容至100mL。

（2）亚铁氰化钾溶液。称取亚铁氰化钾10.6g，加水溶解并定容至100mL。

（3）盐酸溶液（1+1）。量取盐酸50mL，缓慢加入50mL水中，冷却后混匀。

（4）氢氧化钠（40g/L）。称取氢氧化钠4g，加水溶解后，放冷，加水定容至100mL。

（5）甲基红指示液（1g/L）。称取甲基红盐酸盐0.1g，用95%乙醇溶解并定容至100mL。

（6）氢氧化钠溶液（200g/L）。称取氢氧化钠20g，加水溶解后，放冷，加水并定容至100mL。

（7）碱性酒石酸铜甲液。称取硫酸铜15g和亚甲蓝0.05g，溶于水中，加水定容至1 000mL。

（8）碱性酒石酸铜乙液。称取酒石酸钾钠50g和氢氧化钠75g，溶解于水中，再加入亚铁氰化钾4g，完全溶解后，用水定容至1 000mL，贮存于橡胶塞玻璃瓶中。

（9）葡萄糖标准溶液（1.0mg/mL）。称取经过98～100℃烘箱中干燥2h后的葡萄糖1g（精确到0.001g），加水溶解后加入盐酸5mL，并用水定容至1 000mL。此溶液每毫升相当于1.0mg葡萄糖。

3.3.3 分析步骤

3.3.3.1 试样的制备

（1）固体样品。取有代表性样品至少200g，用粉碎机粉碎，混匀，装入洁净容器，密封，标明标记。

（2）半固体和液体样品。取有代表性样品至少200g（mL），充分混匀，装入洁净容器，密封，标明标记。

3.3.3.2 试样的处理

（1）含蛋白质食品。称取粉碎或混匀后的固体试样2.5～5g（精确到0.001g）或液体试样5～25g（精确到0.001g），置250mL容量瓶中，加水50mL，缓慢加入乙酸锌溶液5mL和亚铁氰化钾溶液5mL，加水至刻度，混匀，静置30min，用干燥滤纸过滤，弃去初滤液，取后续滤液备用。

（2）含大量淀粉的食品。称取粉碎或混匀后的试样10～20g（精确到0.001g），置250mL容量瓶中，加水200mL，在45℃水浴中加热1h，并时时振摇，冷却后加水至刻度，混匀，静置，沉淀。吸取200mL上清液于另一250mL容量瓶中，缓慢加入乙酸锌溶液5mL和亚铁氰化钾溶液5mL，加水至刻度，混匀，静置30min，用干燥滤纸过滤，弃去初滤液，取后续滤液备用。

（3）酒精饮料。称取混匀后的试样100g（精确到0.01g），置于蒸发皿中，用40g/L氢氧化钠溶液中和至中性，在水浴上蒸发至原体积的1/4后，移入250mL容量瓶中，缓慢加入乙酸锌溶液5mL和亚铁氰化钾溶液5mL，加水至刻度，混匀，静置30min，用干燥滤纸过滤，弃去初滤液，取后续滤液备用。

（4）碳酸饮料。称取混匀后的试样100g（精确到0.01g）于蒸发皿中，在水浴上微热搅拌除去二氧化碳后，移入250mL容量瓶中，用水洗蒸发皿，洗液并入容量瓶，加水至刻度，混匀后备用。

3.3.3.3 酸水解

吸取2份试样各50mL，分别置于100mL容量瓶中。一份用水稀释至100mL（转化前）。另一份加（1+1）盐酸5mL，在68～70℃水浴中加热15min，冷却后加甲基红指示液2滴，用200g/L氢氧化钠溶液中和至中性，加水至刻度（转化后）。

3.3.3.4 标定碱性酒石酸铜溶液

吸取碱性酒石酸铜甲液5mL和碱性酒石酸铜乙液5mL于150mL锥形瓶中，加水10mL，加入2～4粒玻璃珠，从滴定管中加葡萄糖标准溶液约9mL，控制在2min内加热至沸，趁热以每2s 1滴的速度滴加葡萄糖，直至溶液颜色刚好褪去，记录消耗葡萄糖总体积，同时平行操作3份，取其平均值，计算每10mL（碱性酒石酸甲、乙液各5mL）碱性酒石酸铜溶液相当于葡萄糖的质量（mg）。

注：也可以按上述方法标定4～20mL碱性酒石酸铜溶液（甲、乙液各半）来适应试样中还原糖的浓度变化。

3.3.3.5 预测滴定

吸取碱性酒石酸铜甲液5mL和碱性酒石酸铜乙液5mL于同一150mL锥形瓶中，加入蒸馏水10mL，放入2～4粒玻璃珠，置于电炉上加热，使其在2min内沸腾，保持沸腾状态15s，滴入样液至溶液蓝色完全褪尽为止，读取所用样液的体积。

3.3.3.6 精确滴定

吸取碱性酒石酸铜甲液5mL和碱性酒石酸铜乙液5mL于同一150mL锥形瓶中，加入蒸馏水10mL，放入几粒玻璃珠，从滴定管中放出的（转化前样液或转化后样液）样液（比预测滴定预测的体积少1mL），置于电炉上，使其在2min内沸腾，维持沸腾状态2min，以每2s 1滴的速度徐徐滴入样液，溶液蓝色完全褪尽即为终点，分别记录转化前样液和转化后样液消耗的体积（V）。

注：对于蔗糖含量<1%的样品，可以采用反滴定的方式进行测定。

3.3.4 结果分析

试样中转化糖的含量（以葡萄糖计）按式（3-6）进行计算。

$$R = \frac{A}{m \times \dfrac{50}{250} \times \dfrac{V}{100} \times 1\,000} \times 100 \qquad (3\text{-}6)$$

式中：

R——试样中转化糖的质量分数，单位为克每百克（g/100g）；

A——碱性酒石酸铜溶液（甲、乙液各半）相当于葡萄糖的质量，单位为毫克（mg）；

m——样品的质量，单位为克（g）；

50——酸水解中吸取样液体积，单位为毫升（mL）；

250——试样处理中样品定容体积，单位为毫升（mL）；

V——滴定时平均消耗试样溶液体积，单位为毫升（mL）；

100——酸水解中定容体积，单位为毫升（mL）；

1 000——换算系数；

100——换算系数。

注：样液的计算值为转化前转化糖的质量分数R_1，样液的计算值为转化后转化糖的质量分数R_2。

试样中蔗糖的含量X按式（3-7）计算。

$$X=(R_2-R_1)\times 0.95 \qquad\qquad (3-7)$$

式中：

X——试样中蔗糖的质量分数，单位为克每百克（g/100g）；

R_2——转化后转化糖的质量分数，单位为克每百克（g/100g）；

R_1——转化前转化糖的质量分数，单位为克每百克（g/100g）；

0.95——转化糖（以葡萄糖计）换算为蔗糖的系数。

蔗糖含量≥10g/100g时，结果保留3位有效数字，蔗糖含量<10g/100g时，结果保留2位有效数字。

3.4　多糖的测定

多糖主要包括淀粉、纤维素以及果胶。淀粉的测定法是将除去脂肪和可溶性糖的样品水解成葡萄糖，然后再测定，最终折算出淀粉的含量；纤维素的测定法是通过测定酸水解和碱水解除去样品中的单糖、寡糖、半纤维素、蛋白和脂肪后的残渣来进行测定；果胶的测定法则是采用分光光度法。

3.4.1　淀粉分析——酶水解法

3.4.1.1　原理

试样经去除脂肪及可溶性糖后，淀粉用淀粉酶水解成小分子糖，再用盐酸水解成单糖，最后按还原糖测定，并折算成淀粉含量。

3.4.1.2　试剂

（1）甲基红指示液（2g/L）。称取甲基红0.20g，用少量乙醇溶解后，加水定容至100mL。

（2）盐酸溶液（1+1）。量取50mL盐酸与50mL水混合。

（3）氢氧化钠溶液（200g/L）。称取20g氢氧化钠，加水溶解并定容至100mL。

（4）碱性酒石酸铜甲液。称取15g硫酸铜及0.050g亚甲蓝，溶于水中并定容至1 000mL。

（5）碱性酒石酸铜乙液。称取50g酒石酸钾钠、75g氢氧化钠，溶于水中，再加入4g亚铁氰化钾，完全溶解后，用水定容至1 000mL，贮存于橡胶塞玻璃瓶内。

（6）淀粉酶溶液（5g/L）。称取高峰氏淀粉酶0.5g，加100mL水溶解，临用时配制；也可加入数滴甲苯或三氯甲烷防止长霉，置于4℃冰箱中。

（7）碘溶液。称取3.6g碘化钾溶于20mL水中，加入1.3g碘，溶解后加水定容至100mL。

（8）乙醇溶液（85%，体积比）。取85mL无水乙醇，加水定容至100mL混匀。也可用95%乙醇配制。

（9）葡萄糖标准溶液。准确称取1g（精确到0.000 1g）经过98～100℃干燥2h的D-无水葡萄糖，加水溶解后加入5mL盐酸，并以水定容至1 000mL。此溶液每毫升相当于1mg葡萄糖。

3.4.1.3 分析步骤

（1）试样制备。

①易于粉碎的试样。将样品磨碎过0.425mm筛（相当于40目），称取2～5g（精确到0.001g），置于放有折叠慢速滤纸的漏斗内，先用50mL石油醚或乙醚分5次洗除脂肪，再用约100mL乙醇（85%，体积比）分次充分洗去可溶性糖类。根据样品的实际情况，可适当增加洗涤液的用量和洗涤次数，以保证干扰检测的可溶性糖类物质洗涤完全。滤干乙醇，将残留物移入250mL烧杯内，并用50mL水洗净滤纸，洗液并入烧杯内，将烧杯置沸水浴上加热15min，使淀粉糊化，放冷至60℃以下，加20mL淀粉酶溶液，在55～60℃保温1h，并时时搅拌。然后取1滴此液加1滴碘溶液，应不显现蓝色。若显蓝色，再加热糊化并加20mL淀粉酶溶液，继续保温，直至加碘溶液不显蓝色为止。加热至沸，冷后移入250mL容量瓶中，并加水至刻度，混匀，过滤，并弃去初滤液。取50mL滤液，置于250mL锥形瓶中，加5mL盐酸（1+1），装上回流冷凝器，在沸水浴中回流1h，冷后加2滴甲基红指示液，用氢氧化钠溶液（200g/L）中和至中性，溶液转入100mL容量瓶中，洗涤锥形瓶，洗液并入100mL容量瓶中，加水至刻度，混匀备用。

②其他样品。称取一定量样品，准确加入适量水在组织捣碎机中捣成匀浆（蔬菜、水果需先洗净晾干取可食部分），称取相当于原样质量2.5～5g（精确到0.001g）的匀浆，以下按"易于粉碎的试样"自"置于放有折叠慢速滤纸的漏斗内"起依法操作。

（2）标定碱性酒石酸铜溶液。吸取5mL碱性酒石酸铜甲液及5mL碱性酒石酸铜乙液，置于150mL锥形瓶中，加水10mL，加入玻璃珠2粒，从滴定管滴加约9mL葡萄糖标准溶液，控制在2min内加热至沸，保持溶液呈沸腾状态，以每2s 1滴的速度继续滴加葡萄糖，直至溶液蓝色刚好褪去为终点，记录消耗葡萄糖标准溶液的总体积，同时做3份平行，取其平均值，计算每10mL（甲、乙液各5mL）碱性酒石酸铜溶液相当于葡萄糖的质量m_1（mg）。也可以按上述方法标定4~20mL碱性酒石酸铜溶液（甲、乙液各半）来适应试样中还原糖的浓度变化。

（3）试样溶液预测。吸取5mL碱性酒石酸铜甲液及5mL碱性酒石酸铜乙液，置于150mL锥形瓶中，加水10mL，加入玻璃珠2粒，控制在2min内加热至沸，保持沸腾以先快后慢的速度，从滴定管中滴加试样溶液，并保持溶液沸腾状态，待溶液颜色变浅时，以每2s 1滴的速度滴定，直至溶液蓝色刚好褪去为终点。记录试样溶液的消耗体积。当样液中葡萄糖浓度过高时，应适当稀释后再进行正式测定，使每次滴定消耗试样溶液的体积控制在与标定碱性酒石酸铜溶液时所消耗的葡萄糖标准溶液的体积相近，在10mL左右。

（4）试样溶液测定。吸取5mL碱性酒石酸铜甲液及5mL碱性酒石酸铜乙液，置于150mL锥形瓶中，加水10mL，加入玻璃珠2粒，从滴定管滴加比预测体积少1mL的试样溶液至锥形瓶中，使在2min内加热至沸，保持沸腾状态继续以每2s 1滴的速度滴定，直至蓝色刚好褪去为终点，记录样液消耗体积。同法平行操作3份，得出平均消耗体积。结果按式（3-8）计算。当浓度过低时，则采取直接加入10mL样品液，免去加水10mL，再用葡萄糖标准溶液滴定至终点，记录消耗的体积与标定时消耗的葡萄糖标准溶液体积之差相当于10mL样液中所含葡萄糖的量（mg）。结果按式（3-8）、式（3-9）计算。

（5）试剂空白测定。同时量取20mL水及与试样溶液处理时相同量的淀粉酶溶液，按反滴法做试剂空白试验。即用葡萄糖标准溶液滴定试剂空白溶液至终点，记录消耗的体积与标定时消耗的葡萄糖标准溶液体积之差相当于10mL样液中所含葡萄糖的量（mg）。按式（3-10）、式（3-11）计算试剂空白中葡萄糖的含量。

3.4.1.4 结果分析

试样中葡萄糖含量按式（3-8）计算。

$$X_1 = \frac{m_1}{\frac{50}{250} \times \frac{V_1}{100}} \quad\quad (3-8)$$

式中：

X_1——所称试样中葡萄糖的量，单位为毫克（mg）；

m_1——10mL碱性酒石酸铜溶液（甲、乙液各半）相当于葡萄糖的质量，单位为毫克（mg）；

50——测定用样品溶液体积，单位为毫升（mL）；

250——样品定容体积，单位为毫升（mL）；

V_1——测定时平均消耗试样溶液体积，单位为毫升（mL）；

100——测定用样品的定容体积，单位为毫升（mL）。

当试样中淀粉浓度过低时葡萄糖含量按式（3-9）、式（3-10）进行计算。

$$X_2 = \frac{m_2}{\frac{50}{250} \times \frac{10}{100}} \quad\quad (3-9)$$

$$m_2 = m_1 \left(1 - \frac{V_2}{V_s}\right) \quad\quad (3-10)$$

式中：

X_2——所称试样中葡萄糖的质量，单位为毫克（mg）；

m_2——标定10mL碱性酒石酸铜溶液（甲、乙液各半）时消耗的葡萄糖标准溶液的体积与加入试样后消耗的葡萄糖标准溶液体积之差相当于葡萄糖的质量，单位为毫克（mg）；

50——测定用样品溶液体积，单位为毫升（mL）；

250——样品定容体积，单位为毫升（mL）；

10——直接加入的试样体积，单位为毫升（mL）；

100——测定用样品的定容体积，单位为毫升（mL）；

m_1——10mL碱性酒石酸铜溶液（甲、乙液各半）相当于葡萄糖的质量，单位为毫克（mg）；

V_2——加入试样后消耗的葡萄糖标准溶液体积，单位为毫升（mL）；

V_s——标定10mL碱性酒石酸铜溶液（甲、乙液各半）时消耗的葡萄糖标准溶液的体积，单位为毫升（mL）。

试剂空白值按式（3-11）、式（3-12）计算。

$$X_0 = \frac{m_0}{\frac{50}{250} \times \frac{10}{100}} \quad\quad (3-11)$$

$$m_0 = m_1 \left(1 - \frac{V_0}{V_s}\right) \quad\quad (3-12)$$

式中：

X_0——试剂空白值，单位为毫克（mg）；

m_0——标定10mL碱性酒石酸铜溶液（甲、乙液各半）时消耗的葡萄糖标准溶液的体积与加入空白后消耗的葡萄糖标准溶液体积之差相当于葡萄糖的质量，单位为毫克（mg）；

50——测定用样品溶液体积，单位为毫升（mL）；

250——样品定容体积，单位为毫升（mL）；

10——直接加入的试样体积，单位为毫升（mL）；

100——测定用样品的定容体积，单位为毫升（mL）；

V_0——加入空白试样后消耗的葡萄糖标准溶液体积，单位为毫升（mL）；

V_s——标定10mL碱性酒石酸铜溶液（甲、乙液各半）时消耗的葡萄糖标准溶液的体积，单位为毫升（mL）。

试样中淀粉的含量按式（3-13）计算。

$$X = \frac{(X_1 - X_0) \times 0.9}{m \times 1\,000} \times 100$$

或

$$X = \frac{(X_2 - X_0) \times 0.9}{m \times 1\,000} \times 100 \qquad （3-13）$$

式中：

X——试样中淀粉的含量，单位为克每百克（g/100g）；

0.9——还原糖（以葡萄糖计）换算成淀粉的换算系数；

m——试样质量，单位为克（g）。

结果<1g/100g，保留2位有效数字。结果≥1g/100g，保留3位有效数字。

3.4.2 淀粉分析——酸水解法

3.4.2.1 原理

试样经除去脂肪及可溶性糖类后，其中淀粉用酸水解成具有还原性的单糖，然后按还原糖测定，并折算成淀粉。

3.4.2.2 试剂

（1）甲基红指示液（2g/L）。称取甲基红0.20g，用少量乙醇溶解后，加水定容至100mL。

（2）氢氧化钠溶液（400g/L）。称取40g氢氧化钠加水溶解后，冷却至室温，稀释至100mL。

（3）乙酸铅溶液（200g/L）。称取20g乙酸铅，加水溶解并稀释至100mL。

（4）硫酸钠溶液（100g/L）。称取10g硫酸钠，加水溶解并稀释至100mL。

（5）盐酸溶液（1+1）。量取50mL盐酸，与50mL水混合。

（6）乙醇（85%，体积比）。取85mL无水乙醇，加水定容至100mL混匀，也可用95%乙醇配制。

（7）葡萄糖标准溶液。准确称取1g（精确至0.000 1g）经过98~100℃干燥2h的D-无水葡萄糖，加水溶解后加入5mL盐酸，并以水定容至1 000mL。此溶液每毫升相当于1.0mg葡萄糖。

3.4.2.3　分析步骤

（1）试样制备。

①易于粉碎的试样。磨碎过0.425mm筛（相当于40目），称取2~5g（精确到0.001g），置于放有慢速滤纸的漏斗中，用50mL石油醚或乙醚分5次洗去试样中脂肪，弃去石油醚或乙醚。用150mL乙醇（85%，体积比）分数次洗涤残渣，以充分除去可溶性糖类物质。根据样品的实际情况，可适当增加洗涤液的用量和洗涤次数，以保证干扰检测的可溶性糖类物质洗涤完全。滤干乙醇溶液，以100mL水洗涤漏斗中残渣并转移至250mL锥形瓶中，加入30mL盐酸（1+1），接好冷凝管，置沸水浴中回流2h。回流完毕后，立即冷却。待试样水解液冷却后，加入2滴甲基红指示液，先以氢氧化钠溶液（400g/L）调至黄色，再以盐酸（1+1）校正至试样水解液刚变成红色。若试样水解液颜色较深，可用精密pH试纸测试，使试样水解液的pH值约为7。然后加20mL乙酸铅溶液（200g/L），摇匀，放置10min。再加20mL硫酸钠溶液（100g/L），以除去过多的铅。摇匀后将全部溶液及残渣转入500mL容量瓶中，用水洗涤锥形瓶，洗液合并入容量瓶中，加水稀释至刻度。过滤，弃去初滤液20mL，滤液供测定用。

②其他样品。称取一定量样品，准确加入适量水在组织捣碎机中捣成匀浆（蔬菜、水果需先洗净晾干取可食部分）。称取相当于原样质量2.5~5g（精确到0.001g）的匀浆于250mL锥形瓶中，用50mL石油醚或乙醚分5次洗去试样中脂肪，弃去石油醚或乙醚。以下按易于粉碎的试样自"用150mL乙醇（85%，体积比）"起依法操作。

（2）测定。同酶水解法。

3.4.2.4　结果分析

试样中淀粉含量按式（3-14）计算。

$$X = \left[(A_1 - A_2) \times 0.9 \right] / \left(m \times V / 500 \times 1\,000 \right) \times 100 \qquad (3\text{-}14)$$

式中：

X——试样中淀粉的含量，单位为克每百克（g/100g）；

A_1——测定用试样中水解液葡萄糖质量，单位为毫克（mg）；

A_2——试剂空白中葡萄糖质量，单位为毫克（mg）；

0.9——葡萄糖折算成淀粉的换算系数；

m——称取试样质量，单位为克（g）；

V——测定用试样水解液体积，单位为毫升（mL）；

500——试样液总体积，单位为毫升（mL）。

结果保留3位有效数字。

3.4.3 粗纤维含量测定

以植物性食品为例介绍粗纤维含量的测定方法。

3.4.3.1 原理

在硫酸作用下，试样中的糖、淀粉、果胶质和半纤维素经水解除去后，再用碱处理，除去蛋白质及脂肪酸，剩余的残渣为粗纤维。若其中含有不溶于酸碱的杂质，可灰化后除去。

3.4.3.2 试剂

（1）1.25%硫酸。

（2）1.25%氢氧化钠溶液。

（3）石棉。加5%氢氧化钠溶液浸泡石棉在水浴上回流8h以上，再用热水充分洗涤。然后用20%盐酸在沸水浴上回流8h以上，再用热水充分洗涤，干燥。在600~700℃中灼烧后，加水使成混悬物贮存于玻塞瓶中。

3.4.3.3 分析步骤

称取20~30g捣碎的试样（或5.0g干试样），移入500mL锥形瓶中，加入200mL煮沸的25%硫酸，加热使微沸，保持体积恒定，维持30min，每隔5min摇动锥形瓶1次，以充分混合瓶内的物质。

取下锥形瓶，立即用亚麻布过滤后，用沸水洗涤至洗液不呈酸性。再用200mL煮沸的1.25%氢氧化钠溶液，将亚麻布上的存留物洗入原锥形瓶内加热微沸30min后，取下锥形瓶，立即以亚麻布过滤，以沸水洗涤2~3次后，移入已干燥称量的G2垂融坩埚或同型号的垂融漏斗中，抽滤，用热水充分洗涤后，抽干。再依次用乙醇和乙醚洗涤1次。将坩埚和内容物在105℃烘箱中烘干后称量，重复操作，直至恒量。

若试样中含有较多的不溶性杂质，则可将试样移入石棉坩埚烘干称量后，再移入550℃高温炉中灰化，使含碳的物质全部灰化，置于干燥器内冷却至室温称量，所损失的量即为粗纤维量。

3.4.3.4 结果计算

结果按式（3-15）进行计算。

$$X(\%)=\frac{G}{m}\times100 \qquad （3-15）$$

式中：

X——试样中粗纤维的含量；

G——残余物的质量（或经高温炉损失的质量），单位为克（g）；

m——试样的质量，单位为克（g）。

计算结果保留到小数点后1位。

3.4.4 食用菌中粗多糖含量测定

3.4.4.1 原理

多糖是由10个以上单糖分子组成的大分子化合物。它一般都是天然高分子化合物。据国内外大量研究资料表明，食用菌中香菇多糖、灵芝多糖等多糖具有免疫调节功能、抗肿瘤作用。因此常需检测食用菌中粗多糖含量。多糖在硫酸作用下，先水解成单糖，并迅速脱水生成糖醛衍生物，与苯酚反应生成橙黄色溶液，在490nm处有特征吸收，与标准系列比较定量。

3.4.4.2 试剂

（1）硫酸ρ=1.84g/mL。

（2）无水乙醇。

（3）苯酚（重蒸馏）。

（4）80%乙醇溶液。

（5）葡萄糖（使用前应于105℃恒温烘干至恒重）。

（6）80%苯酚溶液。称取80g苯酚于100mL烧杯中，加水溶解，定容至100mL后转至棕色瓶中，置于4℃冰箱中避光储存。

（7）5%苯酚。吸取5mL 80%苯酚溶液，溶于75mL水中，混匀，现用现配。

（8）100mg/L标准葡萄糖溶液。称取0.100 0g葡萄糖于100mL烧杯中，加水溶解，定容至1 000mL，置于4℃冰箱中储存。

3.4.4.3 分析步骤

（1）样品的提取。称取0.5～1.0g粉碎过20mm孔径筛的样品，精确到0.001g，置于50mL具塞离心管内。用5mL水浸润样品，缓慢加入20mL无水乙醇，同时使用旋涡振荡器振摇，使混合均匀，置超声提取器中超声提取30min。提取结束后，4 000r/min离心10min，弃去上清液。不溶物用10mL 80%乙醇溶液洗涤、离心。用水将上述不溶物转移入圆底烧瓶，加入50mL蒸馏水，装上磨口的空气冷凝管，于沸水浴中提取2h，冷却至室温，过滤，将上清液转移至100mL容量瓶中，残渣洗涤2～3次，洗涤液转至容量瓶中，加水定容。此溶液为样品测定液。

（2）标准曲线绘制。分别吸取0mL、0.2mL、0.4mL、0.6mL、0.8mL、1.0mL的100mg/L标准葡萄糖工作溶液于20mL具塞玻璃试管中，用蒸馏水补至1.0mL。向试液中加入1.0mL 5%苯酚溶液，然后快速加入5.0mL浓硫酸（与液面垂直加入，勿接触试管壁，以便与反应液充分混合），静置10min。使用涡旋振荡器使反应液充分混合，然后将试管放置于30℃水浴中反应20min，490nm测吸光度。以葡聚糖或葡萄糖质量浓度为横坐标，吸光度为纵坐标，制定标准曲线。

（3）测定。吸取1.00mL样品溶液于20mL具塞试管中，按分析步骤（2）操作，测定吸光度。同时做空白试验。

3.4.4.4 结果分析

样品中多糖含量以质量分数w计，单位以克每百克（g/100g）表示，按式（3-16）计算。

$$w = m_1 V_1 / m_2 V_2 \times 0.9 \times 10^{-4} \qquad (3\text{-}16)$$

式中：

m_1——从标准曲线上查得的样品测定液中含糖量，单位为微克（μg）；

V_1——样品定容体积，单位为毫升（mL）；

V_2——比色测定时所移取样品测定液的体积，单位为毫升（mL）；

m_2——样品质量，单位为克（g）；

0.9——葡萄糖换算成葡聚糖的校正系数。

计算结果保留至小数点后2位。

3.4.4.5 注意事项

（1）食用菌中分子量大于1 000的高分子物质在80%乙醇溶液中沉淀，与水溶性单糖和低聚糖分离，粗多糖在硫酸的作用下，水解成单糖，并迅速脱水生成糖醛衍生物，与苯酚缩合成有色化合物，用分光光度法测定样品中粗多糖含量。

（2）苯酚-H_2SO_4溶液可以和多种糖类进行显色反应，常用于总糖的测定。所以测定过程中应注意容器及试剂中其他糖类的干扰。洗涤粗多糖沉淀时，一定要将离心管壁上沾污的其他糖分和糖类化合物用80%乙醇洗净，否则结果会受影响。

（3）苯酚–H_2SO_4溶液和不同类的糖反应，显色的强度略有不同，反映在标准曲线的斜率不同。如果已知样品中糖的结构，应尽量以同类糖的纯品作标准品，或以含有已知浓度的同类产品作对照品进行检测分析；如果样品中糖的类型未知或结构多样，则只能以葡萄糖计或其他糖计报告结果。

3.4.5 果胶含量的测定

以水果及其制品为例介绍果胶含量的测定。

3.4.5.1 原理

用无水乙醇沉淀试样中的果胶，果胶经水解后生成半乳糖醛酸，在硫酸中与咔唑试剂发生缩合反应，生成紫红色化合物，该化合物在525nm处有最大吸收，其吸收值与果胶含量成正比，以半乳糖醛酸为标准物质，标准曲线法定量。

3.4.5.2 试剂

（1）无水乙醇（C_2H_6O）。

（2）硫酸（H_2SO_4，优级纯）。

（3）咔唑（$C_{12}H_9N$）。

（4）67%乙醇溶液。无水乙醇+水=2+1。

（5）pH值0.5的硫酸溶液。用硫酸调节水的pH值至0.5。

（6）40g/L氢氧化钠溶液。称取4.0g氢氧化钠，用水溶解并定容至100mL。

（7）1g/L咔唑乙醇溶液。称取0.100 0g咔唑，用无水乙醇溶解并定容至100mL。做空白试验检测，即1mL水、0.25mL咔唑乙醇溶液和5mL硫酸混合后应清澈、透明、无色。

（8）半乳糖醛酸标准储备液。准确称取无水半乳糖醛酸0.100 0g，用少量水溶解，加入0.5mL氢氧化钠溶液，定容至100mL，混匀。此溶液中半乳糖醛酸质量浓度为1 000mg/L。

（9）半乳糖醛酸标准使用液。分别吸取0.0mL、1.0mL、2.0mL、3.0mL、4.0mL、5.0mL半乳糖醛酸标准储备液于50mL容量瓶中，定容，溶液质量浓度分别为0.0mg/L、20.0mg/L、40.0mg/L60.0mg/L、80.0mg/L、100.0mg/L。

3.4.5.3 分析步骤

（1）试样制备。果酱及果汁类制品将样品搅拌均匀即可。新鲜水果，取水果样品的可食部分，用自来水和去离子水依次清洗后，用干净纱布轻轻擦去其表面水分。苹果、桃等个体较大的样品采用对角线分割法，取对角可食部分，将其切碎，充分混匀；山楂、葡萄等个体较小的样品可随机取若干个体切碎混匀。用四分法取样或直接放入组织捣碎机中制成匀浆。少汁样品可按一定质量比例加入等量去离子水。将匀浆后的试样冷冻保存。

（2）预处理。称取1.0~5.0g（精确至0.001g）试样于50mL刻度离心管中，加入少量滤纸屑，再加入35mL约75℃的无水乙醇，在85℃水浴中加热10min，充分振荡。冷却，再加无水乙醇使总体积接近50mL，在4 000r/min的条件下离心15min，弃去上清液。在85℃水浴中用乙醇溶液，洗涤沉淀，离心分离，弃去上清液，此步骤反复操作，直至上清液中不再产生糖的穆立虚反应为止（检验方法：取上清液0.5mL注入小试管中，加入5% α-萘酚的乙醇溶液2~3滴，充分混匀，此时溶液稍有白色浑浊，然后使试管轻微倾斜，沿管壁慢慢加入1mL硫酸，若在两液层的界面不产生紫红色色环，则证明不含有糖分），保留沉淀A。同时做试剂空白试验。

（3）果胶提取液的制备。酸提取方式：将上述制备出的沉淀A，用pH值0.5的硫酸溶液全部洗入三角瓶中，混匀，在85℃水浴中加热60min，期间应不时摇荡冷却后移入100mL容量瓶中，用pH值0.5的硫酸溶液定容，过滤保留滤液B供测定用。碱提取方式：对于香蕉等淀粉含量高的样品宜采用碱提取方式。将上述制备出的沉淀A，用水全部洗入100mL容量瓶中，加入5mL氢氧化钠溶液，定容，混匀。至少放置15min，期间应不时摇荡。过滤，保留滤液C供测定用。

（4）标准曲线的绘制。吸取0.0mg/L、20.0mg/L、40.0mg/L、60.0mg/L、80.0mg/L、100.0mg/L半乳糖醛酸标准使用溶液各1.0mL于25mL玻璃试管中，分别加入0.25mL咔唑乙醇溶液，产生白色絮状沉淀，不断摇动试管，再快速加入5.0mL硫酸，摇匀。立刻将试管放入85℃水浴振荡器内水浴20min，取出后放入冷水中迅速冷却。在1.5h的时间内，用分光光度计在波长525mm处测定标准溶液的吸光度，以半乳糖醛酸浓度为横坐标，吸光度值为纵坐标，绘制标准曲线。

（5）样品的测定。吸取1.0mL滤液B或滤液C于25mL玻璃试管中，加入0.25mL咔唑乙醇溶液，同标准溶液显色方法进行显色，在1.5h的时间内，用分光光度计在波长525nm处测定其吸光度，根据标准曲线计算出滤液B或滤液C中果胶含量，以半乳糖醛酸计。按上述方法同时做空白试验，用空白调零。如果吸光度超过100mg/L半乳糖醛酸的吸光度时，将滤液B或滤液C稀释后重新测定。

3.4.5.4　结果计算

样品中果胶含量以半乳糖醛酸质量分数ω计，单位为克每千克（g/kg），按式（3-17）进行计算。

$$\omega = \frac{\rho \times V}{m \times 1\,000} \qquad (3\text{-}17)$$

式中：

ρ——滤液B或滤液C中半乳糖醛酸质量浓度，单位为毫克每升（mg/L）；

V——果胶沉淀A定容体积，单位为毫升（mL）；

m——试样质量，单位为克（g）。

计算结果保留3位有效数字。

3.5　实例分析

3.5.1　直接滴定法

西藏大学理学院的马红梅、卢昌金（2017）采用直接滴定法测定了西藏野生蜂蜜中还原糖的含量。

3.5.1.1　材料

采集来自西藏自治区的林芝、山南、昌都3个地区的野生蜂蜜。

3.5.1.2　试验方法及步骤

（1）样品处理。分别称取3个地区野生蜂蜜样品各5g，置于小烧杯中，加水40mL溶解（微热40℃），待冷却后再加水定容至1 000mL，即为待测样品溶液。

（2）碱性酒石酸铜溶液的标定（计算还原糖因数f）。分别吸取碱性酒石酸铜甲、乙液各5.0mL，置150mL三角瓶中，加10mL水，加数粒玻璃珠，预先加入8～9mL葡萄糖标准溶液，置于电炉上加热至沸（一般控制在2min内沸腾），趁热以每秒1滴的速度继续滴加葡萄糖标准溶液，直至溶液蓝色刚好褪去，即为滴定终点，记录消耗葡萄糖标准溶液的总体积。重复试验3次，取平均值，计算每10mL碱性酒石酸铜溶液相当于葡萄糖的质量（mg），即还原糖因数f。

（3）样品溶液预滴定。方法同（2），只是不预先加葡萄糖标准溶液，待碱性酒石酸铜甲、乙液沸腾后，趁热从滴定管中滴加待测试样，最终记录待测样品溶液消耗体积。

（4）样品溶液测定（精密滴定）。方法同（2），只是需要在3瓶中预先加入比预滴定测定体积少1～2mL（视还原糖含量多少而定）的样品溶液，沸腾后趁沸滴定，最终记录样品溶液消耗体积，同法平行操作3次，得出平均消耗体积。

（5）测定结果及分析。经测定，上述3地区野生蜂蜜中还原糖含量以林芝蜂蜜为最高，达75%，昌都野生蜂蜜中还原糖含量次之，为68%，山南野生蜂蜜中还原糖含量最低，为64%，但均符合国家标准要求。

3.5.2 高效液相色谱法

王勇等（2019）采用高效液相色谱串联蒸发光散射检测器，测定梨中单双糖含量。

3.5.2.1 材料

黄金梨（新疆产）、皇冠梨（河北产）、雪花梨（河北产）均购于长春市共和果品超市；果糖、葡萄糖和蔗糖购自上海国药化学试剂公司，甲醇为色谱纯试剂，购自美国热电飞世尔科学有限公司；二次蒸馏水为自制；其他均为国产分析纯试剂。

3.5.2.2 定性用对照品溶液的配制

分别称取1.25g果糖、葡萄糖和蔗糖对照品，置于50mL容量瓶中，用蒸馏水定容至刻度线，摇匀。以0.45μm孔径的微孔滤膜过滤（聚醚砜，MEMBRA-NA公司），吸取20μL滤液用于高效液相色谱分析。

3.5.2.3 定量用对照品溶液的配制

分别精密称取果糖、葡萄糖、蔗糖对照品1.00g，置于3个50mL容量瓶中，蒸馏水定容至刻度线摇匀。作为母液备用。将果糖、葡萄糖、蔗糖母液分别按浓度梯度（0.2mg/mL、0.4mg/mL、0.6mg/mL、0.8mg/mL、1.0mg/mL、1.2mg/mL、1.4mg/mL、1.6mg/mL）进行稀释。以0.45μm孔径的微孔滤膜过滤，吸取20μL滤液用于高效液相色谱分析。

3.5.2.4 样品处理及待测溶液的制备

（1）样品的冷冻干燥处理。分别将3个不同品种的梨称重，切成小块，经组织捣碎机（HGB2WTS3，Waring）粉碎5min，将粉碎后的浆均匀倒入玻璃皿成2mm左右的薄层，称重，置于冰箱（Simens，博西华家用电器公司）冷冻层-20℃冷冻1h，再经过真空冷冻干燥机（FDU-2100，日本东京理化株式会社）干燥24h，快速放置于玻璃干燥器中，依次快速称重，快速用研钵磨碎，用保鲜膜封存于玻璃干燥器中备用。

（2）样品的测定。快速称取上述样品粉末0.10g于50mL容量瓶中，加入适量乙腈：水（1:1）混合溶液，在超声波清洗机中（舒美KQ-300VDE，昆山超声仪器公司）70℃，45kHz超声提取0.5h，冷却至室温后，再补充乙腈：水（1:1）定容至刻度线，并摇匀。以0.45μm孔径的微孔滤膜过滤，所得滤液用于高效液相色谱分析。平行试验3次。

3.5.2.5 色谱条件

（1）高效液相色谱仪（Dionex P680 HPLC pump，美国戴安公司）。

（2）ZORBAX Carbohydrate色谱柱（安捷伦4.6mm×150mm，5-Micron，美国）。

（3）流动相。乙腈：水=80：20。

（4）流速。1.0mL/min。

（5）柱温。30℃。

（6）进样体积。20μL。

3.5.2.6 蒸发光散射检测器条件

蒸发光散射检测器（ALLtech 3300 ELSD，美国奥泰公司），漂移管温度为100℃，氮气为辅气（流量：1.8L/min）。

3.5.2.7 统计分析

采用SPSS23.0统计分析软件进行数据处理。数据表示为平均值加减标准差，采用LSD法对黄金梨、皇冠梨和雪花梨的果糖含量、葡萄糖含量和蔗糖含量进行多重比较（$P<0.05$）。

3.5.2.8 结果

试验中果糖、葡萄糖、蔗糖标准曲线的线性范围以及精密度试验均获得了较好的结果，果糖出峰时间最早，在7.549min左右，葡萄糖出峰时间在8.512min左右，蔗糖出峰时间最晚，在12.321min左右，达到了基线分离效果，色谱基线稳定。样品的典型色谱图如图3-3所示。

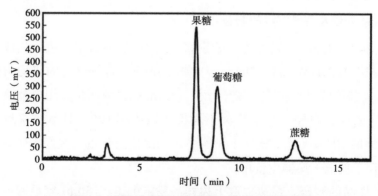

图3-3 样品中果糖、葡萄糖、蔗糖的典型色谱

黄金梨、皇冠梨、雪花梨中均含有大量果糖、葡萄糖、蔗糖。皇冠梨、雪花梨果糖含量最高，分别占梨含量的6.52%和6.82%；其次为葡萄糖，占梨含量的5.08%和4.16%；蔗糖含量最少，占梨含量的3.44%～2.80%。而在黄金梨中葡萄糖含量最多，占梨含量的6.32%；果糖次之，占梨含量的6.32%；蔗糖含量最少，占梨含量的2.13%。3种梨中总糖含量由小到大依次为：雪花梨、皇冠梨、

黄金梨。3种不同品种的梨果糖含量无明显差异，葡萄糖、蔗糖含量有显著差异，这可能是由于梨的品种及其生长地、日照时间、气候条件、人为施肥程度、成熟度等因素造成的。

3.5.3　淀粉的测定——水解法

高秀贤（2011）对粮食中淀粉含量进行了测定。

3.5.3.1　试剂

（1）碱性酒石酸铜（甲液）。称取15g硫酸铜（$CuSO_4 \cdot 5H_2O$）及0.05g亚甲基蓝，溶于水中并稀释至1 000mL。

（2）碱性酒石酸铜（乙液）。称取50g酒石酸钾钠，75g氢氧化钠，溶于水中，再加入4g亚铁氰化钾，完全溶解后，用水稀释至1 000mL，贮存于橡胶塞玻璃瓶内。

（3）葡萄糖标准溶液。准确称取1g（精确至0.000 1g）经过98～100℃干燥2h的纯葡萄糖，加水溶解后加入5mL盐酸，并以水稀释至1 000mL，此溶液每毫升相当于1.0mg葡萄糖。

3.5.3.2　测定步骤

（1）标定碱性酒石酸铜溶液。吸取5.0mL碱性酒石酸铜（甲液）及5.0mL碱性酒石酸铜（乙液），置于150mL锥形瓶中。加水10mL，加入玻璃珠2粒，从滴定管滴加约9mL葡萄糖标准溶液，控制在2min内加热至沸，趁热以每2s 1滴的速度继续滴加葡萄糖标准溶液，直至溶液蓝色刚好褪去为终点，记录消耗葡萄糖标准溶液的总体积。同时平行操作3份，取其平均值，计算每10mL（甲、乙液各5mL）碱性酒石酸铜溶液相当于葡萄糖的质量（mg），也可按上述方法标定4～20mL碱性酒石酸铜溶液（甲、乙液各半）来适应试样中还原糖的浓度变化。

（2）试样溶液预测。吸取5.0mL碱性酒石酸铜（甲液）及5.0mL碱性酒石酸铜（乙液），置于150mL锥形瓶中。加水10mL，加入玻璃珠2粒，控制在2min内加热至沸，保持沸腾以先快后慢的速度，从滴定管中滴加试样溶液，并保持溶液沸腾状态，待溶液颜色变浅时，以每2s 1滴的速度滴定，直至溶液蓝色刚好褪去为终点，记录样液消耗体积。当样液中还原糖浓度过高时，应适当稀释后，再进行正式测定，使每次滴定消耗样液的体积控制在与标定碱性酒石酸铜溶液时所消耗的还原糖标准溶液的体积相近，在10mL左右。当浓度过低时则采取直接加入10mL样品液，免去加水10mL，再用还原糖标准溶液滴定至终点，记录消耗的体积与标定时消耗的还原糖标准溶液体积之差相当于10mL样液中所含还原糖的量。

（3）试样溶液测定。吸取5.0mL碱性酒石酸铜（甲液）及5.0mL碱性酒石酸铜（乙液），置于150mL锥形瓶中。加水10mL，加入玻璃珠2粒，从滴定管滴加比预测体积少1mL的试样溶液至锥形瓶中，使在2min内加热至沸，保持沸腾继续以每2s 1滴速度滴定，直至蓝色刚好褪去为终点，记录样液消耗体积。同法平行操作3份，得出平均消耗体积。

3.5.3.3 注意事项

（1）标定碱性酒石酸铜溶液、试样溶液预测、试样溶液测定，三者滴定操作条件应保持一致。对每一次滴定使用的锥形瓶的规格质量、加热电炉功率（可采用800W电炉）、滴定速度、滴定消耗的大致体积、终点观察方法（液面半边变透明为滴定终点）等都应尽量一致，以减少误差。

（2）样品溶液的测定样品液中还原糖浓度应在0.1%左右，与标准葡萄糖溶液相近，继续滴定至终点的体积应控制在0.5～1.0mL，以保证在1min内完成继续滴定的工作。

（3）加热至沸时间要相同，否则蒸发量不同，反应液的碱度也不同，从而影响反应的速度、反应进行的程度及最终测定的结果。

（4）测定试剂空白中还原糖浓度，采取直接加入10mL空白液，免去加10mL水，再用还原糖标准溶液滴定至终点（先预测）。记录消耗的体积与标定时消耗的还原糖标准溶液的体积之差相当于10mL空白液中所含还原糖的量。

3.5.3.4 结论

直接滴定法测定还原糖，试剂用量少、操作简单、快速，滴定终点明显，但滴定操作条件要严格掌握，才能减小平行试验差值，保证淀粉（折算）测定结果的准确。

3.5.4 粗纤维的测定——酸碱水解—残渣称量法

沈园等（2005）采用酸碱水解—残渣称量法测定了大豆中的粗纤维。

3.5.4.1 材料

CNAL T0186D大豆中营养成分检测能力验证大豆粉A、大豆粉B。

3.5.4.2 试剂

（1）1.25%硫酸。

（2）1.25%氢氧化钠溶液。

（3）石棉。加5%氢氧化钠溶液浸泡石棉在水浴上回流8h以上，再用热水充分洗涤。然后用20%盐酸在沸水浴上回流8h以上，再用热水充分洗涤，干燥。在

600～700℃中灼烧后，加水使其成混悬物贮存于玻塞瓶中。

3.5.4.3 方法

精密称取粉碎后经80目分样筛处理的大豆粉2g，移入500mL烧杯中，加入200mL煮沸的1.25%硫酸，并记录液面，盖上表面皿，置于电炉上1min内沸腾，微沸30min，加沸水保持酸液的体积并经常摇动烧杯，到时取下烧杯，立即用200目30cm²尼龙布折叠成12层过滤，用沸水洗涤至洗液呈中性。移入500mL烧杯中加1.25%氢氧化钠按上述酸法处理，到时取下烧杯，静置分层，用200目12层尼龙布的抽滤管吸取上清液，反复用沸水洗涤至洗液呈中性。移入已干燥称量的G2垂融坩埚或同型号的垂融漏斗中，抽滤，用热水充分洗涤后，抽干。再依次用乙醇和乙醚洗涤一次。将坩埚和内容物在105℃烘箱中烘干后称量，重复操作，直至恒量。

3.5.4.4 结果

CNAL T0186D大豆粉营养成分检测能力验证方案中大豆粉粗纤维成分量参考范围2%～10%，使用200目12层尼龙布过滤改进法测定大豆粉中粗纤维含量在参考范围之中。大豆粉（A）均值相差0.74%，大豆粉（B）均值相差0.57%。

3.5.5 灵芝多糖的测定

孟楠楠等（2019）对山东省灵芝子实体及孢子粉中灵芝多糖进行了测定。

3.5.5.1 材料及仪器

灵芝子实体和破壁孢子粉样品各3个，取自山东省冠县和济南基地，栽培方式为代栽和段木栽培，品种为赤芝；UV-6100紫外分光光度计，上海分析仪器有限公司。

3.5.5.2 标准曲线的制定

分别吸取0mL、0.2mL、0.4mL、0.6mL、0.8mL和1.0mL的标准葡萄糖工作溶液置于20mL具塞玻璃试管中，用蒸馏水补至1.0mL，向试液中加入1.0mL 6%的苯酚溶液，然后快速加入5.0mL硫酸，静置10min，使用旋涡振荡器使反应液充分混合，然后将试管放置于100℃水浴中15min，在490nm处测吸光度。以葡萄糖质量浓度为横坐标，吸光度为纵坐标，制定标准曲线。

3.5.5.3 样品测定液制备

准确称取各样品1.000g，置于50mL具塞试管中，用5mL水浸润样品，缓慢加入20mL无水乙醇，同时使用旋涡振荡器振荡，使其混合均匀，置超声提取器中超声提取30min。提取结束后，以4 000r/min离心10min，弃去上清液。不溶物用10mL 80%的乙醇溶液洗涤、离心。用水将上述不溶物转移至50mL具塞离心管中，加入50mL蒸馏水，在沸水浴中提取2h。冷却至室温，过滤，将上清液转移至100mL容量瓶中，残渣洗涤2～3次，洗涤液转移至容量瓶中，加水定容。此溶液为样品测定液。

3.5.5.4 统计分析

数据采用SPSS、EXCEL分析方法进行方差分析，邓肯氏多重检测确定数据间差异性，每个样品重复测定3次，取平均值。3个样品子实体多糖含量在0.522%～1.411%，孢子粉多糖含量在0.879%～1.182%，其中2017年未喷粉段木栽培的子实体GL-F2多糖含量最高，为1.411%，已喷粉代栽灵芝子实体多糖含量与嫩灵芝多糖含量无显著差异，不同品种孢子粉多糖含量具有显著差异。

4 蛋白质

4.1 概述

4.1.1 蛋白质的概述

4.1.1.1 蛋白质的定义

蛋白质是由氨基酸以"脱水缩合"的方式组成的多肽链经过盘曲折叠形成的具有一定空间结构的物质。蛋白质是构成细胞的基本有机物，是生命活动的主要承担者，没有蛋白质就没有生命。机体所有重要的组成部分都需要有蛋白质的参与。蛋白质占人体重量的16%～20%，即一个60kg重的成年人其体内有蛋白质9.6～12kg。每天的饮食中蛋白质主要存在于瘦肉、蛋类、豆类及鱼类中。

蛋白质的不同在于其氨基酸的种类、数目、排列顺序和肽链空间结构的不同。它是复杂的含氮有机化合物，所含的主要化学元素为C、H、O、N，在某些蛋白质中还含有微量的P、Cu、Fe、I等元素，N是蛋白质区别于其他有机化合物的主要标志。

摄入的蛋白质在体内经过消化被水解成氨基酸经人体吸收后合成所需蛋白质，同时新的蛋白质又在不断代谢与分解，时刻处于动态平衡中。因此，食物蛋白质的质和量、各种氨基酸的比例，关系到人体蛋白质合成的量，尤其是青少年的生长发育、孕产妇的优生优育、老年人的健康长寿，都与膳食中蛋白质的量有着密切的关系。蛋白质又分为完全蛋白质和不完全蛋白质。富含必需氨基酸，品质优良的蛋白质统称完全蛋白质，如奶、蛋、鱼、肉类等属于完全蛋白质，植物中的大豆亦含有完全蛋白质。缺乏必需氨基酸或者含量很少的蛋白质称不完全蛋白质，如谷、麦类、玉米所含的蛋白质和动物皮骨中的明胶等。

测定食品中蛋白质的含量，对于评价食品的营养价值、合理开发利用食品资源、提高食品质量、优化食品配方等均具有重要意义。

4.1.1.2 蛋白质的功能

蛋白质在生物体中有多种功能。

（1）构造功能。蛋白质是一切生命的物质基础，是机体细胞的重要组成部分，是人体组织更新和修补的主要原料，人体的每个组织、毛发、皮肤、肌肉、骨骼、内脏、大脑、血液、神经、内分泌等都是由蛋白质组成，所以蛋白质对人生长发育来说非常重要。

比如大脑发育的特点是一次性完成细胞增殖，人的大脑细胞的增长有两个高峰期，第一个是胎儿3个月的时候，第二个是出生后到1岁，特别是0~6个月的婴儿是大脑细胞猛烈增长的时期，到1岁大脑细胞增殖基本完成，其数量已达成人的9/10，所以0~1岁儿童对蛋白质的摄入要求很有特色，对儿童的智力发展尤为重要。

（2）结构物质。人的身体由百兆亿个细胞组成，细胞可以说是生命的最小单位，它们处于永不停息地衰老、死亡、新生的新陈代谢过程中。例如年轻人的表皮28d更新一次，而胃黏膜2~3d就要全部更新。所以一个人如果蛋白质的摄入、吸收、利用都很好，那么皮肤就是光泽而又富有弹性的。反之，人则经常处于亚健康状态。组织受损后，包括外伤，不能得到及时和高质量的修补，便会加速肌体衰退。

（3）载体的运输。维持肌体正常的新陈代谢和各类物质在体内的输送。载体蛋白对维持人体的正常生命活动是至关重要的。可以在体内运载各种物质，比如血红蛋白——输送氧（红细胞更新速率250万/s）；脂蛋白——输送脂肪；细胞膜上的受体还有转运蛋白等。维持与构成机体内渗透压的平衡是白蛋白；此外，载体蛋白还可维持体液的酸碱平衡，构成神经递质乙酰胆碱、五羟色氨等物质；维持神经系统的正常功能——味觉、视觉和记忆。

（4）免疫和防御功能。生物体为了维持自身的生存，拥有多种类型的防御手段，其中不少是靠蛋白质来执行的，有白细胞、淋巴细胞、巨噬细胞、抗体（免疫球蛋白）、补体、干扰素等，7d更新一次。抗体是一类高度专一的蛋白质，它能识别和结合侵入生物体的外来物质，如异体蛋白质、病毒和细菌等。

（5）催化功能。有催化功能的蛋白质称为酶，生物体新陈代谢的全部生物化学反应都是由酶催化来完成的。我们的身体有数千种酶，每一种只能参与一种生化反应。人体细胞里每分钟要进行100多次生化反应。酶有促进食物的消化、吸收、利用的作用，相应的酶充足，反应就会顺利、快捷的进行，人体就不易生病，否则反应就变慢或者被阻断。

（6）调节功能。在维持生物体正常的生命活动中，代谢机能的调节，生长发育和分化的控制，生殖机能的调节以及物种的延续等各种过程中，多肽和蛋白质激素起着极为重要的作用。此外，还有接受和传递调节信息的蛋白质，如各种激素的受体蛋白等。

（7）运动功能。从最低等的细菌鞭毛运动到高等动物的肌肉收缩都是通过蛋白质实现的。肌肉的松弛与收缩主要是由以肌球蛋白为主要成分的粗丝以及以肌动蛋白为主要成分的细丝相互滑动来完成的。

（8）运输功能。在生命活动过程中，许多小分子及离子的运输是由各种专一的蛋白质来完成的。例如在血液中血浆白蛋白运送小分子、红细胞中的血红蛋白运送氧气和二氧化碳等。

（9）机械支持和保护功能。高等动物具有机械支持功能的组织如骨、结缔组织以及具有覆盖保护功能的毛发、皮肤、指甲等组织主要是由胶原蛋白、角蛋白、弹性蛋白等组成。

（10）发展。蛋白质作为生命活动中起重要作用的生物大分子，与一切揭开生命奥秘的重大研究课题都有密切的关系。蛋白质是人类和其他动物的主要食物成分，高蛋白膳食是人民生活水平提高的重要标志之一。许多纯的蛋白质制剂也是有效的药物，例如胰岛素、人丙种球蛋白和一些酶制剂等。在临床检验方面，测定有关酶的活力和某些蛋白质的变化可以作为一些疾病临床诊断的指标，例如乳酸脱氢酶同工酶的鉴定可以用作心肌梗死的指标，甲胎蛋白的升高可以作为早期肝癌病变的指标等。在工业生产中，某些蛋白质是食品工业及轻工业的重要原料，如羊毛和蚕丝都是蛋白质，皮革是经过处理的胶原蛋白。在制革、制药、缫丝等工业部门应用各种酶制剂后，可以提高生产效率和产品质量。蛋白质在农业、畜牧业、水产养殖业方面的重要性，也是显而易见的。

4.1.1.3　蛋白质系数

不同的蛋白质其氨基酸构成比例及方式不同，故各种不同的蛋白质其含氮量也不同，一般蛋白质含氮量为16%，即一份氮素相当于6.25份蛋白质，此数值（6.25）称为蛋白质系数。

不同种类食品的蛋白质系数有所不同，如玉米、荞麦、青豆、鸡蛋等为6.25，花生为5.46，大米为5.95，大豆及其制品为5.71，小麦粉为5.70，牛乳及其制品为6.38。

4.1.1.4 蛋白质的检验方法

一类是利用蛋白质的共性，即含氮量、肽链和折射率测定蛋白质含量，如凯氏定氮法、双缩脲法。

另一类是利用蛋白质中特定氨基酸残基、酸、碱性基团和芳香基团测定蛋白质含量。紫外分光光度法、考马斯亮蓝法、福林—酚试剂法。

但是食品种类很多，食品中蛋白质含量又不同，特别是其他成分，如碳水化合物、脂肪和维生素的干扰成分很多，因此蛋白质的测定通常利用经典的凯氏定氮法。

4.1.1.5 常见食品中的蛋白质含量

牛肉：20g/100g，猪肉：9.5g/100g，兔肉：21g/100g，鸡肉：20g/100g，大豆：40g/100g，米：8.5g/100g，面粉：10g/100g，菠菜：2.4g/100g，苹果：0.4g/100g。

4.1.2 氨基酸的概述

4.1.2.1 氨基酸的定义

食物中的蛋白质必须经过胃肠道消化，分解成氨基酸才能被人体吸收利用，人体对蛋白质的需要实际就是对氨基酸的需要。吸收后的氨基酸只有在数量和种类上都能满足人体需要，身体才能利用它们合成自身的蛋白质。

氨基酸是组成蛋白质的基本单位，氨基酸通过脱水缩合连成肽链。营养学上将氨基酸分为必需氨基酸和非必需氨基酸两类。

必需氨基酸指的是人体自身不能合成或合成速度不能满足人体需要，必须从食物中摄取的氨基酸。对成人来说，这类氨基酸有8种，包括赖氨酸、蛋氨酸、亮氨酸、异亮氨酸、苏氨酸、缬氨酸、色氨酸、苯丙氨酸。对婴儿来说，有9种，多一种组氨酸。

非必需氨基酸并不是说人体不需要这些氨基酸，而是说人体可以自身合成或由其他氨基酸转化而得到，不一定非从食物直接摄取不可。这类氨基酸包括甘氨酸、丙氨酸、丝氨酸、天冬氨酸、谷氨酸（及其胺）、脯氨酸、精氨酸、组氨酸、酪氨酸、胱氨酸。有些非必需氨基酸如胱氨酸和酪氨酸如果供给充裕还可以节省必需氨基酸中蛋氨酸和苯丙氨酸的需要量。

4.1.2.2 氨基酸的功能

（1）生理调节。蛋白质在食物营养中的作用是显而易见的，但它在人体内并不能直接被利用，而是通过变成氨基酸小分子后被利用的。即它在人体的胃肠道内并不能直接被人体所吸收，而是在胃肠道中经过多种消化酶的作用，将高分子蛋白质分解为低分子的多肽或氨基酸后，在小肠内被吸收，沿着肝门静脉进入肝脏。一部分氨基酸在肝脏内进行分解或合成蛋白质；另一部分氨基酸继续随血液分布到各个组织器官，任其选用，合成各种特异性的组织蛋白质。因此，食物蛋白质经消化分解为氨基酸后被人体所吸收，抗体利用这些氨基酸再合成自身的蛋白质。人体对蛋白质的需要实际上是对氨基酸的需要。

氨基酸分解代谢所产生的a-酮酸，随着不同特性，遵循糖或脂的代谢途径进行代谢。α-酮酸可再合成新的氨基酸，或转变为糖或脂肪，或进入三羧酸循环氧化分解成CO_2和H_2O，并放出能量。

下面列举几种氨基酸的功能。

赖氨酸：促进大脑发育，是肝及胆的组成成分，能促进脂肪代谢，调节松果腺、乳腺、黄体及卵巢，防止细胞退化。

色氨酸：促进胃液及胰液的产生。

苯丙氨酸：参与消除肾及膀胱功能的损耗。

蛋氨酸（甲硫氨酸）：参与组成血红蛋白、组织与血清，有促进脾脏、胰脏及淋巴的功能。

苏氨酸：有转变某些氨基酸达到平衡的功能。

异亮氨酸：参与胸腺、脾脏及脑下腺的调节以及代谢；脑下腺属总指挥作用于甲状腺和性腺。

亮氨酸：平衡异亮氨酸。

缬氨酸：作用于黄体、乳腺及卵巢。

精氨酸：精氨酸与脱氧胆酸制成的复合制剂（明诺芬）是主治梅毒、病毒性黄疸等病的有效药物。

组氨酸：可作为生化试剂和药剂，还可用于治疗心脏病、贫血、风湿性关节炎等的药物。

（2）医疗作用。氨基酸在医药上主要用来制备复方氨基酸输液，也用作治疗药物和合成多肽药物。用作药物的氨基酸有一百几十种，其中包括构成蛋白质的氨基酸20种和构成非蛋白质的氨基酸100多种。

由多种氨基酸组成的复方制剂在现代静脉营养输液以及"要素饮食"疗法中占有非常重要的地位，对维持危重病人的营养，抢救患者生命起积极作用，成为现代医疗中不可少的医药品种之一。

谷氨酸、精氨酸、天门冬氨酸、胱氨酸、L-多巴等氨基酸单独作用治疗一些疾病，主要用于治疗肝病疾病、消化道疾病、脑病、心血管病、呼吸道疾病以及用于提高肌肉活力、儿科营养和解毒等。

（3）物质基础。正如恩格斯所说："蛋白质是生命的物质基础，生命是蛋白质存在的一种形式。"如果人体内缺少蛋白质，轻者体质下降，发育迟缓，抵抗力减弱，贫血乏力，重者形成水肿，甚至危及生命。一旦失去了蛋白质，生命也就不复存在，故有人称蛋白质为"生命的载体"。可以说，它是生命的第一要素。

蛋白质的基本单位是氨基酸。如果人体缺乏任何一种必需氨基酸，就可导致生理功能异常，影响机体代谢的正常进行，最后导致疾病。即使缺乏某些非必需氨基酸，也会产生机体代谢障碍。精氨酸和瓜氨酸对形成尿素十分重要；胱氨酸摄入不足就会引起胰岛素减少，血糖升高。创伤后胱氨酸和精氨酸的需要量大增，如缺乏，即使热能充足仍不能顺利合成蛋白质。

4.1.2.3 氨基酸的检验方法

目前对于氨基酸的检验方法主要是参考GB 5009.124—2016食品中氨基酸的测定，利用食品中的蛋白质经盐酸水解成为游离氨基酸，经离子交换柱分离后，与茚三酮溶液产生颜色反应的原理，再通过可见光分光光度检测器测定氨基酸含量。适用于食品中酸水解氨基酸的测定，包括天冬氨酸、苏氨酸、丝氨酸、谷氨酸、脯氨酸、甘氨酸、丙氨酸、缬氨酸、蛋氨酸、异亮氨酸、亮氨酸、酪氨酸、苯丙氨酸、组氨酸、赖氨酸和精氨酸共16种氨基酸。

4.2 总蛋白的测定

凯氏定氮法和分光光度法适用于各种食品中蛋白质的测定，适用于蛋白质含量在10g/100g以上的粮食、豆类奶粉、米粉、蛋白质粉等固体试样的测定。不适用于添加无机含氮物质、有机非蛋白质含氮物质食品的测定。

4.2.1 凯氏定氮法

4.2.1.1 原理

食品中的蛋白质在催化加热条件下被分解，产生的氨与硫酸结合生成硫酸铵。碱化蒸馏使氨游离，用硼酸吸收后以硫酸或盐酸标准滴定溶液滴定，根据酸的消耗量计算氮含量，再乘以换算系数，即为蛋白质的含量。

4.2.1.2 试剂和材料

（1）试剂。除非另有说明，本方法所用试剂均为分析纯，水为GB/T 6682规定的三级水。

①硫酸铜（$CuSO_4 \cdot 5H_2O$）。

②硫酸钾（K_2SO_4）。

③硫酸（H_2SO_4）。

④硼酸（H_3BO_3）。

⑤甲基红指示剂（$C_{15}H_{15}N_3O_2$）。

⑥溴甲酚绿指示剂（$C_{21}H_{14}Br_4O_5S$）。

⑦亚甲基蓝指示剂（$C_{16}H_{18}ClN_3S \cdot 3H_2O$）。

⑧氢氧化钠（$NaOH$）。

⑨95%乙醇（C_2H_5OH）。

（2）试剂配制。

①硼酸溶液（20g/L）。称取20g硼酸，加水溶解后稀释至1 000mL。

②氢氧化钠溶液（400g/L）。称取40g氢氧化钠加水溶解后，放冷，并稀释至100mL。

③硫酸标准滴定溶液[$c\left(\frac{1}{2}H_2SO_4\right)$]0.050 0mol/L或盐酸标准滴定溶液[$c(HCl)$]0.050 0mol/L。

④甲基红乙醇溶液（1g/L）。称取0.1g甲基红，溶于95%乙醇，用95%乙醇稀释至100mL。

⑤亚甲基蓝乙醇溶液（1g/L）。称取0.1g亚甲基蓝，溶于95%乙醇，用95%乙醇稀释至100mL。

⑥溴甲酚绿乙醇溶液（1g/L）。称取0.1g溴甲酚绿，溶于95%乙醇，用95%乙醇稀释至100mL。

⑦A混合指示液。2份甲基红乙醇溶液与1份亚甲基蓝乙醇溶液临用时混合。

⑧B混合指示液。1份甲基红乙醇溶液与5份溴甲酚绿乙醇溶液临用时混合。

4.2.1.3 仪器和设备

（1）天平。感量为1mg。

（2）定氮蒸馏装置。

（3）自动凯氏定氮仪。

4.2.1.4 分析步骤

（1）凯氏定氮法。

①试样处理。称取充分混匀的固体试样0.2～2g、半固体试样2～5g或液体试样10～25g（相当于30～40mg氮），精确至0.001g，移入干燥的100mL、250mL或500mL定氮瓶中，加入0.4g硫酸铜、6g硫酸钾及20mL硫酸，轻摇后于瓶口放一小漏斗，将瓶以45°角斜支于有小孔的石棉网上。小心加热，待内容物全部炭

化，泡沫完全停止后，加强火力，并保持瓶内液体微沸，至液体呈蓝绿色并澄清透明后，再继续加热0.5～1h。取下放冷，小心加入20mL水，放冷后，移入100mL容量瓶中，并用少量水洗定氮瓶，洗液并入容量瓶中，再加水至刻度，混匀备用。同时做试剂空白试验。

②测定。装好定氮蒸馏装置，向水蒸气发生器内装水至2/3处，加入数粒玻璃珠，加甲基红乙醇溶液数滴及数毫升硫酸，以保持水呈酸性，加热煮沸水蒸气发生器内的水并保持沸腾。

③向接受瓶内加入10mL硼酸溶液及1～2滴A混合指示剂或B混合指示剂，并使冷凝管的下端插入液面下，根据试样中氮含量，准确吸取2～10mL试样处理液由小玻杯注入反应室，以10mL水洗涤小玻杯并使之流入反应室内，随后塞进棒状玻塞。将10mL氢氧化钠倒入小玻杯，提起玻塞使其缓缓流入反应室，立即将玻塞盖紧，并水封。夹紧螺旋夹，开始蒸馏。蒸馏10min后移动蒸馏液接收瓶，液面离开冷凝管下端，再蒸馏1min。然后用少量水冲洗冷凝管下端外部，取下蒸馏液接收瓶。尽快以硫酸或盐酸标准滴定溶液滴定至终点，如用A混合指示液，终点颜色为灰蓝色；如用B混合指示液，终点颜色为浅灰红色。同时做试剂空白试验。

（2）自动凯氏定氮仪法。称取充分混匀的固体试样0.2～2g、半固体试样2～5g或液体试样10～25g（相当于30～40mg氮），精确至0.001g，至消化管中，再加入0.4g硫酸铜、6g硫酸钾及20mL硫酸于消化炉进行消化。当消化炉温度达到420℃之后，继续消化1h，此时消化管中的液体呈绿色透明状，取出冷却后加入50mL水，于自动凯氏定氮仪（使用前加入氢氧化钠溶液，盐酸或硫酸标准溶液以及含有混合指示剂A或B的硼酸溶液）上实现自动加液、蒸馏、滴定和记录滴定数据的过程。

4.2.1.5 分析结果的表述

试样中蛋白质的含量按式（4-1）计算。

$$X = \frac{(V_1 - V_2) \times c \times 0.014\,0}{m \times V_3 / 100} \times F \times 100 \qquad (4-1)$$

式中：

X——试样中蛋白质的含量，单位为克每百克（g/100g）；

V_1——试液消耗硫酸或盐酸标准滴定液的体积，单位为毫升（mL）；

V_2——试剂空白消耗硫酸或盐酸标准滴定液的体积，单位为毫升（mL）；

c——硫酸或盐酸标准滴定溶液浓度，单位为摩尔每升（mol/L）；

0.014 0——1.0mL硫酸[$c(\frac{1}{2}H_2SO_4)$=1.000mol/L]或盐酸[$c(HCl)$=1.000mol/L]标准滴定溶液相当的氮的质量，单位为克（g）；

m——试样的质量，单位为克（g）；

V_3——吸收消化液的体积，单位为毫升（mL）；

F——氮换算为蛋白质的系数，各种食品中氮转换系数；

100——换算系数。

蛋白质含量≥1g/100g时，结果保留3位有效数字；蛋白质含量<1g/100g时，结果保留2位有效数字。

注：当只检测氮含量时，不需要乘蛋白质换算系数F。

4.2.1.6 精密度

在重复条件下获得的两次独立测定结果的绝对差值不得超过算术平均值的10%。

4.2.2 分光光度法

4.2.2.1 原理

食品中的蛋白质在催化加热条件下被分解，分解产生的氨与硫酸结合生成硫酸铵，在pH值4.8的乙酸钠-乙酸缓冲溶液中与乙酰丙酮和甲醛反应生成黄色的3,5-二乙酰-2,6-二甲基-1,4-二氢化吡啶化合物。在波长400nm下测定吸光度值，与标准系列比较定量，结果乘以换算系数，即为蛋白质含量。

4.2.2.2 试剂和材料

（1）试剂。除非另有说明，本方法所用试剂均为分析纯，水为GB/T 6682规定的三级水。

①硫酸铜（$CuSO_4 \cdot 5H_2O$）。

②硫酸钾（K_2SO_4）。

③硫酸（H_2SO_4）。优级纯。

④氢氧化钠（$NaOH$）。

⑤对硝基苯酚（$C_6H_5NO_3$）。

⑥乙酸钠（$CH_3COONa \cdot 3H_2O$）。

⑦无水乙酸钠（CH_3COONa）。

⑧乙酸（CH_3COOH）。优级纯。

⑨37%甲醛（$HCHO$）。

⑩乙酰丙酮（$C_5H_8O_2$）。

（2）试剂配制。

①氢氧化钠溶液（300g/L）。称取30g氢氧化钠加水溶解后，放冷，并稀释至100mL。

②对硝基苯酚指示剂溶液（1g/L）。称取0.1g对硝基苯酚指示剂溶于20mL 95%乙醇中，加水稀释至100mL。

③乙酸溶液（1mol/L）。量取5.8mL乙酸，加水稀释至100mL。

④乙酸钠溶液（1mol/L）。称取41g无水乙酸钠或68g乙酸钠，加水溶解稀释至500mL。

⑤乙酸钠-乙酸缓冲溶液。量取60mL乙酸钠溶液与40mL乙酸溶液混合，该溶液pH值4.8。

⑥显色剂。15mL甲醛与7.8mL乙酰丙酮混合，加水稀释至100mL，剧烈振摇混匀（室温下放置稳定3d）。

⑦氨氮标准储备溶液（以氮计）（1.0g/L）。称取105℃干燥2h的硫酸铵0.472 0g加水溶解后移于100mL容量瓶中，并稀释至刻度，混匀，此溶液每毫升相当于1.0mg氮。

⑧氨氮标准使用溶液（0.1g/L）。用移液管吸取10.0mL氨氮标准储备液于100mL容量瓶内，加水定容至刻度，混匀，此溶液每毫升相当于0.1mg氮。

4.2.2.3 仪器和设备

（1）分光光度计。

（2）电热恒温水浴锅。（100±0.5）℃。

（3）10mL具塞玻璃比色管。

（4）天平。感量为1mg。

4.2.2.4 分析步骤

（1）试样消解。称取充分混匀的固体试样0.1~0.5g（精确至0.001g）、半固体试样0.2~1g（精确至0.001g）或液体试样1~5g（精确至0.001g），移入干燥的100mL或250mL定氮瓶中，加入0.1g硫酸铜、1g硫酸钾及5mL硫酸，摇匀后于瓶口放一小漏斗，将定氮瓶以45°角斜支于有小孔的石棉网上。缓慢加热，待内容物全部碳化，泡沫完全停止后，加强火力，并保持瓶内液体微沸，至液体呈蓝绿色澄清透明后，再继续加热0.5h。取下放冷，慢慢加入20mL水，放冷后移入50mL或100mL容量瓶中，并用少量水洗定氮瓶，洗液并入容量瓶中，再加水至刻度，混匀备用。按同一方法做试剂空白试验。

（2）试样溶液的制备。吸取2~5mL试样或试剂空白消化液于50mL或100mL容量瓶内，加1~2滴对硝基苯酚指示剂溶液，摇匀后滴加氢氧化钠溶液中和至黄色，再滴加乙酸溶液至溶液无色，用水稀释至刻度，混匀。

（3）标准曲线的绘制。吸取0.00mL、0.05mL、0.10mL、0.20mL、0.40mL、0.60mL、0.80mL和1.00mL氨氮标准适用溶液（相当于0.00μg、5.00μg、10.0μg、20.0μg、40.0μg、60.0μg、80.0μg和100.0μg氮），分别置于10mL比色管中。加4.0mL乙酸钠-乙酸缓冲溶液及4.0mL显色剂，加水稀释至刻度，混匀。置于100℃水浴中加热15min。取出用水冷却至室温后，移入1cm比色杯内，以零管为参比，于波长400nm处测量吸光度值，根据标准各点吸光度值绘制标准曲线或计算线性回归方程。

（4）试样测定。吸取0.50~2.00mL（相当于氮<100μg）试样溶液和同量的试剂空白溶液，分别于10mL比色管中。加4.0mL乙酸钠-乙酸缓冲溶液及4.0mL显色剂，加水稀释至刻度，混匀。置于100℃水浴中加热15min。取出用水冷却至室温后，移入1cm比色杯内，以零管为参比，于波长400nm处测量吸光度值，试样吸光度值与标准曲线比较定量或代入线性回归方程求出含量。

4.2.2.5 分析结果的表述

试样中蛋白质的含量按式（4-2）计算。

$$X = \frac{(C - C_0) \times V_1 \times V_3}{m \times V_2 \times V_4 \times 1\,000 \times 1\,000} \times 100 \times F \qquad (4-2)$$

式中：

X——试样中蛋白质的含量，单位为克每百克（g/100g）；

C——试样测定液中氮的含量，单位为微克（μg）；

C_0——试剂空白测定液中氮的含量，单位为微克（μg）；

V_1——试样消化液定容体积，单位为毫升（mL）；

V_3——试样溶液总体积，单位为毫升（mL）；

m——试样质量，单位为克（g）；

V_2——制备试样溶液的消化液体积，单位为毫升（mL）；

V_4——测定用试样溶液体积，单位为毫升（mL）；

1 000——换算系数；

100——换算系数；

F——氮换算为蛋白质的系数。

蛋白质含量≥1g/100g时，结果保留3位有效数字；蛋白质含量<1g/100g时，结果保留2位有效数字。

4.2.2.6 精密度

在重复性条件下获得的两次独立测定结果的绝对差值不得超过算术平均值的10%。

4.2.3 燃烧法

4.2.3.1 原理

试样在900～1 200℃高温下燃烧，燃烧过程中产生混合气体，其他的碳、硫等干扰气体和盐类被吸收管吸收，氮氧化物被全部还原为氮气，形成的氮气气流通过热导检测器（TCD）进行检测。

4.2.3.2 仪器和设备

（1）氮、蛋白质分析仪。

（2）天平。感量为0.1mg。

4.2.3.3 分析步骤

按照仪器说明书要求称取0.1～1.0g充分混匀的试样（精确至0.000 1g），用锡箔纸包裹后置于样品盘上。试样进入燃烧反应炉（900～1 200℃）后，在高纯氧（≥99.99%）中充分燃烧。燃烧炉中产物（NO_x）被载气二氧化碳或氦气运送至还原炉（800℃）中，经还原生产氮气后检测其含量。

4.2.3.4 分析结果的表述

试样中蛋白质的含量按式（4-3）计算。

$$X=C \times F \tag{4-3}$$

式中：

X——试样中蛋白质的含量，单位为克每百克（g/100g）；

C——试样中氮的含量，单位为克每百克（g/100g）；

F——氮换算为蛋白质的系数。

结果保留3位有效数字。

4.2.3.5 精密度

在重复性条件下获得两次独立测定结果的绝对差值不得超过算术平均值的10%。

4.3 氨基酸的测定

4.3.1 原理

食品中的蛋白质经盐酸水解成为游离氨基酸，经离子交换柱分离后，与茚三酮溶液产生颜色反应，再通过可见光分光光度检测器测定氨基酸含量。

4.3.2　试剂和材料

除非另有说明，本方法所用试剂均为分析纯，水为GB/T 6682中规定的一级水。

4.3.2.1　试剂

（1）盐酸（HCl）。浓度≥36%，优级纯。

（2）苯酚（C_6H_6OH）。

（3）氮气。纯度99.9%。

（4）柠檬酸钠（$Na_3C_6H_5O_7 \cdot 2H_2O$）。优级纯。

（5）氢氧化钠（NaOH）。优级纯。

4.3.2.2　试剂配制

（1）盐酸溶液（6mol/L）。取500mL盐酸加水稀释至1 000mL，混匀。

（2）冷冻剂。市售食盐与冰块按质量1∶3混合。

（3）氢氧化钠溶液（500g/L）。称取50g氢氧化钠，溶于50mL水中，冷却至室温后，用水稀释至100mL，混匀。

（4）柠檬酸钠缓冲溶液[c（Na^+）=0.2mol/L]。称取19.6g柠檬酸钠加入500mL水溶解，加入16.5mL盐酸，用水稀释至1 000mL，混匀，用6mol/L盐酸溶液或500g/L氢氧化钠溶液调节pH值至2.2。

（5）不同pH值和离子强度的洗脱用缓冲溶液。参照仪器说明书配制或购买。

（6）茚三酮溶液。参照仪器说明书配制或购买。

4.3.2.3　标准品

（1）混合氨基酸标准溶液。经国家认证并授予标准物质证书的标准溶液。

（2）16种单个氨基酸标准品。固体，纯度≥98%。

4.3.2.4　标准溶液配制

（1）混合氨基酸标准储备液（1μmol/mL）。分别准确称取单个氨基酸标准品（精确至0.000 01g）于同一50mL烧杯中，用8.3mL 6mol/L盐酸溶液溶解，精确转移至250mL容量瓶中，用水稀释定容至刻度，混匀。

（2）混合氨基酸标准工作液（100nmol/L）。准确吸取混合氨基酸标准储备液1.0mL于10mL容量瓶中，加pH值2.2柠檬酸钠缓冲溶液定容至刻度，混匀，为标准上机液。

4.3.3 仪器和设备

（1）实验室用组织粉碎机或研磨机。

（2）匀浆机。

（3）分析天平。感量分别为0.000 1g和0.000 01g。

（4）水解管。耐压螺盖玻璃试管或安瓿瓶，体积为20～30mL。

（5）真空泵。排气量≥40L/min。

（6）酒精喷灯。

（7）电热鼓风恒温箱或水解炉。

（8）试管浓缩仪或平行蒸发仪（附带配套15～25mL试管）。

（9）氨基酸分析仪。茚三酮柱后衍生离子交换色谱仪。

4.3.4 分析步骤

4.3.4.1 试样制备

固体或半固体试样使用组织粉碎机或研磨机粉碎，液体试样用匀浆机打成匀浆密封冷冻保存，分析用时将其解冻后使用。

4.3.4.2 试样称量

均匀性好的样品，如奶粉等，准确称取一定量试样（精确至0.000 1g），使试样中蛋白质含量在10～20mg范围内。对于蛋白质含量未知的样品，可先测定样品中蛋白质含量。将称量好的样品置于水解管中。

很难获得高均匀性的试样，如鲜肉等，为减少误差可适当增大称样量，测定前再做稀释。

对于蛋白质含量低的样品，如蔬菜、水果、饮料和淀粉类食品等，固体或半固体试样称样量不大于2g，液体试样称样量不大于5g。

4.3.4.3 试样水解

根据试样的蛋白质含量，在水解管内加10～15mL 6mol/L盐酸溶液。对于含水量高、蛋白质含量低的试样，如饮料、水果、蔬菜等，可先加入约相同体积的盐酸混匀后，再用6mol/L盐酸溶液补充至大约10mL。继续向水解管内加入苯酚3～4滴。

将水解管放入冷冻剂中，冷冻3～5min，接到真空泵的抽气管上，抽真空（接近0Pa），然后充入氮气，重复抽真空—充入氮气3次后，在充氮气状态下封口或拧紧螺丝盖。

将已封口的水解管放在（110±1）℃的电热鼓风恒温箱或水解炉内，水解

22h后，取出，冷却至室温。

打开水解管，将水解液过滤至50mL容量瓶内，用少量水多次冲洗水解管，水洗液移入同一50mL容量瓶内，最后用水定容至刻度，振荡混匀。

准确吸取1.0mL滤液移入15mL或25mL试管内，用试管浓缩仪或平行蒸发仪在40～50℃加热环境下减压干燥，干燥后残留物用1～2mL水溶解，再减压干燥，最后蒸干。

用1.0～2.0mL pH值2.2柠檬酸钠缓冲溶液加入干燥后试管内溶解，振荡混匀后，吸取溶液通过0.22μm滤膜后，转移至仪器进样瓶，为样品测定液，供仪器测定用。

4.3.4.4 测定

（1）仪器条件。使用混合氨基酸标准工作液注入氨基酸自动分析仪，参照JJG 1064—2011氨基酸分析仪检定规程及仪器说明书，适当调整仪器操作程序及参数和洗脱用缓冲溶液试剂配比，确认仪器操作条件。

（2）色谱参考条件。

①色谱柱。磺酸型阳离子树脂。

②检测波长。570nm和440nm。

（3）试样的测定。混合氨基酸标准工作液和样品测定液分别以相同体积注入氨基酸分析仪，以外标法通过峰面积计算样品测定液中氨基酸的浓度。

4.3.5 分析结果的表述

4.3.5.1 混合氨基酸标准储备液中各氨基酸浓度的计算

各氨基酸标准品称量质量参考值见表4-1。

表4-1 配制混合氨基酸标准储备液时氨基酸标准品的称量质量参考值及分子量

氨基酸 标准品名称	称量质量参考值 （mg）	摩尔质量 （g/mol）	氨基酸 标准品名称	称量质量参考值 （mg）	摩尔质量 （g/mol）
L-天门冬氨酸	33	133.1	L-蛋氨酸	37	149.2
L-苏氨酸	30	119.1	L-异亮氨酸	33	131.2
L-丝氨酸	26	105.1	L-亮氨酸	33	131.2
L-谷氨酸	37	147.1	L-酪氨酸	45	181.2
L-脯氨酸	29	115.1	L-苯丙氨酸	41	165.2
甘氨酸	19	75.07	L-组氨酸盐酸盐	52	209.7
L-丙氨酸	22	89.06	L-赖氨酸盐酸盐	46	182.7
L-缬氨酸	29	117.2	L-精氨酸盐酸盐	53	210.7

混合氨基酸标准储备液中各氨基酸的含量按式（4-4）计算。

$$c_j = \frac{m_j}{M_j \times 250} \times 1\,000 \qquad (4-4)$$

式中：

c_j——混合氨基酸标准储备液中氨基酸j的浓度，单位为微摩尔每毫升（µmol/mL）；

m_j——称取氨基酸标准品j的质量，单位为毫克（mg）；

M_j——氨基酸标准品j的分子量；

250——定容体积，单位为毫升（mL）；

1 000——换算系数。

结果保留4位有效数字。

4.3.5.2　样品中氨基酸含量的计算

样品测定液氨基酸的含量按式（4-5）计算。

$$c_i = \frac{c_s}{A_s} \times A_i \qquad (4-5)$$

式中：

c_i——样品测定液氨基酸i的含量，单位为纳摩尔每毫升（nmol/mL）；

A_i——试样测定液氨基酸i的峰面积；

A_s——氨基酸标准工作液氨基酸s的峰面积；

c_s——氨基酸标准工作液氨基酸s的含量，单位为纳摩尔每毫升（nmol/mL）。

试样中各氨基酸的含量按式（4-6）计算。

$$X_i = \frac{c_i \times F \times V \times M}{m \times 10^9} \times 100 \qquad (4-6)$$

式中：

X_i——试样中氨基酸i的含量，单位为克每百克（g/100g）；

c_i——试样测定液中氨基酸i的含量，单位为纳摩尔每毫升（nmol/mL）；

F——稀释倍数；

V——试样水解液转移定容的体积，单位为毫升（mL）；

M——氨基酸i的摩尔质量，单位为克每摩尔（g/mol），各氨基酸的名称及摩尔质量见表4-2；

m——称样量，单位为克（g）；

10^9——将试样含量由纳克（ng）折算成克（g）的系数；

100——换算系数。

表4-2　16种氨基酸的名称和摩尔质量

氨基酸名称	摩尔质量（g/mol）	氨基酸名称	摩尔质量（g/mol）
天门冬氨酸	133.1	蛋氨酸	149.2
苏氨酸	119.1	异亮氨酸	131.2
丝氨酸	105.1	亮氨酸	131.2
谷氨酸	147.1	酪氨酸	181.2
脯氨酸	115.1	苯丙氨酸	165.2
甘氨酸	75.1	组氨酸	155.2
丙氨酸	89.1	赖氨酸	146.2
缬氨酸	117.2	精氨酸	174.2

试样氨基酸含量在1.00g/100g以下，保留2位有效数字；含量在1.00g/100g以上，保留3位有效数字。

4.3.6　精密度

在重复性条件下获得的两次独立测定结果的绝对差值不得超过算术平均值的12%。

4.3.7　其他

当试样为固体或半固体时，最大试样量为2g，干燥后溶解体积为1mL，各氨基酸的检出限和定量限见表4-3。

表4-3　固体样品中各氨基酸的检出限和定量限

氨基酸名称	检出限（g/100）	定量限（g/100）	氨基酸名称	检出限（g/100）	定量限（g/100）
天门冬氨酸	0.000 13	0.000 36	异亮氨酸	0.000 43	0.001 3
苏氨酸	0.000 14	0.000 48	亮氨酸	0.001 1	0.003 6
丝氨酸	0.000 18	0.000 60	酪氨酸	0.002 8	0.009 5
谷氨酸	0.000 24	0.000 70	苯丙氨酸	0.002 5	0.008 3
甘氨酸	0.000 25	0.000 84	赖氨酸	0.000 13	0.000 44
丙氨酸	0.002 9	0.009 7	组氨酸	0.000 59	0.002 0
缬氨酸	0.000 12	0.000 32	精氨酸	0.002 0	0.006 5
蛋氨酸	0.002 3	0.007 5	脯氨酸	0.002 6	0.008 7

当试样为液体时，最大试样量为5g，干燥后溶解体积为1mL，各氨基酸的检出限和定量限见表4-4。

表4-4 液体样品中各氨基酸的检出限和定量限

氨基酸名称	检出限（g/100）	定量限（g/100）	氨基酸名称	检出限（g/100）	定量限（g/100）
天门冬氨酸	0.000 050	0.000 14	异亮氨酸	0.000 15	0.000 50
苏氨酸	0.000 057	0.000 19	亮氨酸	0.000 43	0.001 4
丝氨酸	0.000 072	0.000 24	酪氨酸	0.001 1	0.003 8
谷氨酸	0.000 090	0.000 28	苯丙氨酸	0.000 99	0.003 3
甘氨酸	0.000 10	0.000 34	赖氨酸	0.000 053	0.000 18
丙氨酸	0.001 2	0.003 9	组氨酸	0.000 24	0.000 79
缬氨酸	0.000 050	0.000 13	精氨酸	0.000 78	0.002 6
蛋氨酸	0.000 90	0.003 0	脯氨酸	0.001 0	0.003 5

4.4 实例分析

应用全自动氨基酸分析仪测定不同年份的黄酒中游离氨基酸含量，黄酒经氮气吹干复溶后，过膜，使用全自动氨基酸分析仪进行测定，检出限达到0.01mg/100mL，回收率达到90.1%～101.2%，均符合检测要求。结果表明，该方法前处理简单、快速，测定结果准确、可靠。

4.4.1 仪器与试剂

4.4.1.1 仪器

（1）全自动氨基酸分析仪（S4300，S2100）。德国Sykam科技有限公司。

（2）电子分析天平（ME204/02）。精度0.000 1g，瑞士METTLER TOLEDO有限公司。

（3）氮吹仪（TTL-DCII）。北京同泰联科技发展有限公司。

4.4.1.2 试剂

（1）氨基酸混合标准液（2.5μmol/mL）。德国Sykam科技有限公司。

（2）样品稀释液。德国Sykam科技有限公司。

（3）茚三酮。德国Sykam科技有限公司。

（4）OPA。美国Sigma Fluka公司。

4.4.2 试验方法

4.4.2.1 样品预处理

吸取酒样200μL于10mL玻璃管中，用氮吹仪吹至全干，用2mL样品稀释液复溶，上机待测。

4.4.2.2 色谱条件

色谱柱为LCA K07/Li；进样量为50μL；检测波长为570nm、440nm；茚三酮流速为0.25mL/min，流动相流速为0.45mL/min；反应器温度为130℃；流动相梯度见表4-5。

表4-5　流动相洗脱梯度

时间（min）	A（%）	B（%）	C（%）	D（%）
0	100	0	0	0
10	100	0	0	0
11	79	21	0	0
30	79	21	0	0
41	62	38	0	0
63	0	0	100	0
68	0	0	100	0
78	0	0	100	0
81	0	0	86	14
83	0	0	78	22
95	0	0	76	24
102	0	0	0	100
102.1	0	0	0	100
106.4	0	0	0	100
106.5	100	0	0	0
129.8	100	0	0	0

注：A为pH值2.90柠檬酸锂缓冲溶液；B为pH值4.20柠檬酸锂缓冲溶液；C为pH值8.0柠檬酸锂缓冲溶液；D为pH值2.20柠檬酸锂缓冲溶液。

4.4.3 结果

4.4.3.1 实际样品分析中氨基酸测定结果

黄酒中氨基酸主要来自原料及微生物的代谢作用，氨基酸赋予黄酒较高的营养价值，并且黄酒中很多味道来自氨基酸，且主要取决于游离氨基酸的组成，例如丙氨酸、甘氨酸、组氨酸具有甜味；酪氨酸、缬氨酸、亮氨酸具有涩味；谷氨酸、天门冬氨酸、赖氨酸具有鲜味。不同年份的黄酒中各氨基酸含量测定结果见表4-6。测定结果显示，黄酒中含有多种氨基酸，其中人体必需氨基酸如异亮氨酸、亮氨酸、赖氨酸等含量比较高。另外，黄酒中含有较丰富的γ-氨基丁酸，其含量范围为33.54~82.43mg/100mL，具有较高的营养价值。

表4-6　不同年份黄酒中氨基酸的含量（mg/100mL）

序号	氨基酸种类	1995年黄酒	2003年黄酒	2011年黄酒	2012年黄酒
1	磷酸丝氨酸	15.28	11.46	7.50	8.22
2	牛磺酸	7.29	8.56	4.65	5.61
3	磷乙醇胺	5.22	7.46	—	—
4	天冬氨酸	56.97	183.43	82.69	66.51
5	苏氨酸	23.92	83.11	40.99	38.52
6	丝氨酸	43.28	151.69	76.72	69.37
7	天冬酰胺	28.49	52.43	65.21	91.19
8	谷氨酸	24.79	171.55	131.29	130.97
9	甘氨酸	88.99	179.31	90.14	79.47
10	脯氨酸	119.87	240.53	156.27	152.32
11	丙氨酸	201.39	449.86	248.89	227.30
12	缬氨酸	51.21	180.17	80.39	74.77
13	胱氨酸	—	—	3.24	6.19
14	蛋氨酸	1.65	1.90	7.27	7.77
15	异亮氨酸	29.49	112.19	59.34	47.67
16	亮氨酸	86.94	267.77	160.22	135.39
17	酪氨酸	53.11	5.92	85.56	82.02
18	苯丙氨酸	54.94	125.01	121.92	111.21
19	β-氨基异丁酸	3.47	3.84	4.07	10.97
20	γ-氨基丁酸	38.55	82.43	33.54	43.09
21	组氨酸	1.86	21.73	27.74	30.21
22	色氨酸	9.02	11.67	7.17	6.25
23	鸟氨酸	20.38	155.08	29.95	28.90
24	赖氨酸	36.21	119.86	81.45	77.64
25	精氨酸	112.98	7.03	203.89	167.87
26	总量	1 115.30	2 633.97	1 810.11	

4.4.3.2 各氨基酸检出限、定量限、精密度及回收率

以2012年黄酒为试验酒，经稀释1 000倍后添加2.5μmol/mL氨基酸混合标准溶液40μL，采用单点外标法进行氨基酸定量检测，并测定各氨基酸的精密度和回收率。黄酒中各氨基酸检出限、定量限、精密度及回收率结果见表4-7，试验结果表明，各氨基酸含量相对标准偏差为<4.49%，加标回收率为90.1%～101.2%，本方法检出限、定量限、精密度和回收率均满足试验要求，因此可见，本方法具有良好的稳定性及可靠性。

表4-7　各氨基酸检出限、定量限、精密度和回收率

序号	氨基酸种类	检出限（mg/100mL）	定量限（mg/100mL）	相对标准偏差（%）	回收率（%）
1	磷酸丝氨酸	0.01	0.03	4.49	97.7
2	牛磺酸	0.01	0.03	0.07	96.9
3	磷乙醇胺	0.01	0.03	0.45	95.3
4	尿素	0.01	0.03	—	90.1
5	天冬氨酸	0.01	0.03	0.00	96.7
6	羟脯氨酸	0.01	0.03	—	97.2
7	苏氨酸	0.01	0.03	0.01	97.8
8	丝氨酸	0.01	0.03	0.00	98.2
9	天冬酰胺	0.01	0.03	0.19	98.3
10	谷氨酸	0.01	0.03	0.08	99.9
11	α-氨基己二酸	0.01	0.03	—	101.2
12	脯氨酸	0.01	0.03	3.38	98
13	甘氨酸	0.01	0.03	0.27	96.4
14	丙氨酸	0.01	0.03	0.32	97.5
15	瓜氨酸	0.01	0.03	—	100.6
16	α-氨基丁酸	0.01	0.03	—	97.6
17	缬氨酸	0.01	0.03	0.00	99.4
18	胱氨酸	0.01	0.03	0.37	98.3
19	蛋氨酸	0.01	0.03	0.10	99.9
20	异亮氨酸	0.01	0.03	1.02	99.5
21	亮氨酸	0.01	0.03	1.97	99.5
22	酪氨酸	0.01	0.03	0.01	99.3
23	苯丙氨酸	0.01	0.03	0.12	92.9
24	β-丙氨酸	0.01	0.03	—	92.9

（续表）

序号	氨基酸种类	检出限 （mg/100mL）	定量限 （mg/100mL）	相对标准偏差 （%）	回收率 （%）
25	β-氨基异丁酸	0.01	0.03	0.02	90.7
26	γ-氨基丁酸	0.01	0.03	0.04	98.5
27	组氨酸	0.01	0.03	2.13	98.8
28	3-甲基组氨酸	0.01	0.03	—	99.1
29	1-甲基组氨酸	0.01	0.03	—	99.1
30	肌肽	0.01	0.03	—	96.6
31	色氨酸	0.01	0.03	0.19	99.9
32	鸟氨酸	0.01	0.03	0.01	100.9
33	赖氨酸	0.01	0.03	0.01	98.5
34	精氨酸	0.01	0.03	0.05	98.4

5 脂肪

5.1 概述

5.1.1 脂肪的概述

5.1.1.1 脂肪的定义

脂肪是人和动植物体中的油性物质，是一种或一种以上脂肪酸的甘油酯 $C_3H_5(OOCR)_3$，存在于人体和动物的皮下组织及植物体中，是生物体的组成部分和储能物质，亦为食油的主要成分，也是食品中重要的营养成分之一，是人体的热能来源，它提供的热能比糖、蛋白质高1倍以上。脂肪是由甘油和脂肪酸组成的三酰甘油酯，其中甘油的分子比较简单，而脂肪酸的种类和长短却不相同。因此脂肪的性质和特点主要取决于脂肪酸，不同食物中的脂肪所含有的脂肪酸种类和含量不一样。自然界有40多种脂肪酸，一般由4~24个碳原子组成，因此可形成多种脂肪酸甘油三酯。

人体内的脂类分成两个部分，即脂肪与类脂。脂肪，又称真脂、中性脂肪及三酯，由一分子的甘油和三分子的脂肪酸结合而成。脂肪酸又包括不饱和和饱和两种，动物脂肪以含饱和脂肪酸为多，在室温中呈固态。相反，植物油则以含不饱和脂肪酸较多，在室温下呈液态。类脂则是指胆固醇、脑磷脂、卵磷脂等。

食物中的脂类主要包括脂肪（甘油三酯）以及一些类脂，如脂肪酸、磷脂、糖脂、甾醇、脂溶性维生素、蜡等。大多数动物性食品及某些植物性食品（种子、果实、果仁等）都含有天然脂肪或类脂化合物。各种食品含脂量各不相同，其中植物性或动物性油脂中脂肪含量最高，而水果、蔬菜中脂肪含量很低。

在自然界中，最丰富的是混合的甘油三酯，在食物中占脂肪的98%，在身体里占28%以上。所有的细胞都含有磷脂，它是细胞膜和血液中的结构物，在脑、神经、肝中含量非常高，卵磷脂是食物和体内最丰富的磷脂之一。4种脂蛋白是血液中脂类的主要运输工具。

5.1.1.2 脂肪的功能

脂肪的基本营养功能有以下4个方面：一是供给机体热量。脂肪在人体内氧化后变成二氧化碳和水，放出热量。由脂肪产生的热量约为等量的蛋白质或碳水化合物的2.2倍。由此可见脂肪是身体内热量的重要来源。二是构成身体组织和生物活性物质。脂肪是构成身体细胞的重要成分之一，尤其是脑神经、肝脏、肾脏等重要器官中含有很多脂肪，是体内组织细胞膜的组成要素，形成磷脂、糖脂等，如果不足会引起细胞膜老化，对细胞吸收营养、排除代谢废物以及肌肉组织的修复起重要作用。脂肪还是体内激素的组成材料，不足会造成发育迟缓、性征不明显等状况。三是可以调节生理机能。因为脂肪不是良好的导热体，所以皮下的脂肪组织构成是保护身体的隔离层，可以防止体温的散失，所以脂肪有保持体温的作用。脂肪还可以为身体储存"燃料"作为备用，一时消耗不完的脂肪可以存在体内，等需要热量时可再利用。此外脂肪还有保护内脏器官、滋润皮肤和防震作用。四是溶解营养素的作用。有些维生素不溶于水而只溶于脂类，只有在有脂肪存在的时候才能被利用，此外还可以参与机体各方面的代谢活动等。

5.1.1.3 常见食物的脂肪含量平均指标（g/100g）

肥猪肉：90.3，牛乳：>3，柠檬：0.9，花生仁：39.2，全脂乳粉：25～30，香蕉：0.8，青菜：0.2，核桃：66.6，全脂炼乳：>8，苹果：0.2，黄豆：20.2，全脂乳粉：25～30。

5.1.1.4 测定脂肪含量的意义

脂肪是食品中重要的营养成分之一，脂肪可为人体提供必需脂肪酸；脂肪是一种富含热能营养素，是人体热能的主要来源；脂肪是脂溶性维生素的良好溶剂，有助于脂溶性维生素的吸收；脂肪与蛋白质结合生成脂蛋白，在调节人体生理机能和完成体内生化反应方面都起着十分重要的作用。

在食品加工过程中，原料、半成品、成品的脂类含量对产品的风味、组织结构、品质、外观、口感等都有直接的影响。测定出脂肪含量，可评价食品的品质，衡量食品的营养价值。

在含脂肪的食品中，其含量都有一定的规定，是食品质量管理中的一项重要指标。测定食品的脂肪含量，可以用来评价食品的品质，衡量食品的营养价值，而且对实行工艺监督，生产过程的质量管理，研究食品的储藏方式是否恰当等方面都有重要的意义。

5.1.1.5 食品中脂肪存在形式

有游离态脂肪如动物性脂肪及植物性油脂；也有结合态脂肪，如天然存在的磷脂、糖脂、脂蛋白及某些加工品（如焙烤食品及麦乳精等）中的脂肪，与蛋白质或碳水化合物形成结合态。对大多数食品来说，游离态脂肪是主要的，结合态脂肪含量较少。

5.1.1.6 测定脂肪的总依据

不同来源的食品所含的脂肪在结构上有许多差异，所以没有一种通用的提取剂。脂类的共同特点是在水中的溶解度非常小，能溶于脂肪溶剂中，可以根据相似相溶的规律具体选择。测定的总依据是根据脂类的溶解特性，常采用低沸点的有机溶剂萃取的方法。常用的溶剂有乙醚、石油醚、氯仿-甲醇混合溶剂等。

5.1.1.7 常用提取剂及其特点

（1）乙醚。溶解能力强，沸点低（34.6℃），易燃，可饱和2%的水分。因含水乙醚会同时抽出糖分等成分，使用时，必须采用无水乙醚做提取剂，且待测样品应无水分。

（2）石油醚。沸点高（35~45℃），可允许样品带有微量水分，抽出物比较接近真实的脂类，但溶解脂肪的能力没有乙醚强。

乙醚和石油醚只能直接提取样品中游离态的脂肪，对于结合态脂类，必须预先用酸或碱破坏脂类和非脂成分的结合后才能提取。因二者各有特点，故常常混合使用。

（3）氯仿-甲醇混合液。价格高、毒性强、对脂蛋白、磷脂提取效率高。其中氯仿是脂肪溶剂，甲醇溶解非脂类。特别适用于水产品、家禽、蛋制品等食品脂肪的提取。

5.1.1.8 检验方法

常用的检验脂肪的方法有索氏提取法、酸水解法（能对包括结合态脂类在内的全部脂类进行定量）、罗紫-哥特里法（碱水解法，主要用于乳及乳制品中脂类的测定）、巴布科克法、盖勃法、氯仿-甲醇提取法等。根据脂肪在样品中的存在方式不同，采用不同的检验方法。

5.1.2 脂肪酸的概述

5.1.2.1 脂肪酸的定义

脂肪酸（Fatty acid）是指一端含有一个羧基的长的脂肪族碳氢链，是由碳、氢、氧3种元素组成的一类化合物，是中性脂肪、磷脂和糖脂的主要成分，是有机物，低级脂肪酸是无色液体，有刺激性气味，而高级的脂肪酸是蜡状固体，无可明显嗅到的气味。脂肪酸是最简单的一种脂，它是许多更复杂的脂的组成成分。脂肪酸在有充足氧供给的情况下，可氧化分解为二氧化碳和水，释放大量能量，因此脂肪酸是机体主要能量来源之一。

一般食物所含的脂肪酸大多是长链脂肪酸，根据碳氢链饱和和不饱和的不同分为3类，即饱和脂肪酸，碳氢链上没有不饱和键；单不饱和脂肪酸，其碳氢链有1个不饱和键；多不饱和脂肪酸，其碳氢链上有2个或2个以上不饱和键。富含单不饱和脂肪酸和多不饱和脂肪酸组成的脂肪在室温下呈液态，大多为植物油，如花生油、玉米油、豆油、坚果油、菜籽油等。以饱和脂肪酸为主组成的脂肪在室温下呈固态，多为动物脂肪，如牛油、羊油、猪油等。但也有例外，如深海鱼油虽然是动物脂肪，但它富含多不饱和脂肪酸，因而在室温下呈液态。

3种脂肪酸中，多不饱和脂肪酸最不稳定，在油炸、油炒或油煎的高温下，最容易被氧化变成毒油。但是多不饱和脂肪酸是人体细胞膜的重要原料之一，在细胞膜内也有机会被氧化，被氧化后，细胞膜会丧失正常机能而使人生病。

5.1.2.2 常见食品中脂肪酸含量（g/100g）

人们所需的脂肪酸有3类，即多不饱和脂肪酸、单不饱和脂肪酸和饱和脂肪酸，我们常用的食用油通常都含人体需要的3种脂肪酸。其中动物油、椰子油和棕榈油的主要成分是饱和脂肪酸，而多不饱和脂肪酸的含量很低；橄榄油、坚果油、菜籽油、玉米油和花生油的单不饱和脂肪酸含量较高；葵花籽油、大豆等植物油和海洋鱼类中含的脂肪多为多不饱和脂肪酸。常见食品中脂肪酸的含量见表5-1。

表5-1 常见食品中脂肪酸含量

油脂	饱和脂肪酸	单不饱和脂肪酸	多不饱和脂肪酸
大豆油	14	25	61
花生油	14	50	36
玉米油	15	24	61
低芥酸菜籽油	6	62	32
葵花籽油	12	19	69
棉籽油	28	18	54
芝麻油	15	41	44
棕榈油	51	39	10
猪脂	38	48	14

油脂	饱和脂肪酸	单不饱和脂肪酸	多不饱和脂肪酸
牛脂	51	42	7
羊脂	54	36	10
鸡脂	31	48	21
深海鱼油	28	23	49

5.1.2.3　脂肪酸的功能

在大部分含油脂丰富的食物中，有一半左右的热量由脂肪和油类提供。天然的脂肪和油类通常是由一种以上的脂肪酸与甘油形成的各种酯的混合物。这些脂肪酸的功能有3种：一是当脂肪酸在人体内被氧化生成二氧化碳和水，并放出一定的热量时，脂肪酸是一种能源。二是脂肪酸贮存在脂肪细胞中，以备人体不时之需。三是作为合成人体所需要的其他化合物的原料。当脂肪燃烧时，它所能够提供的热量大约为37 620kJ/g。因此，在我们的饮食中，脂肪是最集中的食物能源。

脂肪是人体的三大功能营养素之一，对人体有许多重要的生理作用。脂肪的成分中90%以上是脂肪酸，而脂肪酸又分为饱和脂肪酸、单不饱和脂肪酸和多不饱和脂肪酸，其中多不饱和脂肪酸中n-6系和n-3系含有人体的必需脂肪酸，也就是人体无法合成而必须从食物中获取的脂肪酸。食品脂肪酸有几十种，它们有的参与形成人体的组织结构，有的参与代谢过程，有的可以调节人体的生理生化反应，都对人体有一定作用。不同食物脂肪酸组成不同，没有一种食物能满足人体的全部脂肪酸的需要，因此获得脂肪酸的平衡需要合理的膳食搭配。

5.1.2.4　脂肪酸的检测方法

GB 5009.168—2016规定了食品中脂肪酸含量的测定方法，适用于食品中总脂肪、饱和脂肪（酸）、不饱和脂肪（酸）的测定，其中水解提取法适用于食品中脂肪酸含量的测定；酯交换法适用于游离脂肪酸含量不大于2%的油脂样品的脂肪酸含量测定；乙酰氯-甲醇法适用于含水量小于5%的乳粉和无水奶油样品。

5.2　总脂肪的测定

5.2.1　索氏提取法

5.2.1.1　原理

将经前处理而分散且干燥的样品用无水乙醚或石油醚等溶剂回流提取，使样品中的脂肪进入溶剂中，回收溶剂后所得到的残留物，即为脂肪（或粗脂肪）。

一般食品用有机溶剂浸提，挥发干有机溶剂后得到的重量主要是游离脂肪，此外还含有磷脂、色素、树脂、蜡状物、挥发油、糖脂等物质，所以用索氏提取法测得的脂肪也称粗脂肪。

5.2.1.2 适用范围与特点

此法适用于脂类含量较高，结合态的脂类含量较少，能烘干磨细，不易吸湿结块样品的测定。索氏提取法测得的只是游离态脂肪，而结合态脂肪测不出来。要想测出结合态脂肪，需在一定条件下水解后使其成为游离态脂肪。此法是常用方法，操作步骤相对较少，操作过程中样品损失较少，大多数样品检测结果相对精确和可靠，但是提取时间较长，对无水乙醚和石油醚（30～60℃）等溶剂的消耗比较大。比较适宜固体、游离脂肪含量较高的样品。

5.2.1.3 试剂和材料

（1）无水乙醚。分析纯。

（2）石油醚。沸程30～60℃。

5.2.1.4 仪器和设备

（1）索氏提取器。索氏提取器由回流冷凝管、提脂管、提脂瓶3部分组成，抽提脂肪之前应将各部分洗涤干净并干燥，提脂瓶需烘干并称至恒量，通过标准磨口相对接。

（2）电热恒温水浴（50～80℃）。

（3）电热恒温烘箱（80～120℃）。

（4）电子天平。感量为1mg。

（5）电热鼓风干燥箱。

5.2.1.5 测定流程

滤纸筒的制备→样品制备→索氏提取器的准备→抽提→回收溶剂。

5.2.1.6 分析步骤

（1）滤纸筒的制备。将滤纸裁成8cm×15cm大小，以直径为2.0cm的大试管为模型，将滤纸紧靠试管壁卷成圆筒形，将底端封口，内放一小片脱脂棉，用白细线扎好定型，在100～105℃烘箱中烘至恒量（准确至0.000 2g）。

（2）样品制备（注：在采样和制备过程中，应避免试样污染）。

①固体样品。取有代表性的样品至少200g，用研钵捣碎、研细，混合均匀，置于密闭玻璃容器内；不易捣碎、研细的样品，应切（剪）成细粒，置于密闭玻璃容器内。

②粉状样品。取有代表性的样品至少200g（如粉粒较大也应用研钵研细），

混合均匀，置于密闭玻璃容器内。

③糊状样品。取有代表性的样品至少200g，混合均匀，置于密闭玻璃容器内。

④固液体样品。按固、液体比例，取有代表性的样品至少200g，用组织捣碎机捣碎，混合均匀，置于密闭玻璃容器内。

⑤肉制品。去除不可食部分，取有代表性的样品至少200g，用绞肉机至少绞2次，混合均匀，置于密闭玻璃容器内。

（3）抽提。将装有试样的滤纸筒放入带有虹吸管的提脂管中，倒入乙醚，满至使虹吸管发生虹吸作用，乙醚全部流入提脂瓶，再倒入乙醚，同样再虹吸一次。此时，提脂瓶中乙醚量约为烧瓶体积的2/3。接上回流冷凝器，在恒温水浴中抽提，控制每分钟滴下乙醚80滴左右（夏天约控制65℃，冬天约控制80℃），抽提3～4h至抽提完全（视含油量高低，或8～12h，甚至24h）。可用滤纸或毛玻璃检查，由提脂管下口滴下的乙醚滴在滤纸或毛玻璃上，挥发后不留下痕迹。

（4）回收溶剂。取出滤纸筒，用抽提器回收乙醚，当乙醚在提脂管内将虹吸时立即取下提脂管，将其下口放到盛乙醚的试剂瓶口，使之倾斜，使液面超过虹吸管，乙醚即经虹吸管流入瓶内。按同法继续回收，将乙醚完全蒸出后，取下提脂烧瓶，于水浴上蒸去残留乙醚。用纱布擦净烧瓶外部，于100～105℃烘箱中烘至恒量并准确称量。或将滤纸筒置于小烧杯内，挥干乙醚，在100～105℃烘箱中烘至恒量，滤纸筒及样品所减少的质量即为脂肪质量。所用滤纸应事先用乙醚浸泡挥干处理，滤纸应预先恒量。

5.2.1.7 分析结果的表述

试样中粗脂肪的含量按式（5-1）计算。

$$X(\%) = (M_2 - M_1)/M \times 100 \qquad (5-1)$$

式中：

X——试样中粗脂肪的含量（%）；

M——试样质量，单位为克（g）；

M_1——提脂瓶质量，单位为克（g）；

M_2——提脂瓶与样品所含脂肪质量，单位为克（g）。

或试样中粗脂肪的含量按式（5-2）计算。

$$X(\%) = (M_1 - M_2)/M \times 100 \qquad (5-2)$$

式中：

X——试样中粗脂肪的含量（%）；

M——试样质量，单位为克（g）；

M_1——抽提前滤纸筒质量，单位为克（g）；

M_2——抽提后滤纸筒质量，单位为克（g）。

5.2.1.8 不同样品脂肪抽提的标准建议条件

食品中脂肪检测的关键控制点在脂肪抽提或者溶出效率，即是否完全将食品中的脂肪转移到有机溶剂中。索氏提取耗时较长，对于不同的样品的提取温度、回流速率及抽提时间也有差异，如表5-2所示。

表5-2 不同样品脂肪抽提的标准建议条件

标准号	对应产品	回流速率	抽提时间
GB/T 5009.6—2003	食品	6～8次/h	6～12h
GB/T 9695.1—2008	肉及肉制品	—	6h
GB/T 9695.7—2008	肉及肉制品	5～6min/次	6～8h
GB/T 14772—2008	食品	6～8min/次	肉制品、豆制品、谷物油炸制品、糕点等6～12h，坚果制品16h
GB/T 5512—2008	粮油	120～150滴/min	大于7次/h，大于8h
GB/T 15674—2009	食用菌	4～6min/次	5～6h
GB/T 22427.3—2008	淀粉	150～200滴/min 7～10次/h	3h
GB/T 10359—2008	油料饼粕	3滴/s	4h
GB/T 5009.6—2016	食品	6～8次/h	6～10h

5.2.1.9 其他

此法原则上应用于风干或经干燥处理的试样，但某些湿润、黏稠状态的食品，添加无水硫酸钠混合分散后也可设法使用索氏提取法。

乙醚回收后，烧瓶中稍残留乙醚，放入烘箱中有发生爆炸的危险，故需在水浴上彻底挥净，切忌直接用火加热，应该用电热套、电水浴等。另外使用乙醚时应注意室内通风换气。仪器周围不要有明火，以防空气中有机溶剂蒸汽着火或爆炸。

提取过程中若有溶剂蒸发损耗太多，可适当从冷凝器上口小心加入（用漏斗）适量新溶剂补充。

提取后烧瓶烘干称量过程中，反复加热会因脂类氧化而增量，故在恒量中若质量增加时，应以增量前的质量作为恒量。为避免脂肪氧化造成的误差，对富含脂肪的食品，应在真空干燥箱中干燥。

若样品份数多，可将索氏提取器串联起来同时使用，所用乙醚应不含过氧化物、水分及醇类。过氧化物的存在会促使脂肪氧化而增量，且在烘烤提脂瓶时残留过氧化物易发生爆炸事故。水分及醇类的存在会因糖及无机盐等物质的抽出而增量。

过氧化物检查方法：取乙醚10mL加入100g/L碘化钾溶液2mL，用水振摇放置1min，若碘化钾层出现黄色证明有过氧化物存在，此乙醚需经处理后方可使用。

乙醚的处理：于乙醚中加入1/20～1/10体积的200g/L硫代硫酸钠溶液洗涤，再用水洗，然后加入少量无水氧化钙或无水硫酸钠脱水，于水浴上进行蒸馏。蒸馏时水浴温度一般调节至稍高于溶剂沸点，能达到烧瓶内沸腾即可。弃去最初及最后的1/10馏出液，收集中间馏出液备用。

5.2.1.10 注意问题

待测样品必须干燥无水、粉碎研细，样品含水分会影响溶剂提取效果，而且溶剂会吸收样品中的水分造成非脂成分溶出。装样品的滤纸筒一定要严密、防外漏，但又不能太紧影响溶剂渗透。放入滤纸筒时高度不能超过回流吸管顶端，否则超过的部分中的脂肪不能提尽，造成误差。

对含多量糖及糊精的样品，要先以冷水使糖及糊精溶解，经过滤除去，将残渣连同滤纸一起烘干，再一起放入抽提管中。

抽提用的乙醚或石油醚要注意无水、无乙醇、无过氧化物，挥发残渣含量低。因水和醇可导致水溶性物质溶解，如水溶性盐类、糖类等，使得测定结果偏高。过氧化物会导致脂肪氧化，在烘干时也有引起爆炸的风险。在通风良好的地方或通风柜中进行，注意防止中毒，同时要防止着火爆炸，在烘样品前，一定要在水浴中充分蒸干乙醚。

提取时水浴温度不可过高，以每分钟从冷凝管滴下80滴左右，每小时回流6～12次为宜，提取过程应注意防火。

索氏提取器安装使用前，应清洗干净并干燥，所用的铁架台要稳固，各部件所在的平面应平行或垂直。在抽提时，冷凝管上端最好连接一个氯化钙干燥管，这样既可防止空气中水分进入，也可避免乙醚挥发在空气中，如无此装置可塞一团干燥的脱脂棉球。

抽提是否完全，可凭经验，也可用滤纸或毛玻璃检查，由抽提管下口滴下的乙醚滴在滤纸或毛玻璃上，挥发后不留下油迹表面已抽提完全。

5.2.2 酸水解法

某些食品中，脂肪被包含在食品组织内部，或与食品成分结合而成结合态脂类，如谷物等淀粉颗粒中的脂类，面条、焙烤食品等组织中包含的脂类，用索氏提取法不能完全提取出来。这种情况下，必须要用强酸将淀粉、蛋白质、纤维素水解，使脂类游离出来，再用有机溶剂提取。

5.2.2.1 原理

酸分解法的原理是利用强酸在加热的条件下将试样成分分解，使结合或包藏在组织内的脂肪游离出来，再用有机溶剂提取，经回收溶剂并干燥后，称量提取物质量即为试样中所含脂类。

5.2.2.2 适用范围

此法适用范围较为广泛，适用于各类食品中脂肪的测定，对于固体、半固体、黏稠液体或液体食品，特别是加工后的混合食品，容易吸湿结块，不易烘干的食品效果较好。但此法不宜用于高糖类食品，因为糖类食品遇强酸易碳化而影响测定效果。脂类中的磷脂，在水解条件下将几乎完全分解为脂肪酸和碱，当用于测定含大量磷脂的食品时，测定值将偏低，所以对含较多磷脂的蛋及其制品、鱼类及其制品，也不适宜用此法。

5.2.2.3 试剂和材料

（1）乙醇（95%）。

（2）乙醚（不含过氧化物）。

（3）石油醚（30～60℃沸腾）。

（4）盐酸。

5.2.2.4 仪器与设备

（1）电热恒温水浴。50～80℃。

（2）电热恒温烘箱。80～120℃。

（3）电子天平。感量为1mg。

（4）具塞量筒。100mL。

5.2.2.5 测定流程

样品处理→水解→提取→回收溶剂→称重→烘干。

5.2.2.6 分析步骤

（1）样品处理。固体样品：精密称取约2.0g，置于50mL具塞量筒中，加8mL水，混匀后加10mL浓盐酸。液体样品：准确称取10.0g，置于50mL具塞量筒中，加10mL浓盐酸。

（2）水解。混匀后于70～80℃的水浴中，每隔5～10min用玻璃棒搅拌一次至脂肪游离为止，需40～50min，取出静置，冷却。

（3）提取。取出试管加入10mL乙醇，混合。冷却后将混合物移入100mL具塞筒中，用25mL乙醚分次冲洗试管洗液一并倒入具塞量筒内。加塞振摇1min，将塞子慢慢转动放出气体，再塞好，静置15min，小心开塞，用石油醚-乙醚等量混合液冲洗塞及筒口附着的脂肪。静置10～20min，待上部液体清晰，吸出上层清液于已恒量的锥形瓶内，再加入5mL乙醚于具塞量筒内振摇，静置后仍将上层乙醚吸出，放入原锥形瓶内。将锥形瓶于水浴上蒸干，置95～105℃烘箱中干燥2h，取出放干燥器中冷却30min后称量。

5.2.2.7 分析结果的表述

试样中总脂肪的含量按式（5-3）计算。

$$X(\%) = (M_2 - M_1)/M \times 100 \qquad (5\text{-}3)$$

式中：

X——试样中总脂肪含量（%）；

M——试样质量，单位为克（g）；

M_1——空锥形瓶质量，单位为克（g）；

M_2——锥形瓶与样品脂类质量，单位为克（g）。

5.2.2.8 其他

开始加入8mL水是为防止后面加盐酸时干试样固化，水解后加入乙醇可使蛋白质沉淀，降低表面张力，促进脂肪球聚合，同时溶解一些碳水化合物如糖、有机酸等。后面用乙醚提取脂肪时因乙醇可溶于乙醚，故需加入石油醚降低乙醇在醚中的溶解度，使乙醇溶解物残留在水层，使分层清晰。

挥干溶剂后残留物中若有黑色焦油状杂质，是分解物与水一同混入所致，会使测定值增大造成误差，可用等量的乙醚及石油醚溶解后，过滤，再次进行挥干溶剂的操作。

若无分解液等杂质混入，通常干燥2h即可恒量。

5.2.3 罗紫-哥特里法（碱性乙醚提取法）

5.2.3.1 原理

乳是多种物质组成的混合物，它不是简单的分散体系，而是具有胶体特性的多种分散体系。故在乳脂类测定中，用有机溶剂不能直接提取，而必须先行破坏胶体状态进而破坏脂肪球膜，使脂肪游离，再用有机溶剂进行提取、定量。

罗紫-哥特里法的原理是利用氨-乙醇溶液，破坏乳的胶体形状及脂肪球膜，使非脂成分溶解于氨-乙醇溶液中而脂肪游离出来，再用乙醚-石油醚提取出脂肪,蒸馏去除溶剂后,残留物即为乳脂。

5.2.3.2　适用范围

此法为国际标准化组织(ISO),联合国粮农组织/世界卫生组织(FAO/WHO)等采用,为乳、炼乳、奶粉、奶油等脂类定量的国际标准法。主要适用于能在碱性溶液中溶解或至少能形成均匀混悬胶体的样品,是乳品脂肪测定公认的标准方法。

适用于各种液态乳(生乳、加工乳、部分脱脂乳、脱脂乳等)、各种炼乳、奶粉、奶油及冰激凌。除乳制品外,也适用于豆乳或加工成乳状的食品。

5.2.3.3　试剂和材料

(1)氨水。250g/L,相对密度0.91。

(2)乙醇。96%(体积分数)。

(3)乙醚。不含过氧化物。

(4)石油醚。

5.2.3.4　仪器和设备

(1)电热恒温水浴。60~70℃,100℃。

(2)电热恒温烘箱。80~120℃。

(3)电子天平。感量为1mg。

(4)具塞量筒。100mL。

5.2.3.5　测定流程

氨-乙醇处理→乙醚-石油醚提取→回收溶剂。

5.2.3.6　分析步骤

(1)仪器准备。恒重烧瓶,洗涤干燥抽提器。

(2)抽提。称取乳粉1g左右(或牛奶10g),放入抽脂瓶(即具塞量筒)中,加入10mL(65±5)℃的水,混匀。加入2mL氨水,摇匀后放入(65±5)℃的水浴中,加热15~20min。

取出具塞量筒,用流水冷却至室温。加入10mL乙醇,摇匀,再加入25mL乙醚振摇1min,再加入25mL石油醚,震荡30s静止30min,待分层清晰后,用移液管将有机层吸入至已恒重的接收瓶中。再加乙醚、石油醚(2~3次)的重复提取(每次用15mL),将有机层合并于同一接收瓶中。

(3)蒸发溶剂、烘干、称重。将接收瓶放置100℃水浴中蒸去醚液后,置于100~105℃烘箱干燥2h,取出置于干燥器中,冷却至室温后称量,反复操作直至恒重。

5.2.3.7　分析结果的表述

试样中粗脂肪的含量按式（5-4）计算。

$$X(\%) = (M_2 - M_1)/M \times 100 \qquad (5\text{-}4)$$

式中：

X——试样中粗脂肪的含量（%）；

M——样品质量，单位为克（g）；

M_1——接收瓶质量，单位为克（g）；

M_2——接收瓶和脂肪的质量，单位为克（g）。

5.2.4　巴布科克法和盖勃法

巴布科克法和盖勃法是由两个科学家研制出来，这两种方法都是用来提取乳制品中的脂肪，也叫湿法提取，因为样品不需要事先烘干，脂肪在牛乳中以乳胶体形式存在，要测定脂肪必须要破坏乳胶体脂肪与其他非脂成分分离，分离出来的非脂成分一般用浓硫酸分解，用容量法定量，操作简便。

5.2.4.1　巴布科克法

（1）原理。牛乳是乳浊液，它的脂类在牛乳中并不是以溶解状态存在，而是以脂肪球呈乳浊液状态存在，在它周围有一层膜，这层膜使脂肪球得以在乳中保持乳浊液的稳定状态，这层膜其中含有蛋白质、磷脂等多种物质，用浓硫酸溶解乳中的乳糖和蛋白质等非脂成分，将牛奶中的酪蛋白钙盐转变成可溶性的重硫酸酪蛋白，使脂肪球膜被破坏，脂肪游离出来，再利用加热离心，使脂肪完全迅速分离，直接读取脂肪层的数值，便可知被测乳的含脂率。

（2）适应范围与特点。测定乳脂肪的标准方法，适用于鲜乳及乳制品脂肪的测定。

（3）仪器。

①巴布科克氏乳脂瓶。颈部刻度有0.0～8.0%、0.0～10.0%两种，最小刻度值为0.1%。

②乳脂离心机。

③标准移乳管。

（4）试剂。硫酸：相对密度1.816±0.003（20℃），相当于90%～91%硫酸。

（5）测定方法。精密吸取17.6mL样品，倒入巴布科克氏乳脂瓶中，再取17.5mL硫酸，沿瓶颈缓缓注入瓶中，将瓶颈回旋，使液体充分混合，至无凝块并呈均匀棕色。置乳脂离心机上，以约1 000r/min的速度离心5min，取出，加入80℃

以上的水至瓶颈基部，再置离心机中离心2min，取出后再加入80℃以上的水至脂肪浮到2或3刻度处，再置离心机中离心1min，取出后置55～60℃水浴中，5min后立即读取脂肪层最高与最低点所占的格数，即为样品含脂肪的百分数。

（6）硫酸的作用。一是溶解蛋白质；二是乳解乳糖；三是减少脂肪的吸附力。非脂成分溶解在硫酸中，这样就增加了消化液的比重（硫酸比重1.820～1.825，脂肪比重小于1），即比重大于1.820～1.825，脂肪的比重小于1的，这样就使得脂肪迅速而完全地与非脂沉淀。

5.2.4.2　盖勃法

（1）原理。在牛乳中加硫酸，可破坏牛乳的胶质性，使牛乳中的酪蛋白钙盐变成可溶性的重硫酸酪蛋白化合物，并且能减小脂肪球的吸附力，同时还可增加消化液的比重使脂肪更容易浮出液面，在操作中还需要加入异戊醇，降低脂肪球的表面张力，促进脂肪球的离析，但是异戊醇的溶解度很小，所以在操作中，不能加得太多，如果加得太多，异戊醇会进入脂肪中，使脂肪体积增大，而且会有一部分异戊醇和硫酸作用生成硫酸酯。在操作过程中加热和离心处理，目的都是使脂肪酸迅速而彻底分离。

（2）适应范围与特点。此法可用来提取乳制品中的脂肪，但此法易使糖焦化，对含糖多的乳品（如甜炼乳、加糖乳粉等）的测定结果误差较大，故不适宜。

（3）仪器。

①盖勃氏乳脂计。颈部刻度为0.0～8.0%，最小刻度为0.1%。

②盖勃氏离心机。

③标准移乳管。

（4）试剂。

①硫酸。相对密度1.816±0.003（20℃），相当于90%～91%硫酸。

②异戊醇。相对密度0.811±0.002（20℃），沸程128～132℃。

（5）测定方法。在乳脂瓶中先加入10mL硫酸，再准确量取11.0mL牛乳沿瓶壁加入，再加1mL异戊醇，充分混匀后，置于65℃水浴中5min，再以1 000r/min的速度离心5min，取出。再置于65℃水浴中，5min后立即读取指数。

5.2.4.3　其他

硫酸的浓度要严格遵守规定的要求，硫酸浓度过大会使牛乳碳化成黑色溶液而影响读数，浓度过小则不能使酪蛋白完全溶解，会使测定值偏低或使脂肪层混浊。所以最好使用质量分数在90%左右的浓硫酸，沿管壁轻轻缓慢加入试样，注意此时一定不要和硫酸混合。

盖勃法中所用异戊醇的作用是促使脂肪析出，并能降低脂肪球的表面张力，以利于形成连续的脂肪层。

　　加热（65～70℃水浴中）和离心的目的是促使脂肪离析。置于水浴中水浴，水浴液面要高于乳脂即脂肪层，再放入乳脂离心机中离心，温度会对读数有影响，因此取出应立即读数，此读数即为脂肪的百分数。

　　测定乳粉中脂肪时，可以精确称取约1g的乳粉，用10mL水完全溶解，其余按此方法进行操作，计算公式为：奶粉中的脂肪含量=（盖勃读数×11）/试样质量。

　　巴布科克法中采用17.6mL标准吸管取样，实际上注入巴氏瓶中的样品只有17.5mL，牛乳的相对密度为1.03，故样品重量为17.5×1.03=18g。巴氏瓶颈的刻度（0～10%）共10个大格，每大格容积为0.2mL，在60℃左右，脂肪的平均相对密度为0.9，故当整个刻度部分充满脂肪时，其脂肪重量为0.2×10×0.9=1.8g。18g样品中含有1.8g脂肪，即瓶颈全部刻度表示为脂肪含量10%，每一大格代表1%的脂肪。故瓶颈刻度读数即为样品中脂肪百分含量。

　　每组样品只取两格乳脂瓶进行测定。放入离心机时，必须对称放置。

5.2.5　氯仿-甲醇提取法

　　索氏抽提法只能提取游离态的脂肪，而对脂蛋白、磷脂等结合态的脂类则不能被完全提取出来，酸水解法又会使磷脂水解而损失。而在一定水分存在下，极性的甲醇与非极性的氯仿混合液（CM混合液）却能有效地提取结合态脂类。

5.2.5.1　原理

　　将试样分散于氯仿-甲醇混合液中，在水浴中轻微沸腾，氯仿-甲醇及样品中一定的水分形成提取脂类的溶剂，在使样品组织中结合态脂类游离出来的同时，与磷脂等极性脂类的亲和性增大，从而有效地提取出全部脂类，经过滤除出非脂成分，回收溶剂，对残留脂类用石油醚提取，蒸去石油醚后定量。

5.2.5.2　适用范围

　　本法适合于含结合态脂类比较高，特别是磷脂含量高的样品，如鲜鱼、贝类、肉、禽、蛋等，对于含水量高的样品更为有效。

5.2.5.3　试剂

　　（1）氯仿。体积分数97%以上。

　　（2）甲醇。体积分数96%以上。

　　（3）氯仿-甲醇混合液。按2∶1体积比混合。

　　（4）石油醚。

　　（5）无水硫酸钠。特级，在120～135℃下干燥1～2h。

5.2.5.4 仪器

（1）具塞离心管。

（2）具塞三角瓶。

（3）离心机。3 000r/min。

（4）布氏漏斗。11G-3，过滤板直径40mm，容量60～100mL。

5.2.5.5 分析步骤

（1）提取。准确称取样品5g，放入200mL具塞三角瓶（高水分食品可加适量硅藻土使其分散），加入60mL氯仿-甲醇混合液（对干燥食品可加入2～3mL水）。连接布氏漏斗，于60℃水浴中，从微沸开始计时提取1h。

（2）回收溶剂。提取结束后，取下三角瓶，用布氏漏斗过滤，滤液用另一具塞三角瓶收集，用氯仿-甲醇混合液洗涤烧瓶、滤器及滤器中的试样残渣，洗涤液并入滤液中，置于65～70℃水浴中回收溶剂，至三角瓶内物料显浓稠态，但不能使其干涸，冷却。

（3）萃取、定量。用移液管加入25mL乙醚，再加入15g无水硫酸钠，立刻加塞振荡10min，将醚层移入具塞离心管中，以3 000r/min离心5min进行分离。用移液管迅速吸取离心管中澄清的醚层10mL，于已恒重的称量瓶内，蒸发去除石油醚后，于100～105℃烘箱中烘至恒重（约30min）。

5.2.5.6 分析结果表述

试样中脂类的含量按式（5-5）计算。

$$W(\%) = (M_2 - M_1) \times 2.5 / M \times 100 \qquad (5-5)$$

式中：

W——脂类质量分数（%）；

M——试样质量，单位为克（g）；

M_1——称量瓶质量，单位为克（g）；

M_2——称量瓶和脂类质量，单位为克（g）；

2.5——从25mL乙醇中取10mL进行干燥，故乘以系数2.5。

5.2.5.7 其他

提取结束后，用玻璃过滤器过滤再用溶剂洗涤烧瓶，每次5mL洗3次，然后用30mL洗涤残渣及滤器，洗涤残渣时可用玻璃棒一边搅拌试样残渣，另一边用溶剂洗涤。

溶剂回收至残留物尚具有一定的流动性，不能完全干涸，否则脂类难以溶解于石油醚中，从而使测定结果偏低。所以最好在残留有适量水分时停止蒸发。

在进行萃取时，无水硫酸钠必须在石油醚之后加入以免影响石油醚对脂类的溶解，其加入量可根据残留物中的水分含量来确定，一般为5~15g。

5.2.6 脂肪检测方法基本情况比较

GB 5009.6—2016标准所列的索氏提取法、酸水解法和碱水解法的基本过程，都是用有机溶剂提取脂肪，然后通过蒸发去除有机溶剂，干燥后最后测得脂肪含量。索氏提取法中一般以乙醚作为提取剂，提取的物质除中性脂肪外，还有游离脂肪酸、蜡、磷脂、固醇及色素等脂溶性物质，故提出物只能称为粗脂肪。索氏提取是有机物提取常用且提取率较高的方法，但是由于乙醚不能充分渗入样品颗粒内部，或由于脂类与蛋白质或碳水化合物形成结合脂，特别是对于容易吸潮、结块、难以烘干的食品，用索氏提取法并不能将其中的脂类完全提取出来。

酸水解法可与索氏提取法结合，以提取产品中不同存在方式的脂肪。酸水解法与碱水解法原理类似，用酸或碱分解非脂肪组分，再用有机溶剂萃取，得游离态脂肪和结合态脂肪之和即为总脂肪含量。但酸水解法不适用于高糖或高磷脂样品的处理，因为在热强酸条件下，糖类易碳化，磷脂易分解为脂肪酸和碱。非乳制品脂肪测定应当以索氏提取法为基础，除高磷脂或高糖的情况，其余均可考虑同时用酸水解法。

乳及乳制品则以碱水解法为仲裁方法，盖勃法为补充。而在GB 5009.6—2016标准中未被采用的氯仿-甲醇法，则适用于含结合态酯类比较高，特别是磷脂含量高的样品，如鲜鱼、贝类、肉、禽、蛋等，对于含水量高的样品则更为有效。GB 5009.6—2016标准中脂肪检测方法基本情况见表5-3。

表5-3 脂肪检测方法基本情况比较分析

方法名称	测定参数	适用范围	不适用情况	过程及结果评价
索氏提取法	游离态脂肪	一般食品，脂肪含量较高，含结合态脂肪较少，能烘干磨细，不易吸潮结块的样品	结合态脂肪	耗时长，易偏低
酸水解法	游离态及结合态脂肪或总脂肪	某些食品，其所含脂肪包含于组织内部，如淀粉及其焙烤制品（面条、面包之类），由于乙醚不能充分渗入样品颗粒内部，或由于脂类与蛋白质或碳水化合物形成结合脂，特别是容易吸潮、结块、难以烘干的食品	高磷脂或高糖食品，如鱼、贝、蛋	固体样品前处理及索氏提取繁琐，易碳化或分解而偏低

（续表）

方法名称	测定参数	适用范围	不适用情况	过程及结果评价
碱水解法	游离态及结合态脂肪或总脂肪	巴氏杀菌乳、灭菌乳、生乳、发酵乳、调制乳、乳粉、炼乳、奶油、稀奶油、干酪和婴幼儿配方食品。除上述乳制品外，还适用于豆乳或加水显乳状的食品	非乳状食品	国际通用乳及乳制品检测方法
盖勃法	游离态及结合态脂肪或总脂肪	巴氏杀菌乳、灭菌乳、生乳	高糖或高磷脂食品及非乳状食品	精确度低，易碳化或分解而偏低

5.2.7　不同试样测定脂肪的前处理方法

不同种类的物质测定脂肪的前处理均有所差异，简要介绍几种常见食品测定脂肪含量的取样和前处理方法。

5.2.7.1　花生中粗脂肪含量的测定

花生作为世界上四大油料作物之一，脂肪和蛋白质含量丰富，为食用蛋白质、植物油及食品原料的重要来源，有很大的市场前景，测定花生的脂肪含量能为花生加工、自身品质提供衡量的依据。目前常用的脂肪测定方法有很多，但最常用的还是最为经典的索氏抽提法，具有稳定性好、准确度高的特点。

（1）取样。选取完整无坏死、无病斑、饱满的花生仁，再用四分法对花生样品进行筛选取样。

（2）样品制备。每个处理称取10g装入铝盒放入干燥箱中在105℃下干燥7h，在干燥器中冷却30min后称质量，再烘干30min后称质量，两次质量之差小于0.008g为恒质量。进行粉碎，称取2~3g样品（准确至0.000 2g），用滤纸（直径12.5cm）折叠包上，再用铅笔编上序号，即可进行抽提试验。如增加原材料浸泡时间，有利于缩短抽提时间。

5.2.7.2　食用菌中粗脂肪含量的测定

（1）取样方法和数量。将样品混匀后平铺成方形，用四分法取样，干样取样量不应少于200g；鲜样取样量不应少于1 000g；子实体单个质量大于200g的样品，取样数不应少于5个。

（2）试样的制备。

①干样。直接用剪刀剪成小块，在80℃干燥箱中烘至发脆后置于干燥器内冷却，立即粉碎。粉碎样品过孔径为0.9mm的筛。未能过筛部分再次粉碎或经钵内

研磨后过筛，直至全部样品过筛为止。过筛后的样品装入清洁的广口瓶内密封保存，备用。

②鲜样。用手撕或刀切成小块，50℃鼓风干燥6h以上，待样品半干后再逐步提高温度至80℃，烘至发脆后在干燥器内冷却，立即粉碎。

5.2.7.3　肉与肉制品中总脂肪的测定

（1）取样。

①鲜肉取样。从3～5片酮体或同规格的分割肉上取若干小块混为一份样品。每份样品为500～1 500g。

②冻肉取样。成堆产品：在堆放空间的四角和中间设采样点，每点从上、中、下3层取若干小块混为一份样品。每份样品500～1 500g。包装冻肉：随机取3～5包混合，总量不得少于1 000g。

③肉制品取样。每件500g以上的产品：随机从3～5件上取若干小块混合，共500～1 500g。每件500g以下的产品：随机取3～5件混合，总量不得少于1 000g。小块碎肉：从堆放平面的四角和中间取样混合，共500～1 500g。

（2）试样的制备。取代表性试样200g，于绞肉机中至少绞两次使其均质化并混匀，试样必须封闭贮存于一完全盛满的容器中，防止其腐败和成分变化，并尽可能提早分析试样。

5.2.7.4　粮食中粗脂肪含量的测定

（1）扦样、分样。均按GB 5491执行。

（2）样品制备。取除去杂质的干净试样30～50g，磨碎，通过孔径为1mm的圆孔筛，然后装入广口瓶中备用。试样应研磨至适当的粒度，保证连续测定10次，测定的相对标准偏差$RSD \leqslant 2.0\%$。

5.3　脂肪酸的测定

5.3.1　内标法

5.3.1.1　原理

（1）水解提取法。加入内标物的试样经水解−乙醚溶液提取其中的脂肪后，在碱性条件下皂化和甲酯化，生成脂肪酸甲酯，经毛细管柱气相色谱分析，内标法定量测定脂肪酸甲酯含量。依据各种脂肪酸甲酯含量和转换系数计算出总脂肪、饱和脂肪（酸）、单不饱和脂肪（酸）、多不饱和脂肪（酸）含量。动植物油脂试样不经脂肪提取，加入内标物后直接进行皂化和脂肪酸甲酯化。

（2）酯交换法（适用于游离脂肪酸含量不大于2%的油脂）。将油脂溶解在异辛烷中，加入内标物后，加入氢氧化钾甲醇溶液通过酯交换甲酯化，反应完全后，用硫酸氢钠中和剩余氢氧化钾，以避免甲酯皂化。

5.3.1.2　试剂和材料

除非另有说明，本方法所用试剂均为分析纯，水为GB/T 6682规定的一级水。

（1）试剂。

①盐酸（HCl）。

②氨水（$NH_3 \cdot H_2O$）。

③焦性没食子酸（$C_6H_6O_3$）。

④乙醚（$C_4H_{10}O$）。

⑤石油醚。沸程30～60℃。

⑥乙醇（C_2H_6O）（95%）。

⑦甲醇（CH_3OH）。色谱纯。

⑧氢氧化钠（NaOH）。

⑨正庚烷[$CH_3（CH_2）_5CH_3$]。色谱纯。

⑩三氟化硼甲醇溶液。浓度15%。

⑪无水硫酸钠（Na_2SO_4）。

⑫氯化钠（NaCl）。

⑬异辛烷[（CH_3）$_2CHCH_2C（CH_3）_3$]。色谱纯。

⑭硫酸氢钠（$NaHSO_4$）。

⑮氢氧化钾（KOH）。

（2）试剂配制。

①盐酸溶液（8.3mol/L）。量取250mL盐酸，用110mL水稀释，混匀。室温下可放置2个月。

②乙醚—石油醚混合液（1+1）。取等体积的乙醚和石油醚，混匀备用。

③氢氧化钠甲醇溶液（2%）。取2g氢氧化钠溶解在100mL甲醇中，混匀。

④饱和氯化钠溶液。称取360g氯化钠溶解于1.0L水中，搅拌溶解，澄清备用。

⑤氢氧化钾甲醇溶液（2mol/L）。将13.1g氢氧化钾溶于100mL无水甲醇中，可轻微加热，加入无水硫酸钠干燥，过滤，即得澄清溶液。

（3）标准品。

①十一碳酸甘油三酯（$C_{36}H_{68}O_6$，CAS号：13552-80-2）。

②混合脂肪酸甲酯标准品。

③单个脂肪酸甲酯标准品。

（4）标准溶液配制。

①十一碳酸甘油三酯内标溶液（5.00mg/mL）。准确称取2.5g（精确至0.1mg）十一碳酸甘油三酯至烧杯中，加入甲醇溶解，移入500mL容量瓶后用甲醇定容，在冰箱中冷藏可保存1个月。

②混合脂肪酸甲酯标准溶液。取出适量脂肪酸甲酯混合标准液移至10mL容量瓶中，用正庚烷稀释定容，贮存于-10℃以下冰箱，有效期3个月。

③单个脂肪酸甲酯标准溶液。将单个脂肪酸甲酯分别从安瓿瓶中取出转移到10mL容量瓶中，用正庚烷冲洗安瓿瓶，再用正庚烷定容，分别得到不同脂肪酸甲酯的单标溶液，贮存于-10℃以下冰箱，有效期3个月。

5.3.1.3 仪器设备

（1）匀浆机或实验室用组织粉碎机或研磨机。

（2）气相色谱仪。具有氢火焰离子检测器（FID）。

（3）毛细管色谱柱。聚二氰丙基硅氧烷强极性固定相，柱长100m，内径0.25mm，膜厚0.2μm。

（4）恒温水浴。控温范围40~100℃，控温±1℃。

（5）分析天平。感量0.1mg。

（6）旋转蒸发仪。

5.3.1.4 分析步骤

（1）试样的制备。在采样和制备过程中，应避免试样污染。固体或半固体试样使用组织粉碎机或研磨机粉碎，液体试样用匀浆机打成匀浆于-18℃以下冷冻保存，分析用时将其解冻后使用。

（2）试样前处理。

①水解提取法。

a.试样的称取。称取均匀试样0.1~10g（精确至0.1mg，含脂肪100~200mg）移入250mL平底烧瓶中，准确加入2.0mL十一碳酸甘油三酯内标溶液。加入约100mg焦性没食子酸，加入几粒沸石，再加入2mL 95%乙醇和4mL水，混匀。根据试样的类别选取相应的水解方法，乳制品采用碱水解法，乳酪采用酸碱水解法，动植物油脂直接进行步骤d；其余食品采用酸水解法。

注：根据实际工作需要选取内标，对于组分不确定的试样，第一次检测时不应加内标物。观察在内标物峰位置处是否有干扰峰出现，如果存在，可依次选择十三碳酸甘油三酯或十九碳酸甘油三酯或二十三碳酸甘油三酯作为内标。

b.试样的水解。

酸水解法：食品（除乳制品和乳酪），加入盐酸溶液10mL，混匀。将烧瓶放入70～80℃水浴中水解40min。每隔10min振荡一下烧瓶，使黏附在烧瓶壁上的颗粒物混入溶液中。水解完成后，取出烧瓶冷却至室温。

碱水解法：乳制品（乳粉及液体乳等试样），加入氨水5mL混匀。将烧瓶放入70～80℃水浴中水解20min。每5min振荡一下烧瓶，使黏附在烧瓶壁上的颗粒物混入溶液中。水解完成后，取出烧瓶冷却至室温。

酸碱水解法：乳酪，加入氨水5mL混匀。将烧瓶放入70～80℃水浴中水解20min。每10min振荡一下烧瓶，使黏附在烧瓶壁上的颗粒物混入溶液中。接着加入盐酸10mL，继续水解20min，每10min振荡一下烧瓶，使黏附在烧瓶壁上的颗粒物混入溶液中。水解完成后，取出烧瓶冷却至室温。

c.脂肪提取。水解后的试样，加入10mL 95%乙醇，混匀。将烧瓶中的水解液转移到分液漏斗中，用50mL乙醚-石油醚混合液冲洗烧瓶和塞子，冲洗液并入分液漏斗中，加盖。振摇5min，静置10min。将醚层提取液收集到250mL烧瓶中。按照以上步骤重复提取水解液3次，最后用乙醚-石油醚混合液冲洗分液漏斗，并收集到250mL烧瓶中。旋转蒸发仪浓缩至干，残留物为脂肪提取物。

d.脂肪的皂化和脂肪酸的甲酯化。在脂肪提取物中加入2%氢氧化钠甲醇溶液8mL，连接回流冷凝器，（80±1）℃水浴上回流，直至油滴消失。从回流冷凝器上端加入7mL 15%三氟化硼甲醇溶液，在（80±1）℃水浴中继续回流2min。用少量水冲洗回流冷凝器。停止加热，从水浴上取下烧瓶，迅速冷却至室温。

准确加入10～30mL正庚烷，振摇2min，再加入饱和氯化钠水溶液，静置分层。吸取上层正庚烷提取溶液大约5mL，至25mL试管中，加入3～5g无水硫酸钠，振摇1min，静置5min，吸取上层溶液到进样瓶中待测定。

②酯交换法。适用于游离脂肪酸含量不大于2%的油脂样品。

a.试样称取。称取试样60.0mg至具塞试管中，精确至0.1mg，准确加入2.0mL内标溶液。

b.甲酯制备。加入4mL异辛烷溶解试样，必要时可以微热使试样溶解后加入200μL氢氧化钾甲醇溶液，盖上玻璃塞猛烈振摇30s后静置至澄清。加入约1g硫酸氢钠，猛烈振摇，中和氢氧化钾。待盐沉淀后，将上层溶液移至上机瓶中，待测。

（3）测定。

①色谱参考条件。取单个脂肪酸甲酯标准溶液和脂肪酸甲酯混合标准溶液分别注入气相色谱仪，对色谱峰进行定性。

a.毛细管色谱柱。聚二氢丙基硅氧烷强极性固定相，柱长100m，内径0.25mm，膜厚0.2μm。

b.进样器温度。270℃。

c.检测器温度。280℃。

d.程序升温。初始温度100℃，持续13min；100~180℃，升温速率10℃/min，保持6min；180~200℃，升温速率1℃/min，保持20min；200~230℃，升温速率4℃/min，保持10.5min。

e.载气。氮气。

f.分流比。100∶1。

g.进样体积。1.0μL。

h.检测条件应满足理论塔板数（n）至少2 000/m，分离度（R）至少1.25。

②试样测定。试样溶液的测定：在上述色谱条件下将脂肪酸标准测定液及试样测定液分别注入气相色谱仪，以色谱峰峰面积定量。

5.3.1.5　分析结果的表述

（1）试样中单个脂肪酸甲酯含量。试样中单个脂肪酸甲酯含量按式（5-6）计算。

$$X_i = F_i \times \frac{A_i}{A_{c11}} \times \frac{p_{c11} \times V_{c11} \times 1.006\ 7}{m} \times 100 \tag{5-6}$$

式中：

X_i——试样中脂肪酸甲酯i含量，单位为克每百克（g/100g）；

F_i——脂肪酸甲酯i的响应因子；

A_i——试样中脂肪酸甲酯i的峰面积；

A_{c11}——试样中加入的内标物十一碳酸甲酯峰面积；

p_{c11}——十一碳酸甘油三酯浓度，单位为毫克每毫升（mg/mL）；

V_{c11}——试样中加入十一碳酸甘油三酯体积，单位为毫升（mL）；

1.006 7——十一碳酸甘油三酯转化成十一碳酸甲酯的转换系数；

m——试样的质量，单位为毫克（mg）；

100——将含量转换为每100g试样中含量的系数。

脂肪酸甲酯i的响应因子F_i按式（5-7）计算。

$$F_i = \frac{p_{si} \times A_{11}}{A_{si} \times p_{11}} \tag{5-7}$$

式中：

F_i——脂肪酸甲酯i的响应因子；

p_{si}——混标中各脂肪酸甲酯i的浓度，单位为毫克每毫升（mg/mL）；

A_{11}——十一碳酸甲酯峰面积；

A_{si}——脂肪酸甲酯i的峰面积；

P_{11}——混标中十一碳酸甲酯浓度，单位为毫克每毫升（mg/mL）。

（2）试样中饱和脂肪（酸）含量。试样中饱和脂肪（酸）含量按式（5-8）计算，试样中单饱和脂肪酸含量按式（5-9）计算。

$$X_{Saturated\ Fat} = \sum X_{SFAi} \qquad (5-8)$$

$$X_{SFAi} = X_{FAMEi} \times F_{FAMEi-FAi} \qquad (5-9)$$

式中：

$X_{Saturated\ Fat}$——饱和脂肪（酸）含量，单位为克每百克（g/100g）；

X_{SFAi}——单饱和脂肪酸含量，单位为克每百克（g/100g）；

X_{FAMEi}——单饱和脂肪酸甲酯含量，单位为克每百克（g/100g）；

$F_{FAMEi-FAi}$——脂肪酸甲酯转化成脂肪酸的系数。

脂肪酸甲酯i转化成为脂肪酸的系数按照式（5-10）计算。

$$F_{FAMEi-FAi} = \frac{M_{FAi}}{M_{FAMEi}} \qquad (5-10)$$

式中：

$F_{FAMEi-FAi}$——脂肪酸甲酯转化成脂肪酸的转换系数；

M_{FAi}——脂肪酸i的分子质量；

M_{FAMEi}——脂肪酸甲酯i的分子质量。

（3）试样中单不饱和脂肪（酸）含量。试样中单不饱和脂肪（酸）含量（$X_{Mono\ Unsaturated\ Fat}$）按式（5-11）计算，试样中每种单不饱和脂肪酸甲酯含量按式（5-12）计算。

$$X_{Mono\ Unsaturated\ Fat} = \sum X_{MUFAi} \qquad (5-11)$$

$$X_{PUFAi} = X_{FAMEi} \times F_{FAMEi-FAi} \qquad (5-12)$$

式中：

$X_{Mono\ Unsaturated\ Fat}$——试样中单不饱和脂肪（酸）含量，单位为克每百克（g/100g）；

X_{MUFAi}——试样中每种单不饱和脂肪酸含量，单位为克每百克（g/100g）；

X_{FAMEi}——每种单不饱和脂肪酸甲酯含量，单位为克每百克（g/100g）；

$F_{FAMEi-FAi}$——脂肪酸甲酯i转化成脂肪酸的系数。

（4）试样中多不饱和脂肪（酸）含量。试样中多不饱和脂肪（酸）含量（$X_{Poly\text{-}Unsaturated\ Fat}$）按式（5-13）计算，单个多不饱和脂肪酸含量按式（5-14）计算。

$$X_{Poly-Unsaturated\ Fat} = \sum X_{PUFAi} \qquad (5\text{-}13)$$

$$X_{PUFAi} = X_{FAMEi} \times F_{FAMEi-FAi} \qquad (5\text{-}14)$$

式中：

$X_{Poly\text{-}Unsaturated\ Fat}$——试样中多不饱和脂肪（酸）含量，单位为克每百克（g/100g）；

X_{PUFAi}——试样中单个多不饱和脂肪酸含量，单位为克每百克（g/100g）；

X_{FAMEi}——单个多不饱和脂肪酸甲酯含量，单位为克每百克（g/100g）；

$F_{FAMEi-FAi}$——脂肪酸甲酯转化成脂肪酸的系数。

（5）试样中总脂肪含量。试样中总脂肪含量按式（5-15）计算。

$$X_{Total\ Fat} = \sum X_i \times F_{FAMEi-TGi} \qquad (5\text{-}15)$$

式中：

$X_{Total\ Fat}$——试样中总脂肪含量，单位为克每百克（g/100g）；

X_i——试样中单个脂肪酸甲酯i含量，单位为克每百克（g/100g）；

$F_{FAMEi-TGi}$——脂肪酸甲酯i转化成甘油三酯的系数。

脂肪酸甲酯i转化成为脂肪酸甘油三酯的系数按式（5-16）计算。

$$F_{FAMEi-TGi} = \frac{M_{TGi} \times \frac{1}{3}}{M_{FAMEi}} \qquad (5\text{-}16)$$

式中：

$F_{FAMEi-TGi}$——脂肪酸甲酯i转化成为脂肪酸甘油三酯的系数；

M_{TGi}——脂肪酸甘油三酯i的分子质量；

M_{FAMEi}——脂肪酸甲酯i的分子质量。

结果保留3位有效数字。

5.3.2 外标法

5.3.2.1 原理

（1）水解提取法。试样经水解，乙醚溶液提取其中的脂肪后，在碱性条件下皂化和甲酯化，生成脂肪酸甲酯，经毛细管柱气象色谱分析，外标法定量测定脂肪酸的含量。

（2）乙酰氯–甲醇法（适用于含水量小于5%的乳粉和无水奶油试样）。乙酰氯与甲醇反应得到的盐酸–甲醇使其中的脂肪和游离脂肪酸甲酯化，用甲苯提取后，经气相色谱仪分离检测，外标法定量。

（3）酯交换法（适用于游离脂肪酸含量不大于2%的油脂）。将油脂溶解在异辛烷中，加入氢氧化钾甲醇溶液通过酯交换甲酯化，反应完全后，用硫酸氢钠中和剩余氢氧化钾，外标法定量测定脂肪酸的含量。

5.3.2.2 试剂和材料

除非另有说明，本方法所用试剂均为分析纯，水为GB/T 6682规定的一级水。

（1）试剂。

①盐酸（HCl）。

②氨水（$NH_3 \cdot H_2O$）。

③焦性没食子酸（$C_6H_6O_3$）。

④乙醚（$C_4H_{10}O$）。

⑤石油醚。沸程30～60℃。

⑥乙醇（C_2H_6O）（95%）。

⑦甲醇（CH_3OH）。色谱纯。

⑧氢氧化钠（NaOH）。

⑨正庚烷[$CH_3（CH_2）_5CH_3$]。色谱纯。

⑩三氟化硼甲醇溶液。浓度15%。

⑪无水硫酸钠（Na_2SO_4）。

⑫氯化钠（NaCl）。

⑬无水碳酸钠（Na_2CO_3）。

⑭甲苯（C_7H_8）。色谱纯。

⑮乙酰氯（C_2H_3ClO）。

⑯异辛烷[（CH_3）$_2CHCH_2C（CH_3）_3$]。色谱纯。

⑰硫酸氢钠（$NaHSO_4$）。

⑱氢氧化钾（KOH）。

（2）试剂配制。

①盐酸溶液（8.3mol/L）。量取250mL盐酸，用110mL水稀释，混匀。室温下可放置2个月。

②乙醚-石油醚混合液（1+1）。取等体积的乙醚和石油醚，混匀备用。

③氢氧化钠甲醇溶液（2%）。取2g氢氧化钠溶解在100mL甲醇中，混匀。

④饱和氯化钠溶液。称取360g氯化钠溶解于1.0L水中，搅拌溶解，澄清备用。

⑤乙酰氯甲醇溶液（体积分数为10%）。量取40mL甲醇于100mL干燥的烧杯中，准确吸取5.0mL乙酰氯逐滴缓慢加入，不断搅拌，冷却至室温后转移并定容至50mL干燥的容量瓶中。临用前配制。

注：乙酰氯为刺激性试剂，配制乙酰氯甲醇溶液时应不断搅拌防止喷溅，注意防护。

⑥碳酸钠溶液（6%）。称取6g无水碳酸钠于100mL烧杯中，加水溶解，转移并用水定容至100mL容量瓶中。

⑦氢氧化钾甲醇溶液（2mol/L）。将13.1g氢氧化钾溶于100mL无水甲醇中，可轻微加热，加入无水硫酸钠干燥，过滤，即得澄清溶液。

（3）标准品。

①混合脂肪酸甲酯标准品。

②单个脂肪酸甲酯标准品。

③脂肪酸甘油三酯标准品。纯度≥99%。

（4）标准溶液配制。

①单个脂肪酸甲酯标准溶液。将单个脂肪酸甲酯分别从安瓿瓶中取出转移到10mL容量瓶中，用正庚烷冲洗安瓿瓶，再用正庚烷定容，分别得到不同脂肪酸甲酯的单标溶液，贮存于-10℃以下冰箱，有效期3个月。

②脂肪酸甘油三酯标准工作液。根据试样中所要分析脂肪酸的种类选择相应甘油三酯标准品，用甲苯配制适当浓度的标准工作液，于-10℃以下冰箱中保存，有效期3个月。

5.3.2.3　仪器设备

（1）匀浆机或实验室用组织粉碎机或研磨机。

（2）气相色谱仪。具有氢火焰离子检测器（FID）。

（3）毛细管色谱柱。聚二氰丙基硅氧烷强极性固定相，柱长100m，内径0.25mm，膜厚0.2μm。

（4）恒温水浴。控温范围40～100℃，控温±1℃。

（5）分析天平。感量0.1mg。

（6）离心机。转速≥5 000r/min。

（7）旋转蒸发仪。

（8）螺口玻璃管（带有聚四氟乙烯做内垫的螺口盖）。15mL。

（9）离心管。50mL。

5.3.2.4　分析步骤

（1）试样的制备。在采样和制备过程中，应避免试样污染。固体或半固体试样使用组织粉碎机或研磨机粉碎，液体试样用匀浆机打成匀浆于-18℃以下冷冻保存，分析用时将其解冻后使用。

（2）试样前处理。

①水解提取法。

a.试样的称取。称取均匀试样0.1～10g（精确至0.1mg，含脂肪100～200mg）移入250mL平底烧瓶中，加入约100mg焦性没食子酸，加入几粒沸石，再加入2mL 95%乙醇，混匀。根据试样的类别选取不同的水解方法。

b.试样的水解。

酸水解法：食品（除乳制品和乳酪），加入盐酸溶液10mL，混匀。将烧瓶放入70～80℃水浴中水解40min。每隔10min振荡一下烧瓶，使黏附在烧瓶壁上的颗粒物混入溶液中。水解完成后，取出烧瓶冷却至室温。

碱水解法：乳制品（乳粉及液态乳等试样），加入氨水5mL，混匀。将烧瓶放入70～80℃水浴中水解20min。每5min振荡一下烧瓶，使黏附在烧瓶壁上的颗粒物混入溶液中。水解完成后，取出烧瓶冷却至室温。

酸碱水解法：乳酪，加入氨水5mL，混匀。将烧瓶放入70～80℃水浴中水解20min。每隔10min振荡一下烧瓶，使黏附在烧瓶壁上的颗粒物混入溶液中。接着加入盐酸10mL，继续水解20min，每10min振荡一下烧瓶，使黏附在烧瓶壁上的颗粒物混入溶液中。水解完成后，取出烧瓶冷却至室温。

c.脂肪提取。水解后的试样，加入10mL 95%乙醇，混匀。将烧瓶中的水解液转移到分液漏斗中，用50mL乙醚-石油醚混合液冲洗烧瓶和塞子，冲洗液并入分液漏斗中，加盖。振摇5min，静置10min。将醚层提取液收集到250mL烧瓶中。按照以上步骤重复提取水解液3次，最后用乙醚-石油醚混合液冲洗分液漏斗，并收集到250mL烧瓶中。旋转蒸发仪浓缩至干，残留物为脂肪提取物。

d.脂肪的皂化和脂肪酸的甲酯化。在脂肪提取物中加入2%氢氧化钠甲醇溶液8mL，连接回流冷凝器，（80±1）℃水浴上回流，直至油滴消失。从回流冷凝器上端加入7mL 15%三氟化硼甲醇溶液，在（80±1）℃水浴中继续回流2min。用少量水冲洗回流冷凝器。停止加热，从水浴中取下烧瓶，迅速冷却至室温。

准确加入10～30mL正庚烷，振荡2min，再加入饱和氯化钠水溶液，静置分层。吸取上层正庚烷提取溶液大约5mL，至25mL试管中，加入3～5g无水硫酸钠，振摇1min，静置5min，吸取上层溶液到进样瓶中待测定。

动植物油脂试样不经脂肪提取，直接进行皂化和脂肪酸甲酯化。

②乙酰氯-甲醇法。

a.试样称取。准确称取乳粉试样0.5g或无水奶油试样0.2g（均精确到0.1mg）

于15mL干燥螺口玻璃管中，加入5.0mL甲苯。

b.试样测定液的制备。向试样中加入10%乙酰氯甲醇溶液6mL，充氮气后，旋紧螺旋盖。振荡混合后于（80±1）℃水浴中放置2h，期间每隔20min取出振摇1次，水浴后取出冷却至室温。将反应后的样液转移至50mL离心管中，分别用3mL碳酸钠溶液清洗玻璃管3次，合并碳酸钠溶液于50mL离心管中，混匀。5 000r/min离心5min。取上清液作为试液，气相色谱仪测定。

③酯交换法。

a.试样称取。称取试样60.0mg至具塞试管中，精确至0.1mg。

b.甲酯制备。加入4mL异辛烷溶解试样，必要时可以微热使试样溶解后加入200μL氢氧化钾甲醇溶液，盖上玻璃塞猛烈振摇30s后静置至澄清。加入约1g硫酸氢钠，猛烈振摇，中和氢氧化钾。待盐沉淀后，将上层溶液移至上机瓶中，待测。

（3）标准测定液的制备。准确吸取脂肪酸甘油三酯标准工作液0.5μL，按前面甲酯制备中的相应步骤进行相同的前处理。

（4）色谱测定。取单个脂肪酸甲酯标准溶液和脂肪酸甲酯混合标准溶液分别注入气相色谱仪，对色谱峰进行定性。

a.毛细管色谱柱。聚二氢丙基硅氧烷强极性固定相，柱长100m，内径0.25mm，膜厚0.2μm。

b.进样器温度。270℃。

c.检测器温度。280℃。

d.程序升温。初始温度100℃，持续13min；100~180℃，升温速率10℃/min，保持6min；180~200℃，升温速率1℃/min，保持20min；200~230℃，升温速率4℃/min，保持10.5min。

e.载气。氮气。

f.分流比。100∶1。

g.进样体积。1.0μL。

h.检测条件应满足理论塔板数（n）至少2 000/m，分离度（R）至少1.25。

5.3.2.5 分析结果的表述

（1）试样中各脂肪酸的含量。以色谱峰峰面积定量，试样中各脂肪酸的含量按式（5-17）计算。

$$X_i = \frac{A_i \times m_{Si} \times F_{TGi-FAi}}{A_{Si} \times m} \times 100 \tag{5-17}$$

式中：

X_i——试样中各脂肪酸的含量，单位为克每百克（g/100g）；

A_i——试样测定液中各脂肪酸甲酯的峰面积；

m_{Si}——在标准测定液的制备中吸取的脂肪酸甘油三酯标准工作液中所含有的标准品的质量，单位为毫克（mg）；

$F_{TGi\text{-}FAi}$——各脂肪酸甘油三酯转化为脂肪酸的换算系数；

A_{Si}——标准测定液中各脂肪酸的峰面积；

m——试样的称样质量，单位为毫克（mg）；

100——将含量转换为每100g试样中含量的系数。

（2）试样中总脂肪酸的含量。试样中总脂肪酸的含量按式（5-18）计算。

$$X_{Total\ FA} = \sum X_i \qquad (5\text{-}18)$$

式中：

$X_{Total\ FA}$——试样中总脂肪酸的含量，单位为克每百克（g/100g）；

X_i——试样中各脂肪酸的含量，单位为克每百克（g/100g）。

结果保留3位有效数字。

5.3.3 内标法

5.3.3.1 原理

（1）水解提取法。试样经水解，乙醚溶液提取其中的脂肪后，在碱性条件下皂化和甲酯化，生成脂肪酸甲酯，经毛细管柱气象色谱分析，面积归一化法定量测定脂肪酸百分含量。

动植物油脂试样不经脂肪提取，直接进行皂化和脂肪酸甲酯化。

（2）酯交换法（适用于游离脂肪酸含量不大于2%的油脂）。将油脂试样溶解在异辛烷中，加入氢氧化钾甲醇溶液通过酯交换甲酯化，反应完全后，用硫酸氢钠中和剩余氢氧化钾，面积归一化法定量测定脂肪酸百分含量。

5.3.3.2 试剂和材料

除非另有说明，本方法所用试剂均为分析纯，水为GB/T 6682规定的一级水。

（1）试剂。

①盐酸（HCl）。

②氨水（$NH_3 \cdot H_2O$）。

③焦性没食子酸（$C_6H_6O_3$）。

④乙醚（$C_4H_{10}O$）。

⑤石油醚。沸程30～60℃。

⑥乙醇（C_2H_6O）（95%）。

⑦甲醇（CH_3OH）。色谱纯。

⑧氢氧化钠（NaOH）。

⑨正庚烷[$CH_3(CH_2)_5CH_3$]。色谱纯。

⑩三氟化硼甲醇溶液。浓度15%。

⑪无水硫酸钠（Na_2SO_4）。

⑫氯化钠（NaCl）。

⑬异辛烷[$(CH_3)_2CHCH_2C(CH_3)_3$]。色谱纯。

⑭硫酸氢钠（$NaHSO_4$）。

⑮氢氧化钾（KOH）。

（2）试剂配制。

①盐酸溶液（8.3mol/L）。量取250mL盐酸，用110mL水稀释，混匀。室温下可放置2个月。

②乙醚-石油醚混合液（1+1）。取等体积的乙醚和石油醚，混匀备用。

③氢氧化钠甲醇溶液（2%）。取2g氢氧化钠溶解在100mL甲醇中，混匀。

④饱和氯化钠溶液。称取360g氯化钠溶解于1.0L水中，搅拌溶解，澄清备用。

⑤氢氧化钾甲醇溶液（2mol/L）。将13.1g氢氧化钾溶于100mL无水甲醇中，可轻微加热，加入无水硫酸钠干燥，过滤，即得澄清溶液。

（3）标准品。

①混合脂肪酸甲酯标准品。

②单个脂肪酸甲酯标准品。

（4）标准溶液配制。单个脂肪酸甲酯标准溶液：将单个脂肪酸甲酯分别从安瓿瓶中取出转移到10mL容量瓶中，用正庚烷冲洗安瓿瓶，再用正庚烷定容，分别得到不同脂肪酸甲酯的单标溶液，贮存于冰箱-10℃以下，有效期3个月。

5.3.3.3　仪器设备

（1）匀浆机或实验室用组织粉碎机或研磨机。

（2）气相色谱仪。具有氢火焰离子检测器（FID）。

（3）毛细管色谱柱。聚二氰丙基硅氧烷强极性固定相，柱长100m，内径0.25mm，膜厚0.2μm。

（4）恒温水浴。控温范围40～100℃，控温±1℃。

（5）分析天平。感量0.1mg。

（6）旋转蒸发仪。

5.3.3.4 分析步骤

（1）试样的制备。在采样和制备过程中，应避免试样污染。固体或半固体试样使用组织粉碎机或研磨机粉碎，液体试样用匀浆机打成匀浆-18℃以下冷冻保存，分析用时将其解冻后使用。

（2）水解提取法。

①试样的称取。称取均匀试样0.1～10g（精确至0.1mg，含脂肪100～200mg）移入250mL平底烧瓶中，加入约100mg焦性没食子酸，加入几粒沸石，再加入2mL 95%乙醇，混匀。根据试样的类别选取不同的水解方法。

②试样的水解。

酸水解法：食品（除乳制品和乳酪），加入盐酸溶液10mL，混匀。将烧瓶放入70～80℃水浴中水解40min。每隔10min振荡一下烧瓶，使黏附在烧瓶壁上的颗粒物混入溶液中。水解完成后，取出烧瓶冷却至室温。

碱水解法：乳制品（乳粉及液体乳等试样），加入氨水5mL混匀。将烧瓶放入70～80℃水浴中水解20min。每5min振荡一下烧瓶，使黏附在烧瓶壁上的颗粒物混入溶液中。水解完成后，取出烧瓶冷却至室温。

酸碱水解法：乳酪，加入氨水5mL混匀。将烧瓶放入70～80℃水浴中水解20min。每10min振荡一下烧瓶，使黏附在烧瓶壁上的颗粒物混入溶液中。接着加入盐酸10mL，继续水解20min，每10min振荡一下烧瓶，使黏附在烧瓶壁上的颗粒物混入溶液中。水解完成后，取出烧瓶冷却至室温。

③脂肪提取。水解后的试样，加入10mL 95%乙醇，混匀。将烧瓶中的水解液转移到分液漏斗中，用50mL乙醚-石油醚混合液冲洗烧瓶和塞子，冲洗液并入分液漏斗中，加盖。振摇5min，静置10min。将醚层提取液收集到250mL烧瓶中。按照以上步骤重复提取水解液3次，最后用乙醚-石油醚混合液冲洗分液漏斗，并收集到250mL烧瓶中。旋转蒸发仪浓缩至干，残留物为脂肪提取物。

④脂肪的皂化和脂肪酸的甲酯化。在脂肪提取物中加入2%氢氧化钠甲醇溶液8mL，连接回流冷凝器，（80±1）℃水浴上回流，直至油滴消失。从回流冷凝器上端加入7mL 15%三氟化硼甲醇溶液，在（80±1）℃水浴中继续回流2min。用少量水冲洗回流冷凝器。停止加热，从水浴上取下烧瓶，迅速冷却至室温。

准确加入10～30mL正庚烷，振摇2min，再加入饱和氯化钠水溶液，静置分层。吸取上层正庚烷提取溶液大约5mL，至25mL试管中，加入3～5g无水硫酸钠，振摇1min，静置5min，吸取上层溶液到进样瓶中待测定。

⑤色谱测定。取单个脂肪酸甲酯标准溶液和脂肪酸甲酯混合标准溶液分别注入气相色谱仪，对色谱峰进行定性。

　　a.毛细管色谱柱。聚二氢丙基硅氧烷强极性固定相，柱长100m，内径0.25mm，膜厚0.2μm。

　　b.进样器温度。270℃。

　　c.检测器温度。280℃。

　　d.程序升温。初始温度100℃，持续13min；100～180℃，升温速率10℃/min，保持6min；180～200℃，升温速率1℃/min，保持20min；200～230℃，升温速率4℃/min，保持10.5min。

　　e.载气。氮气。

　　f.分流比。100∶1。

　　g.进样体积。1.0μL。

　　h.检测条件应满足理论塔板数（n）至少2 000/m，分离度（R）至少1.25。

　　（3）酯交换法。

　　①试样称取。称取试样60.0mg至具塞试管中，精确至0.1mg。

　　②甲酯制备。加入4mL异辛烷溶解试样，必要时可以微热使试样溶解后加入200μL氢氧化钾甲醇溶液，盖上玻璃塞猛烈振摇30s后静置至澄清。加入约1g硫酸氢钠，猛烈振摇，中和氢氧化钾。待盐沉淀后，将上层溶液移至上机瓶中，待测。

5.3.3.5　分析结果的表述

　　试样中某个脂肪酸占总脂肪酸的百分比Y_i按式（5-19）计算，通过测定相应峰面积对所有成分峰面积总和的百分数来计算给定组分i的含量。

$$Y_i = \frac{A_{Si} \times F_{FAMEi} - F_{Ai}}{\sum A_{Si} \times F_{FAMEi} - F_{Ai}} \qquad （5\text{-}19）$$

　　式中：

　　Y_i——试样中某个脂肪酸占总脂肪酸的百分比（%）；

　　A_{Si}——试样测定液中各脂肪酸甲酯的峰面积；

　　$F_{FAMEi}-F_{Ai}$——脂肪酸甲酯i转化成脂肪酸的系数；

　　$\sum A_{Si}$——试样测定液中各脂肪酸甲酯的峰面积之和。

　　结果保留3位有效数字。

5.3.3.6　精密度

　　在重复性条件下获得的两次独立测定结果的绝对差值不得超过算术平均值的10%。

5.4 实例分析

以十七烷酸甲酯为内标物，应用毛细管气相色谱同时测定沙棘油中6种脂肪酸（棕榈酸、棕榈油酸、硬脂酸、油酸、亚油酸、亚麻酸）。样品经氢氧化钾-甲醇皂化、三氟化硼-甲醇酯化后使生成相应的脂肪酸甲酯，以DM-FFAP毛细管柱分离，火焰离子化检测器测定。用保留时间定性，内标法定量。结果表明，在所选择的色谱条件下，上述脂肪酸在10min内获得较好的分离；6种脂肪酸的峰面积与其质量浓度有良好的线性关系，相关系数均大于0.999 8；样品加标回收率（$n=6$）为92.1%～101.4%；相对标准偏差为2.37%～4.19%；最低检出限为4.0mg/L。该方法操作简便、快速、准确，适合批量样品的测定。

5.4.1 仪器与试剂

5.4.1.1 仪器

（1）GC-14B气相色谱仪，配备FID检测器。日本岛津仪器公司。

（2）N2000色谱工作站。浙江大学智能信息工程有限公司。

5.4.1.2 试剂

棕榈酸甲酯、棕榈油酸甲酯、十七烷酸甲酯、硬脂酸甲酯、油酸甲酯、亚油酸甲酯、亚麻酸甲酯标准品、纯度≥99%；棕榈酸（C16∶0）、棕榈油酸（C16∶1）、硬脂酸（C18∶0）、油酸（C18∶1）、亚油酸（C18∶2）、亚麻酸（C18∶3）标准品：美国Sigma Fluka公司。

5.4.2 试验方法

5.4.2.1 样品预处理

准确称取沙棘油样品100mg，置10mL具塞试管中，加0.5mol/L氢氧化钾-甲醇溶液2mL，摇匀，充氮气，在60℃水浴中放置20min，待油滴溶解，取出冷却至室温；加15%三氟化硼甲醇溶液2mL，摇匀，充氮气，在60℃水浴放置6min，取出冷却至室温，准确加入5.0mg/mL十七烷酸甲酯内标溶液2.0mL，振摇，加饱和氯化钠溶液2mL，静置，吸取上清液至样品瓶待分析。

5.4.2.2 标准溶液的配制

（1）脂肪酸甲酯标准溶液。准确称取适量棕榈酸甲酯、棕榈油酸甲酯、十七烷酸甲酯、硬脂酸甲酯、油酸甲酯、亚油酸甲酯、亚麻酸甲酯标准品，用正己烷配制成浓度分别为50.0mg/mL、20.0mg/mL、5.0mg/mL、6.0mg/mL、

50.0mg/mL、50.0mg/mL、40.0mg/mL的混合储备液，充分摇匀备用。

（2）十七烷酸甲酯内标溶液。准确称取适量十七烷酸甲酯标准品，用正己烷配制成5.0mg/mL溶液，充分摇匀备用。

（3）脂肪酸标准溶液。准确称取适量棕榈酸、棕榈油酸、硬脂酸、油酸、亚油酸、亚麻酸标准品，用甲醇配成浓度分别为20.0mg/mL、2.0mg/mL、5.0mg/mL、50.0mg/mL、90.0mg/mL、50.0mg/mL的混合储备液，充分摇匀备用。准确称取5.0mL脂肪酸混合储备液于25mL容量瓶中，用甲醇定容，配制成浓度分别为4.0mg/mL、0.5mg/mL、1.0mg/mL、10.0mg/mL、18.0mg/mL、10.0mg/mL的标准使用液，试验前配制。

（4）色谱条件。色谱柱：DM-FFAP石英毛细管柱，30m×0.32mmi.d.×0.25μm；汽化室温度：250℃；检测器温度：250℃；色谱柱初始温度200℃，保持2min，以5℃/min升至230℃，保持2min；载气：高纯氮；柱流速：2.0mL/min；尾吹流速：40mL/min；氢气流速：35mL/min；空气流速：350mL/min；分流比50∶1；进样量1μL。

5.4.3　结果

5.4.3.1　线性测定结果与检出限

分别称取0.25mL、0.50mL、1.0mL、1.5mL、2.0mL脂肪酸甲酯混合标准储备液，用5.0mg/mL十七烷酸甲酯内标溶液稀释至5.0mL，摇匀，在上述色谱条件下分析测定。以标准品与内标物的质量浓度比为横坐标（x），相对应的标准品与内标物峰面积比为纵坐标（y），进行线性回归，并根据信噪比$S/N=3$，计算最低检测浓度，结果见表5-4。试验结果表明，相关系数均在0.999 8以上，说明在测定的浓度范围内，FID的响应与脂肪酸甲酯的质量浓度呈线性相关。

表5-4　线性测定结果与检出限

脂肪酸	线性范围（mg/mL）	回归方程	相关系数	检出限（mg/L）
棕榈酸	2.5～20.0	$y=-0.007\ 1+1.023\ 8x$	0.999 9	4.0
棕榈烯酸	1.0～8.0	$y=-0.007\ 4+1.053\ 6x$	0.999 8	4.0
硬脂酸	0.3～2.4	$y=0.001\ 0+1.053\ 6x$	0.999 8	4.0
油酸	2.5～20.0	$y=0.003\ 5+1.074\ 1x$	0.999 9	4.0
亚油酸	2.5～20.0	$y=0.006\ 7+1.078\ 1x$	0.999 9	4.0
亚麻酸	2.0～16.0	$y=-0.002\ 6+1.078\ 9x$	0.999 9	4.0

5.4.3.2　精密度测定结果

称取沙棘籽油1号样品6份，按上述条件及方法分析测定，测定结果、平均值及相对标准偏差见表5-5。结果表明，被测定脂肪酸的相对标准偏差均小于4.0%，方法重现性好。

表5-5　精密度测定结果（g/100g）

样品	棕榈酸	棕榈烯酸	硬脂酸	油酸	亚油酸	亚麻酸
1	7.46	0.87	1.95	18.86	34.41	23.32
2	7.59	0.83	1.97	18.79	34.56	23.74
3	7.63	0.92	1.88	18.51	33.72	22.86
4	7.59	0.86	1.95	18.83	34.60	23.46
5	7.36	0.84	1.95	18.68	33.81	22.75
6	7.67	0.89	1.90	18.82	34.47	23.45
平均值（g/100g）	7.55	0.87	1.93	18.75	34.26	23.26
相对标准偏差（%）	1.55	3.81	1.82	0.68	1.02	1.64

5.4.3.3　回收率测定结果

称取沙棘籽油1号样品6份，每份50mg，置10mL具塞试管中，每2份分别准确加入0.8mL、1.0mL、1.2mL的脂肪酸混合标准使用液，充分混匀，测定各脂肪酸含量，计算回收率，结果见表5-6。试验结果表明，在所选择的方法和条件下，回收率符合试验要求。

表5-6　回收率测定结果

脂肪酸	本底值（mg）	检出量（mg）	回收率（mg）	变异系数（%）
棕榈酸	3.81	7.76	98.6	2.37
棕榈烯酸	0.44	0.90	92.1	3.38
硬脂酸	0.98	1.95	97.5	3.76
油酸	9.47	19.62	101.4	3.57
亚油酸	17.30	35.33	100.2	2.78
亚麻酸	11.74	21.33	95.8	4.19

由此可见，毛细管气相色谱法具有操作简便、快速、准确，适合测定批量农产品中的脂肪酸。

6 维生素

6.1 概述

6.1.1 定义和特点

维生素是维持人体生理功能所必需的一类有机化合物。其种类很多，目前已确认的有30余种，其中被认为对维持人体健康和促进发育至关重要的有20余种。维生素的命名多根据发现的时间顺序以英文字母排序，如维生素A、维生素B$_1$、维生素C等。也有根据特定生理功能命名的，如抗干眼病因子、抗坏血酸、生育酚等，或按照其化学结构命名的，如视黄醇、硫胺素等。维生素结构复杂，理化性质及生理功能各异，但具有以下共同特点：①它们或其前体化合物都在天然食物中存在。②不能供给机体热能，也不是构成组织的基本原料，主要功能是通过作为辅酶的成分调节代谢过程，需要量极少。③一般在体内不能合成，或合成量不能满足生理需要，必须经常从食物中摄取。④长期缺乏任何一种维生素都会导致相应的疾病，但是，摄入量过多，超过生理需要量时，可导致体内积存过多而引起中毒。

6.1.2 分类

按照维生素的溶解性能，习惯上分为两大类：脂溶性维生素和水溶性维生素。前者能溶于脂肪或脂溶剂，是在食物中与脂类共存的一类维生素，包括维生素A、维生素D、维生素E、维生素K各小类，其共同特点是摄入后存在于脂肪组织中，不能从尿中排出，大剂量摄入时可能引起中毒；后者溶于水，包括维生素B、维生素C各小类，其共同特点是一般只存在于植物性食品中，满足组织需要后都能从机体排出。维生素的类别见表6-1。

表6-1　维生素的类别

类别	名称	英文名
脂溶性 维生素	维生素A（A$_1$、A$_2$） 维生素D（D$_2$、D$_3$、D$_4$、D$_5$） 维生素E（α-、β-、γ-、δ-等8种） 维生素K（K$_1$、K$_2$）	Vitamin A，antixerophthalmic vitamin Vitamin D，antirachitic vitamin Vitamin E，α-tocopherol VitaminK（K$_1$: phylloquinone，K$_2$: farnoquinone）
水溶性 维生素	B族维生素 维生素B$_1$（硫胺素） 维生素B$_2$（核黄素） 维生素B$_3$（烟酸、烟酰胺） 维生素B$_5$（泛酸、遍多酸） 维生素B$_6$（吡哆素） 维生素B$_7$（生物素） 维生素B$_{11}$（叶酸） 维生素B$_{12}$（钴胺素） 维生素C	Vitamin B complex Vitamin B$_1$，thiamine，aneurine Vitamin B$_2$，riboflavin flavin Vitamin B$_3$，nicotinamide，niacin Vitamin B$_5$，pantothenic acid Vitamin B$_6$，pyridoxine Vitamin B$_7$，vitamin H，biotin Vitamin B$_{11}$，folic acid，folacin，Pteroyl glutamic acid Vitamin B$_{12}$，cobalamins Vitamin C，ascorbic acid

6.1.2.1　脂溶性维生素

（1）维生素A。维生素A的主要功能是保护眼睛和全身上皮组织间接抵抗各种疾病的感染。主要来源于鱼肝油，胡萝卜，动物的肝、肾，乳类、蛋黄，有色蔬菜（南瓜、鸡毛菜、芥菜、紫菜等）及黄色水果（杏、柿等）。人体缺乏维生素A会造成夜盲、干眼症、角膜软化甚至穿孔、失明以及免疫力低下。维生素A只存在于动物组织中，在植物体内则以胡萝卜素的形式存在。维生素A为条状淡黄色晶体，熔点62～64℃，不溶于水，能溶于乙醇、甲醇、氯仿、乙醚和苯等有机溶剂。易被氧化破坏，对酸不稳定，但却经得起沸腾的碱处理。维生素A有许多异构体，在动物的脂肪中存在的维生素A的母体化合物称为视黄醇，即维生素A$_1$，在鱼肝油中存在一种类视黄醇物质，其生物效能为视黄醇的40%，在3位上脱氢，称作3-脱氢视黄醇，又称作维生素A$_2$，它们结构式如下：

视黄醇（维生素A$_1$）

3-脱氢视黄醇（维生素A$_2$）

（2）维生素E。维生素E又称生育酚，属于酚类物质。维生素E的主要功能是利用它的抗氧化性质来防止心脏病，并且它增进了循环，有助于防止血凝。维生素E也能抵抗某种癌症，延缓衰老，预防白内障，而且对免疫系统正常发挥它的功能也有帮助作用。它也可以帮助伤口愈合。维生素E广泛分布于动植物组织中，特别是油料种子、某些谷物、坚果和绿色蔬菜中，人体缺乏维生素E会过早衰老，肌肉虚弱，走路困难，容易被传染，伤口愈合能力差，容易疲劳。红细胞被破坏、肌肉的变性、贫血症、生殖机能障碍。目前已经确认的有8种异构体：α-、β-、γ-、δ-生育酚和α-、β-、γ-、δ-生育三烯酚。其中以α-生育酚的活性最高，若以α-生育酚的生理活性为100，则β-、γ-生育酚和δ-生育三烯酚的活性分别为40、8及20，其他形式的活性更低。故通常都以α-生育酚作为维生素E的代表进行研究。生育酚和生育三烯酚之间的区别在于后者的侧链上有3个双键，不同生育酚或生育三烯酚之间的区别是环状结构上的甲基的数目和位置不同。维生素E为黄色油状液体，溶于脂溶性溶剂，对热稳定，在酸性环境下比碱性环境下稳定。在无氧条件下，对热和光以及对碱性环境也相对较为稳定。

（3）维生素D。指含有抗佝偻病活性的一类物质，又称钙（或骨）化醇，系类固醇的衍生物，是一类关系钙、磷代谢的活性物质。主要来源于鱼肝油、肝和蛋，以及日光照射裸露的皮肤在体内形成。自然界中以多种形式存在，具有维生素D活性的化合物约有10种，记作维生素D_2、维生素D_3、维生素D_4等，其中最重要的是维生素D_2、维生素D_3及其维生素D原。维生素D_2无天然存在，维生素D_3只存在于某些动物食品中。但它们都可由维生素D原（麦角固醇和7-脱氢胆固醇）经紫外线照射形成。

食物中的脂溶性维生素常与脂类物质共存，摄入时一道被人体吸收。脂溶性维生素的理化性质如下：①溶解性。脂溶性维生素不溶于水，易溶于脂肪、丙酮、三氯甲烷、乙醚、苯、乙醇等有机溶剂。②耐酸碱性。维生素A、维生素D对酸不稳定，对碱稳定。维生素E在无氧情况下，对热、酸、碱稳定。维生素K对酸、碱不稳定。③耐热、耐光、耐氧化性。维生素A、维生素D、维生素E、维生素K耐热性都好，但维生素A易被氧化，光和热会促使其氧化。维生素D性质稳定，不易被氧化。维生素E容易被氧化，对可见光稳定但易被紫外线破坏。维生素K对热稳定，但容易被光、氧化剂及醇破坏。

根据上述性质，测定脂溶性维生素时通常先用皂化法处理样品，水洗去除类脂物，然后用有机溶剂提取脂溶性维生素（不皂化物），浓缩后溶于适当的溶剂中测定。在皂化和浓缩时，为防止维生素的氧化分解，常加入抗氧化剂（如焦性没食子酸、抗坏血酸等）。对于某些含脂肪量低、脂溶性维生素含量较高的样品，可以先用有机溶剂抽提，然后皂化，再提取。对于那些对光敏感的维生素，分析操作一般需要在避光条件下进行。

6.1.2.2 水溶性维生素

（1）维生素B。维生素B是维生素群体中最庞大的一个家族，广泛存在于谷物、肉类及蔬菜中，特别是粗米杂粮中含量较高。一般情况下，人体内B族维生素的储存量极少，多余量可随尿、汗液排出体外。

①维生素B_1。维生素B_1是由一个嘧啶环和一个噻唑环所组成的化合物，因其分子中既含有氮（N），又含有硫（S），又称硫胺素。硫胺素常以盐酸盐的形式出现，为白色结晶，溶于水，微溶于乙醇，不易被氧化，比较耐热，特别是在酸性介质中相当稳定。但在碱性介质中对热极不稳定。亚硫酸盐在中、碱性介质中能加速硫胺素的分解和破坏。硫胺素在碱性介质中可被铁氰化钾氧化产生硫色素，在紫外光照射下产生蓝色荧光，可借以荧光比色法定量。硫胺素能与多种重氮盐偶合呈现各种不同颜色，借此可用比色法测定。比色法灵敏度低，准确度也稍差，适用于含硫胺素高的样品。

②维生素B_2。维生素B_2又名核黄素，是由核糖醇与异咯嗪连接而成的化合物。主要功能是促进细胞组织氧化，防止皮肤干燥和口、眼症状。维生素B_2能溶于水，水溶液呈现强的黄绿色荧光，对空气、热稳定，在中性和酸性溶液中即使短时间高压加热亦不至于破坏，在120℃下加热6h仅有少量破坏，但在碱性溶液中则较易被破坏。游离核黄素对光敏感，特别是紫外线，可产生不可逆分解。在碱性溶液中受光线照射很快转化为光黄素，有较强的荧光强度。

③维生素B_6。维生素B_6又称抗皮炎维生素，主要以吡哆醇、吡哆醛及吡哆胺3种天然形式存在。这3种化合物均易溶于水，微溶于丙酮及醇，不溶于醚及氯仿。在酸性溶液中对热稳定，但在碱性溶液中受光照射时易被破坏。测定维生素B_6的方法有微生物法、荧光法和高效液相色谱法等。其中，微生物法是经典法，它的优点是：特异性高、精密度好、准确度高、操作简便、样品不需要提纯。高效液相色谱法是目前最先进简便的方法。

（2）维生素C。维生素C又名抗坏血酸，自然界存在的有L-型、D-型两种，D-型的生物活性仅为L-型的1/10。主要功能是调节生理机能，促进铁的吸收，提高对传染病及其他疾病的抵抗力。维生素C广泛存在于植物组织中，新鲜的水果、蔬菜中含量很丰富。维生素C具有较强的还原性，对光敏感，氧化后的产物称为脱氢抗坏血酸，仍然具有生理活性，一步水解则生成2，3-二酮古乐糖酸，失去生理作用。食品分析中的所谓总抗坏血酸是指抗坏血酸和脱氢抗坏血酸二者的总量，不包括2，3-二酮古乐糖酸和进一步氧化的产物。

水溶性维生素广泛存在于动植物组织中，在食物中常以辅酶的多种形式存在，满足组织需要后，多余的量都能从机体排出。水溶性维生素易溶于水，而不溶于苯、乙醚、氯仿等大多数有机溶剂。在酸性介质中很稳定，即使加热也不破坏；但在碱性介质中不稳定，如果同时加热，更易于破坏或分解。它们易受空气、光、热、酶、金属离子等的影响。维生素B_2对光特别是紫外线敏感，易被光线破坏；维生素C对氧、铜离子敏感，易被氧化。据上述性质，测定水溶性维生素时，一般多在酸性溶液中进行前处理。维生素B_1、维生素B_2常采用盐酸水解，或再经淀粉酶、木瓜蛋白酶等酶解作用，使结合态维生素游离出来，再进行提取。为进一步去除杂质，还可用活性人造浮石、硅镁吸附剂等进行纯化处理。维生素C通常用草酸、草酸-乙醇、偏磷酸-乙醇溶液直接提取。维生素C既具有有机酸的性质，也具有还原剂的性质。草酸价廉，使用方便，对维生素C有很好稳定作用；偏磷酸本身不稳定，与水结合逐渐变成磷酸，只能保存7~10d，且价格较贵、溶解费时，但它能沉淀蛋白质、澄清提取液，适合蛋白质含量高的样品。

6.1.3　检验方法

维生素的分析方法有生物鉴定法、微生物法、化学法和仪器法。生物鉴定法也称作生物检定法，是用以测定某生物或生物性材料对外来化合物的刺激之反应，藉以定性测试该化学药剂是否具有活性，或定量地测定适当的药量。比如用微生物测定维生素B_{12}。生物鉴定法有时比其他测定方法更为灵敏和专一，但非常费时、费力，而且需要有动物饲养设施和场地，一般仅在没有其他合适的可选方法，或要求测定分析样品的生物利用率的情况下才使用。微生物法是基于微生物生长需要特定的维生素，方法特异性强、灵敏度高、不需特殊仪器，样品不需经化学改性，但费时较长，仅限于水溶性维生素的测定。仪器分析方法中，有荧光法、分光光度法、色谱法、酶法、免疫法等多种方法，它们快速、灵敏、有较好的选择性。荧光法用于硫胺素的测定具有良好的准确性与灵敏度，且经济、简便、省时，被国内外广泛作为标准测定方法。高效液相色谱法（HPLC）可用于大多数维生素的分析，并且在某些条件下可同时分析几种维生素或同效维生素（维生素的异构体），但分析费用较高。不同的分析方法所适用的食品基质有所区别，在选择分析方法时应予以注意。食品中维生素含量，一般均以质量表示。

6.2　脂溶性维生素的测定

比较常见的脂溶性维生素的分析方法见表6-2。

表6-2　常见的脂溶性维生素的分析方法

项目	现有方法标准	检测分析方法
维生素A	GB 5009.82—2016	反相高效液相色谱法
维生素D	GB 5009.82—2016	液质联用法，高效液相色谱法
维生素E	GB 5009.82—2016	反相高效液相色谱法，正相高效液相色谱法

6.2.1　维生素A、维生素E的测定——高效液相色谱法

（1）原理。试样中的维生素A及维生素E经皂化（含淀粉先用淀粉酶酶解）、提取、净化、浓缩后，C_{30}或PFP反相液相色谱柱分离，紫外检测器或荧光检测器检测，外标法定量。

（2）试样制备。将一定数量的样品按要求经过缩分、粉碎均质后，储存于样品瓶中，避光冷藏，尽快测定。

（3）试样处理。注：使用的所有器皿不得含有氧化性物质；分液漏斗活塞玻璃表面不得涂油；处理过程应避免紫外光照，尽可能避光操作；提取过程应在通风柜中操作。

①皂化。不含淀粉样品：称取2～5g（精确至0.01g）经均质处理的固体试样或50g（精确至0.01g）液体试样于150mL平底烧瓶中，固体试样需加入约20mL温水，混匀，再加入1.0g抗坏血酸和0.1g BHT，混匀，加入30mL无水乙醇，加入10～20mL氢氧化钾溶液，边加边振摇，混匀后于80℃恒温水浴振荡皂化30min，皂化后立即用冷水冷却至室温。含淀粉样品：称取2～5g（精确至0.01g）经均质处理的固体试样或50g（精确至0.01g）液体样品于150mL平底烧瓶中，固体试样需用约20mL温水混匀，加入0.5～1g淀粉酶，放入60℃水浴避光恒温振荡30min后，取出，向酶解液中加入1.0g抗坏血酸和0.1g BHT，混匀，加入30mL无水乙醇，10～20mL氢氧化钾溶液，边加边振摇，混匀后于80℃恒温水浴振荡皂化30min，皂化后立即冷却至室温。注：皂化时间一般为30min，如皂化液冷却后，液面有浮油，需要加入适量氢氧化钾溶液，并适当延长皂化时间。

②提取。将皂化液用30mL水转入250mL的分液漏斗中，加入50mL石油醚-乙醚混合液（如只测维生素A与α-生育酚可用石油醚作提取剂），振荡萃取

5min，将下层溶液转移至另一250mL的分液漏斗中，加入50mL的混合醚液再次萃取，合并醚层。

③洗涤。用约100mL水洗涤醚层，约需重复3次，直至将醚层洗至中性（可用pH试纸检测下层溶液pH值），去除下层水相。

④浓缩。将洗涤后的醚层经无水硫酸钠（约3g）滤入250mL旋转蒸发瓶或氮气浓缩管中，用约15mL石油醚冲洗分液漏斗及无水硫酸钠2次，并入蒸发瓶内，并将其接在旋转蒸发仪或气体浓缩仪上，于40℃水浴中减压蒸馏或气流浓缩，待瓶中醚液剩下约2mL时，取下蒸发瓶，立即用氮气吹至近干。用甲醇分次将蒸发瓶中残留物溶解并转移至10mL容量瓶中，定容至刻度。溶液过0.22μm有机系滤膜后供高效液相色谱测定。

（4）色谱参考条件。

①色谱柱。C_{30}柱（柱长250mm，内径4.6mm，粒径3μm），或相当者。

②柱温。20℃。

③流动相。A：水；B：甲醇，临用前脱气。

④流速。0.8mL/min。

⑤紫外检测波长。维生素A为325nm，维生素E为294nm。

⑥进样量。10μL。

⑦标准色谱图和样品色谱图见图6-1。

注1：如难以将柱温控制在（20±2）℃，可改用PFP柱分离异构体，流动相为水和甲醇梯度洗脱。

注2：如样品中只含α-生育酚，不需分离β-生育酚和γ-生育酚，可选用C_{18}柱，流动相为甲醇。

注3：如有荧光检测器，可选用荧光检测器检测，对生育酚的检测有更高的灵敏度和选择性，可按以下检测波长检测：维生素A激发波长328nm，发射波长440nm；维生素E激发波长294nm，发射波长328nm。

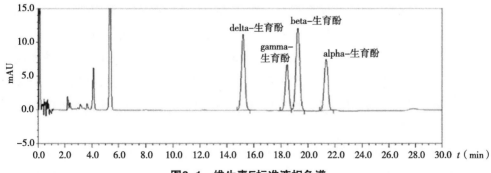

图6-1 维生素E标准液相色谱

（5）计算。试样中维生素A或维生素E的含量按式（6-1）计算。

$$X = \frac{\rho \times V \times f \times 100}{m} \tag{6-1}$$

式中：

X——试样中维生素A或维生素E的含量，维生素A单位为微克每百克（μg/100g），维生素E，单位为毫克每百克（mg/100g）；

ρ——根据标准曲线计算得到的试样中维生素A或维生素E的浓度，单位为微克每毫升（μg/mL）；

V——定容体积，单位为毫升（mL）；

f——换算因子（维生素A：f=1；维生素E：f=0.001）；

100——试样中量以每100g计算的换算系数；

m——试样的称样量，单位为克（g）。

计算结果保留3位有效数字。

注：如维生素E的测定结果要用α-生育酚当量（α-TE）表示，可按下式计算：维生素E（mgα-TE/100g）=α-生育酚（mg/100g）+β-生育酚（mg/100g）×0.5+γ-生育酚（mg/100g）×0.1+δ-生育酚（mg/100g）×0.01。

以上是标准GB 5009.82—2016中第一法适用于食品中维生素A和维生素E的测定。

6.2.2 维生素D的测定——高效液相色谱-质谱联用法

（1）原理。试样中加入维生素D_2和维生素D_3的同位素内标后，经氢氧化钾乙醇溶液皂化（含淀粉试样先用淀粉酶酶解）、提取、硅胶固相萃取柱净化、浓缩后，反相高效液相色谱C_{18}柱分离，串联质谱法检测，内标法定量。

（2）试剂及标准品。

①试剂配制。氢氧化钾溶液（50g/100g）：50g氢氧化钾，加入50mL水溶解，冷却后储存于聚乙烯瓶中。乙酸乙酯-正己烷溶液（5+95）：量取5mL乙酸乙酯加入95mL正己烷中，混匀。乙酸乙酯-正己烷溶液（15+85）：量取15mL乙酸乙酯加入到85mL正己烷中，混匀。0.05%甲酸-5mmol/L甲酸铵溶液：称取0.315g甲酸铵，加入0.5mL甲酸、1 000mL水溶解，超声混匀。0.05%甲酸-5mmol/L甲酸铵甲醇溶液：称取0.315g甲酸铵，加入0.5mL甲酸、1 000mL甲醇溶解，超声混匀。

②标准品。维生素D_2标准品：钙化醇（$C_{28}H_{44}O$，CAS号：50-14-6），纯度>98%，或经国家认证并授予标准物质证书的标准物质。维生素D_3标准品：胆

钙化醇（$C_{27}H_{44}O$，CAS号：511-28-4），纯度>98%，或经国家认证并授予标准物质证书的标准物质。维生素D_2-d_3内标溶液（$C_{28}H_{44}O$-d_3）：100μg/mL。维生素D_3-d_3内标溶液（$C_{27}H_{44}O$-d_3）：100μg/mL。

（3）标准溶液配制。维生素D_2标准储备溶液：准确称取维生素D_2标准品10.0mg，用色谱纯无水乙醇溶解并定容至100mL，使其浓度约为100μg/mL，转移至棕色试剂瓶中，于-20℃冰箱中密封保存，有效期3个月。临用前用紫外分光光度法校正其浓度。维生素D_3标准储备溶液：准确称取维生素D_3标准品10.0mg，用色谱纯无水乙醇溶解并定容至10mL，使其浓度约为100μg/mL，转移至100mL的棕色试剂瓶中，于-20℃冰箱中密封保存，有效期3个月。临用前用紫外分光光度法校正其浓度。维生素D_2标准中间使用液：准确吸取维生素D_2标准储备溶液10.00mL，用流动相稀释并定容至100mL，浓度约为10.0μg/mL，有效期1个月，准确浓度按校正后的浓度折算。维生素D_3标准中间使用液：准确吸取维生素D_3标准储备溶液10.00mL，用流动相稀释并定容至100mL棕色容量瓶中，浓度约为10.0μg/mL，有效期1个月，准确浓度按校正后的浓度折算。维生素D_2和维生素D_3混合标准使用液：准确吸取维生素D_2和维生素D_3标准中间使用液各10.00mL，用流动相稀释并定容至100mL，浓度为1.00μg/mL，有效期1个月。维生素D_2-d_3和维生素D_3-d_3内标混合溶液：分别量取100μL浓度为100μg/mL的维生素D_2-d_3和维生素D_3-d_3标准储备液加入10mL容量瓶中，用甲醇定容，配制成1μg/mL混合内标，有效期1个月。

（4）标准系列溶液的配制。分别准确吸取维生素D_2和维生素D_3混合标准使用液0.10mL、0.20mL、0.50mL、1.00mL、1.50mL、2.00mL于10mL棕色容量瓶中，各加入维生素D_2-d_3和维生素D_3-d_3内标混合溶液1.00mL，用甲醇定容至刻度，混匀。此标准系列工作液浓度分别为10.0μg/L、20.0μg/L、50.0μg/L、100μg/L、150μg/L、200μg/L。

（5）试样制备。将一定数量的样品按要求经过缩分、粉碎、均质后，储存于样品瓶中，避光冷藏，尽快测定。

（6）试样处理。注：处理过程应避免紫外光照，尽可能避光操作。

①皂化。不含淀粉样品：称取2g（准确至0.01g）经均质处理的试样于50mL具塞离心管中，加入100μL维生素D_2-d_3和维生素D_3-d_3混合内标溶液和0.4g抗坏血酸，加入6mL约40℃温水，涡旋1min，加入12mL乙醇，涡旋30s，再加入6mL氢氧化钾溶液，涡旋30s后放入恒温振荡器中，80℃避光恒温水浴振荡30min（如样品组织较为紧密，可每隔5~10min取出涡旋0.5min），取出放入冷水浴降温。

注：一般皂化时间为30min，如皂化液冷却后，液面有浮油，需要加入适量氢氧化钾溶液，并适当延长皂化时间。

②含淀粉样品。称取2g（准确至0.01g）经均质处理的试样于50mL具塞离心管中，加入100μL维生素D_2-d_3和维生素D_3-d_3混合内标溶液和0.4g淀粉酶，加入10mL约40℃温水，放入恒温振荡器中，60℃避光恒温振荡30min后，取出放入冷水浴降温，向冷却后的酶解液中加入0.4g抗坏血酸、12mL乙醇，涡旋30s，再加入6mL氢氧化钾溶液，涡旋30s后放入恒温振荡器中，同①皂化30min。

③提取。向冷却后的皂化液中加入20mL正己烷，涡旋提取3min，6 000r/min条件下离心3min。转移上层清液到50mL离心管，加入25mL水，轻微晃动30次，在6 000r/min条件下离心3min，取上层有机相备用。

④净化。将硅胶固相萃取柱依次用8mL乙酸乙酯活化，8mL正己烷平衡，取备用液全部过柱，再用6mL乙酸乙酯-正己烷溶液（5+95）淋洗，用6mL乙酸乙酯-正己烷溶液（15+85）洗脱。洗脱液在40℃下氮气吹干，加入1.00mL甲醇，涡旋30s，过0.22μm有机系滤膜供仪器测定。

⑤色谱参考条件。

a.C_{18}柱（柱长100mm，柱内径2.1mm，填料粒径1.8μm），或相当者。

b.柱温。40℃。

c.流动相A：0.05%甲酸-5mmol/L甲酸铵溶液；流动相B：0.05%甲酸-5mmol/L甲酸铵甲醇溶液；流动相洗脱梯度见表6-3。

d.流速。0.4mL/min。

e.进样量。10μL。

⑥质谱参考条件。

a.电离方式。ESI+。

b.鞘气温度。375℃。

c.鞘气流速。12L/min。

d.喷嘴电压。500V。

e.雾化器压力。172kPa。

f.毛细管电压。4 500V。

g.干燥气温度。325℃。

h.干燥气流速。10L/min。

i.多反应监测（MRM）模式。锥孔电压和碰撞能量见表6-4，质谱图见图6-2。

表6-3　流动相洗脱梯度

时间（min）	流动相A（%）	流动相B（%）	流速（mL/min）
0.0	12	88	0.4

时间 （min）	流动相A （%）	流动相B （%）	流速 （mL/min）
1.0	12	88	0.4
4.0	10	90	0.4
5.0	7	93	0.4
5.1	6	94	0.4
5.8	6	94	0.4
6.0	0	100	0.4
17.0	0	100	0.4
17.5	12	88	0.4
20.0	12	88	0.4

表6-4　维生素D_2和维生素D_3质谱参考条件

维生素	保留时间 （min）	母离子 （m/z）	定性子离子 （m/z）	碰撞电压 （eV）	定量子离子 （m/z）	碰撞电压 （eV）
维生素D_2	6.04	397	379 147	5 25	107	29
维生素D_2-d_3	6.03	400	382 271	4 6	110	22
维生素D_3	6.33	385	367 259	7 8	107	25
维生素D_3-d_3	6.33	388	370 259	3 6	107	19

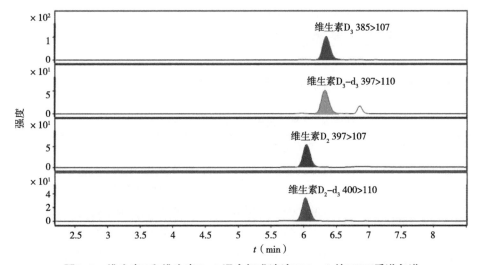

图6-2　维生素D和维生素D-d_3混合标准溶液100μg/L的MRM质谱色谱

⑦样品测定。将待测样液依次进样，得到待测物与内标物的峰面积比值，根据标准曲线得到测定液中维生素D₂、维生素D₃的浓度。待测样液中的响应值应在标准曲线线性范围内。

（7）分析结果。试样中维生素D₂、维生素D₃的含量按式（6-2）计算。

$$X = \frac{\rho \times V \times f \times 100}{m} \quad\quad\quad (6-2)$$

式中：

X——试样中维生素D₂（或维生素D₃）的含量，单位为微克每百克（μg/100g）；

ρ——根据标准曲线计算得到的试样中维生素D₂（或维生素D₃）的浓度，单位为微克每毫升（μg/mL）；

V——定容体积，单位为毫升（mL）；

f——稀释倍数；

100——试样中量以每100g计算的换算系数；

m——试样的称样量，单位为克（g）。

计算结果保留3位有效数字。

注：如试样中同时含有维生素D₂和维生素D₃，维生素D的测定结果以维生素D₂和维生素D₃之和计算。在重复性条件下获得的两次独立测定结果的绝对差值不得超过算术平均值的15%。当取样量为2g时，维生素D₂的检出限为1μg/100g，定量限为3μg/100g；维生素D₃的检出限为0.2μg/100g，定量限为0.6μg/100g。

以上是GB 5009.82—2016第三法，是目前分析维生素D的最好方法，灵敏度高、分析速度快。

6.3 水溶性维生素的测定

比较常见的水溶性维生素的分析方法见表6-5。

表6-5 几种常见的水溶性维生素的分析方法

项目	现有方法标准	检测分析方法
维生素B₁（硫胺素）	GB 5009.84—2016 SN/T 4258—2015	高效液相色谱法，荧光分光光度法 液相色谱-质谱/质谱仪法
维生素B₂（核黄素）	GB 5009.85—2016 SN/T 4258—2015	高效液相色谱法，荧光分光光度法 液相色谱-质谱/质谱仪法
维生素B₃（烟酸、烟酰胺）	GB 5009.89—2016 SN/T 4258—2015	高效液相色谱法，微生物法 液相色谱-质谱/质谱仪法

项目	现有方法标准	检测分析方法
维生素B₅（泛酸）	GB 5009.210—2016 SN/T 4258—2015	高效液相色谱法，微生物法 液相色谱-质谱/质谱仪法
维生素B₆（吡哆素）	GB 5009.154—2016 SN/T 4258—2015	高效液相色谱法，微生物法 液相色谱-质谱/质谱仪法
维生素B₇（生物素）	GB 5009.259—2016	微生物法
维生素B₉（叶酸）	GB 5009.211—2014	微生物法
维生素B₁₂（钴胺素）	GB/T 5009.217—2008 SN/T 4258—2015	高效液相色谱法 液相色谱-质谱/质谱仪法
维生素C	GB/T 9695.29—2008 SN/T 4258—2015	荧光分光光度法 液相色谱法

6.3.1　维生素B₁的测定

6.3.1.1　高效液相色谱法

（1）原理。样品在稀盐酸介质中恒温水解、中和，再酶解，水解液用碱性铁氰化钾溶液衍生，正丁醇萃取后，C₁₈反相色谱柱分离，用高效液相色谱-荧光检测器检测，外标法定量。

（2）试样的制备。

①液体或固体粉末样品。将样品混合均匀后，立即测定或于冰箱中冷藏。

②新鲜水果、蔬菜和肉类。取500g左右样品（肉类取250g），用匀浆机或者粉碎机将样品均质后，制得均匀性一致的匀浆，立即测定或者于冰箱中冷冻保存。

③其他含水量较低的固体样品。如含水量在15%左右的谷物，取100g左右样品，用粉碎机将样品粉碎后，制得均匀性一致的粉末，立即测定或者于冰箱中冷藏保存。

（3）试样溶液的制备。

①试液提取。称取3～5g（精确至0.01g）固体试样或者10～20g液体试样于100mL锥形瓶中（带有软质塞子），加60mL 0.1mol/L盐酸溶液，充分摇匀，塞上软质塞子，高压灭菌锅中121℃保持30min。水解结束待冷却至40℃以下取出，轻摇数次；用pH计指示，用2.0mol/L乙酸钠溶液调节pH值至4.0左右，加入2.0mL（可根据酶活力不同适当调整用量）混合酶溶液，摇匀后，置于培养箱中37℃过夜（约16h）；将酶解液全部转移至100mL容量瓶中，用水定容至刻度，摇匀，离心或者过滤，取上清液备用。

②试液衍生化。准确移取上述上清液或者滤液2.0mL于10mL试管中，加入1.0mL碱性铁氰化钾溶液，涡旋混匀后，准确加入2.0mL正丁醇，再次涡旋混匀1.5min后静置约10min或者离心，待充分分层后，吸取正丁醇相（上层）经0.45μm有机微孔滤膜过滤，取滤液于2mL棕色进样瓶中，供分析用。若试液中维生素B_1浓度超出线性范围的最高浓度值，应取上清液稀释适宜倍数后，重新衍生后进样。另取2.0mL标准系列工作液，与试液同步进行衍生化。

注1：室温条件下衍生产物在4h内稳定。

注2：以上操作过程应在避免强光照射的环境下进行。

注3：辣椒干等样品，提取液直接衍生后测定时，维生素B_1的回收率偏低。提取液经人造沸石净化后，再衍生时维生素B_1的回收率满足要求。故对于个别特殊样品，当回收率偏低时，样品提取液应净化后再衍生。

③仪器参考条件。

a.色谱柱。C_{18}反相色谱柱（粒径5μm，250mm×4.6mm）或相当者。

b.流动相。0.05mol/L乙酸钠溶液–甲醇（65+35）。

c.流速。0.8mL/min。

d.检测波长。激发波长375nm，发射波长435nm。

e.进样量。20μL。

④标准曲线的制作。将标准系列工作液衍生物注入高效液相色谱仪中，测定相应的维生素B_1峰面积，以标准工作液的浓度（μg/mL）为横坐标，以峰面积为纵坐标，绘制标准曲线。

⑤试样溶液的测定。按照上述的色谱条件，将试样衍生物溶液注入高效液相色谱仪中，得到维生素B_1的峰面积，根据标准曲线计算得到待测液中维生素B_1的浓度。

（4）分析结果。试样中维生素B_1（以硫胺素计）含量按式（6-3）计算。

$$X = \frac{c \times V \times f}{m \times 1\,000} \times 100 \qquad (6-3)$$

式中：

X——试样中维生素B_1（以硫胺素计）的含量，单位为毫克每百克（mg/100g）；

c——由标准曲线计算得到的试液（提取液）中维生素B_1的浓度，单位为微克每毫升（μg/mL）；

V——试液（提取液）的定容体积，单位为毫升（mL）；

f——试液（上清液）衍生前的稀释倍数；

m——试样的质量，单位为克（g）。

计算结果以重复性条件下获得的两次独立测定结果的算术平均值表示，结果保留3位有效数字。

注：试样中测定的硫胺素含量乘以换算系数1.121，即得盐酸硫胺素的含量。当称样量为10.0g时按照本标准方法的定容体积，食品中维生素B_1的检出限为0.03mg/100g，定量限为0.10mg/100g。

6.3.1.2 荧光分光光度法

（1）原理。硫胺素在碱性铁氰化钾溶液中被氧化成噻嘧色素，在紫外线照射下，噻嘧色素发出荧光。在给定的条件下，以及没有其他荧光物质干扰时，此荧光之强度与噻嘧色素量成正比，即与溶液中硫胺素量成正比。如试样中含杂质过多，应经过离子交换剂处理，使硫胺素与杂质分离，然后以所得溶液用于测定。

（2）试样制备。用匀浆机将样品均质成匀浆，于冰箱中冷冻保存，用时将其解冻混匀使用。干燥试样取不少于150g，将其全部充分粉碎后备用。

（3）提取。准确称取适量试样（估计其硫胺素含量为10～30μg，一般称取2～10g试样），置于100mL锥形瓶中，加入50mL 0.1mol/L盐酸溶液，使得样品分散开，将样品放入恒温箱中于121℃水解30min，结束后，凉至室温后取出。用2mol/L乙酸钠溶液调pH值为4.0～5.0或者用0.4g/L溴甲酚绿溶液为指示剂，滴定至溶液由黄色转变为蓝绿色。酶解：于水解液中加入2mL混合酶液，于45～50℃温箱中保温过夜（16h）。待溶液凉至室温后，转移至100mL容量瓶中，用水定容至刻度，混匀、过滤，即得提取液。

（4）净化。

①装柱。根据待测样品的数量，取适量处理好的活性人造沸石，经滤纸过滤后，放在烧杯中。用少许脱脂棉铺于盐基交换管柱（或层析柱）的底部，加水将棉纤维中的气泡排出，关闭柱塞，加入约20mL水，再加入约8.0g（以湿重计，相当于干重1.0～1.2g）经预先处理的活性人造沸石，要求保持盐基交换管中液面始终高过活性人造沸石。活性人造沸石柱床的高度对维生素B_1测定结果有影响，高度不低于45mm。

②样品提取液的净化。准确加入20mL上述提取液于上述盐基交换管柱（或层析柱）中，使通过活性人造沸石的硫胺素总量为2～5μg，流速约为每秒1滴。加入10mL近沸腾的热水冲洗盐基交换柱，流速约为每秒1滴，弃去淋洗液，如此重复3次。于交换管下放置25mL刻度试管用于收集洗脱液，分两次加入20mL温度约为90℃的酸性氯化钾溶液，每次10mL，流速约为每秒1滴。待洗脱液凉至室温后，用250g/L酸性氯化钾定容，摇匀，即为试样净化液。

③标准溶液的处理。重复上述操作，取20mL维生素B_1标准使用液（0.1μg/mL）代替试样提取液，同上用盐基交换管（或层析柱）净化，即得到标准净化液。

（5）氧化。将5mL试样净化液分别加入A、B两支已标记的50mL离心管中。在避光条件下将3mL 150g/L氢氧化钠溶液加入离心管A，将3mL碱性铁氰化钾溶液加入离心管B，涡旋15s；然后各加入10mL正丁醇，将A、B管同时涡旋90s。静置分层后吸取上层有机相于另一套离心管中，加入2~3g无水硫酸钠，涡旋20s，使溶液充分脱水，待测定。

（6）测定。

①荧光测定条件。

a.激发波长。365nm。

b.发射波长。435nm。

c.狭缝宽度。5nm。

②依次测定下列荧光强度。

a.试样空白荧光强度（试样反应管A）。

b.标准空白荧光强度（试样反应管A）。

c.试样荧光强度（试样反应管B）。

d.标准荧光强度（试样反应管B）。

（7）分析结果。试样中维生素B_1（以硫胺素计）的含量按式（6-4）计算。

$$X = \frac{(U - U_b) \times c \times V}{(S - S_b)} \times \frac{V_1 \times f}{V_2 \times m} \times \frac{100}{1\,000} \tag{6-4}$$

式中：

X——试样中维生素B_1（以硫胺素计）的含量，单位为毫克每100g（mg/100g）；

U——试样荧光强度；

U_b——试样空白荧光强度；

S——标准管荧光强度；

S_b——标准管空白荧光强度；

c——硫胺素标准使用液的浓度，单位为微克每毫升（μg/mL）；

V——用于净化的硫胺素标准使用液体积，单位为毫升（mL）；

V_1——试样水解后定容得到的提取液体积，单位为毫升（mL）；

V_2——试样用于净化的提取液体积，单位为毫升（mL）；

f——试样提取液的稀释倍数；

m——试样质量，单位为克（g）。

注：试样中测定的硫胺素含量乘以换算系数1.121，即得盐酸硫胺素的含

量。维生素B$_1$标准在0.2～10μg呈线性关系，可以用单点法计算结果，否则用标准工作曲线法。以重复性条件下获得的两次独立测定结果的算术平均值表示，结果保留3位有效数字。检出限为0.04mg/100g，定量限为0.12mg/100g。

以上是GB 5009.84—2016采用了这两种测定方法。

6.3.2 维生素B$_2$的测定

6.3.2.1 高效液相色谱法

（1）原理。试样在稀盐酸环境中恒温水解，调pH值至6.0～6.5，用木瓜蛋白酶和高峰淀粉酶酶解，定容过滤后，滤液经反相色谱柱分离，高效液相色谱荧光检测器检测，外标法定量。

（2）分析步骤。

①试样制备。取样品约500g，用组织捣碎机充分打匀均质，分装入洁净棕色磨口瓶中，密封，并做好标记，避光存放备用。称取2～10g（精确至0.01g）均质后的试样（试样中维生素B$_2$的含量大于5μg）于100mL具塞锥形瓶中，加入60mL 0.1mol/L盐酸溶液，充分摇匀，塞好瓶塞。将锥形瓶放入高压灭菌锅内，在121℃下保持30min，冷却至室温后取出。用1mol/L氢氧化钠溶液调pH值至6.0～6.5，加入2mL混合酶溶液，摇匀后，置于37℃培养箱或恒温水浴锅中过夜酶解。将酶解液转移至100mL容量瓶中，加水定容至刻度，用滤纸过滤或离心，取滤液或上清液，过0.45μm水相滤膜作为待测液（注：操作过程应避免强光照射）。不加试样，按同一操作方法做空白试验。

②仪器参考条件。

a.色谱柱。C$_{18}$柱，柱长150mm，内径4.6mm，填料粒径5μm，或相当者。

b.流动相。乙酸钠溶液（0.05mol/L）：甲醇=65：35。

c.流速。1mL/min。

d.柱温。30℃。

e.检测波长。激发波长462nm，发射波长522nm。

f.进样体积。20μL。

③标准曲线的制作。将标准系列工作液分别注入高效液相色谱仪中，测定相应的峰面积，以标准工作液的浓度为横坐标，以峰面积为纵坐标，绘制标准曲线。

④试样溶液的测定。将试样溶液注入高效液相色谱仪中，得到相应的峰面积，根据标准曲线得到待测液中维生素B$_2$的浓度。

⑤空白试验要求。空白试验溶液色谱图中应不含待测组分峰或其他干扰峰。

（3）分析结果的表述。试样中维生素B₂的含量按式（6-5）计算。

$$X = \frac{\rho \times V}{m} \times \frac{100}{1\,000} \qquad (6-5)$$

式中：

X——试样中维生素B₂（以核黄素计）的含量，单位为毫克每百克（mg/100g）；

ρ——根据标准曲线计算得到的试样中维生素B₂的浓度，单位为微克每毫升（μg/mL）；

V——试样溶液的最终定容体积，单位为毫升（mL）；

m——试样质量，单位为克（g）；

100——换算为100g样品中含量的换算系数；

1 000——将浓度单位μg/mL换算为mg/mL的换算系数。

结果保留3位有效数字。

当取样量为10.00g时，方法检出限为0.02mg/100g，定量限为0.05mg/100g。

6.3.2.2 荧光分光光度法

（1）原理。维生素B₂在440~500nm波长光照射下发生黄绿色荧光。在稀溶液中其荧光强度与维生素B₂的浓度成正比。在波长525nm下测定其荧光强度。试液再加入连二亚硫酸钠，将维生素B₂还原为无荧光的物质，然后再测定试液中残余荧光杂质的荧光强度，两者之差即为试样中维生素B₂所产生的荧光强度。

（2）分析步骤。

①试样的水解。取样品约500g，用组织捣碎机充分打匀均质，分装入洁净棕色磨口瓶中，密封，并做好标记，避光存放备用。称取2~10g（精确至0.01g，含10~200μg维生素B₂）均质后的试样于100mL具塞锥形瓶中，加入60mL 0.1mol/L的盐酸溶液，充分摇匀，塞好瓶塞。将锥形瓶放入高压灭菌锅内，在121℃下保持30min，冷却至室温后取出。用氢氧化钠溶液调pH值至6.0~6.5。

②试样的酶解。加入2mL混合酶溶液，摇匀后，置37℃培养箱或恒温水浴锅中过夜酶解。

③过滤。将上述酶解液转移至100mL容量瓶中，加水定容至刻度，用干滤纸过滤备用。此提取液在4℃冰箱中可保存一周（注：操作过程应避免强光照射）。

④氧化去杂质。视试样中核黄素的含量取一定体积的试样提取液（含1~10μg维生素B₂）及维生素B₂标准使用溶液分别置于20mL的带盖刻度试管中，加水至15mL。各管加0.5mL冰乙酸，混匀。加0.5mL 30g/L高锰酸钾溶液，摇匀，放置2min，使氧化去杂质。滴加3%过氧化氢溶液数滴，直至高锰酸钾的颜

色褪去。剧烈振摇试管，使多余的氧气逸出。

⑤维生素B$_2$吸附柱。硅镁吸附剂约1g用湿法装入柱，占柱长1/2～2/3（约5cm）为宜（吸附柱下端用一小团脱脂棉垫上），勿使柱内产生气泡，调节流速约为每分钟60滴（注：可使用等效商品柱）。

⑥过柱与洗脱。将全部氧化后的样液及标准液通过吸附柱后，用约20mL热水淋洗样液中的杂质。然后用5mL洗脱液将试样中维生素B$_2$洗脱至10mL容量瓶中，再用3～4mL水洗吸附柱，洗出液合并至容量瓶中，并用水定容至刻度，混匀后待测定。

⑦标准曲线的制备。分别精确吸取维生素B$_2$标准使用液0.3mL、0.6mL、0.9mL、1.25mL、2.5mL、5.0mL、10.0mL、20.0mL（相当于0.3μg、0.6μg、0.9μg、1.25μg、2.5μg、5.0μg、10.0μg、20.0μg维生素B$_2$）。

⑧试样溶液的测定。于激发光波长440nm，发射光波长525nm，测量试样管及标准管的荧光值。待试样管及标准管的荧光值测量后，在各管的剩余液（5～7mL）中加0.1mL 20%连二亚硫酸钠溶液，立即混匀，在20s内测出各管的荧光值，作各自的空白值。

（3）分析结果。试样中维生素B$_2$的含量按式（6-6）计算。

$$X = \frac{(A-B) \times S}{(C-D) \times m} \times f \times \frac{100}{1\,000} \qquad (6-6)$$

式中：

X——试样中维生素B$_2$（以核黄素计）的含量，单位为毫克每百克（mg/100g）；

A——试样管的荧光值；

B——试样管空白荧光值；

S——标准管中维生素B$_2$的质量，单位为微克（μg）；

C——标准管的荧光值；

D——标准管空白荧光值；

m——试样质量，单位为克（g）；

f——稀释倍数；

100——换算为100g样品中含量的换算系数；

1 000——将浓度单位μg/100g换算为mg/100g的换算系数。

计算结果保留至小数点后2位。

以上介绍了GB 5009.85—2016中的两种检测方法。

6.3.3 维生素B$_6$的测定

6.3.3.1 高效液相色谱法

（1）原理。试样经提取等前处理后，经C$_{18}$色谱柱分离，高效液相色谱–荧光检测器检测，外标法定量测定维生素B$_6$（吡哆醇、吡哆醛、吡哆胺）的含量。

（2）试剂配制。

①盐酸溶液（5.0mol/L）。量取45mL盐酸，用水稀释并定容至100mL。

②盐酸溶液（0.1mol/L）。吸取9mL盐酸，用水稀释并定容至1 000mL。

③氢氧化钠溶液（5.0mol/L）。称取20g氢氧化钠，加50mL水溶解，冷却后，用水定容至100mL。

④氢氧化钠溶液（0.1mol/L）。称取0.4g氢氧化钠，加50mL水溶解，冷却后，用水定容至100mL。

（3）标准品。

①盐酸吡哆醇（C$_8$H$_{12}$ClNO$_3$，CAS号：58-56-0）。纯度≥98%，或经国家认证并授予标准物质证书的标准物质。

②盐酸吡哆醛（C$_8$H$_{10}$ClNO$_3$，CAS号：65-22-5）。纯度≥99%，或经国家认证并授予标准物质证书的标准物质。

③双盐酸吡哆胺（C$_8$H$_{14}$Cl$_2$N$_2$O$_3$，CAS号：524-36-7）。纯度≥99%，或经国家认证并授予标准物质证书的标准物质。

（4）标准溶液配制。

①吡哆醇标准储备液（1mg/mL）。准确称取60.8mg盐酸吡哆醇标准品，用0.1mol/L盐酸溶液溶解后定容到50mL，在-20℃下避光保存，有效期1个月。

②吡哆醛标准储备液（1mg/mL）。准确称取60.9mg盐酸吡哆醛标准品，用0.1mol/L盐酸溶液溶解后定容到50mL，在-20℃下避光保存，有效期1个月。

③吡哆胺标准储备液（1mg/mL）。准确称取71.7mg双盐酸吡哆胺标准品，用0.1mol/L盐酸溶液溶解后定容到50mL，在-20℃下避光保存，有效期1个月。

④维生素B$_6$混合标准中间液（20μg/mL）。分别准确吸取吡哆醇、吡哆醛、吡哆胺的标准储备液各1.00mL，用0.1mol/L盐酸溶液稀释并定容至50mL，临用前配制。

⑤维生素B$_6$混合标准系列工作液。分别准确吸取维生素B$_6$混合标准中间液0.5mL、1.0mL、2.0mL、3.0mL、5.0mL，至100mL容量瓶中，用水定容。该标准系列浓度分别为0.10μg/mL、0.20μg/mL、0.40μg/mL、0.60μg/mL、1.00μg/mL，临用前配制。

（5）仪器和设备。

①高效液相色谱仪。带荧光检测器。

②天平。感量1mg和0.01mg。

③pH计。精度0.01。

④涡旋混合器。

⑤超声波振荡器。

⑥分光光度计。

⑦恒温培养箱，或性能相当者。

（6）分析步骤。

①试样制备。

a.含淀粉的固体试样。称取混合均匀的固体试样约5g（精确至0.01g），于150mL锥形瓶中，加入约25mL 45～50℃的水，混匀。加入约0.5g淀粉酶，混匀后向锥形瓶中充氮，盖上瓶塞，置50～60℃培养箱内约30min。取出冷却至室温。

b.含淀粉的液体试样。称取混合均匀的液体试样约20g（精确至0.01g）于150mL锥形瓶中，混匀。加入约0.5g淀粉酶，混匀后向锥形瓶中充氮，盖上瓶塞，置50～60℃培养箱内约30min。取出冷却至室温。

c.不含淀粉的固体试样。称取混合均匀的固体试样约5g（精确至0.01g），于150mL锥形瓶中，加入约25mL 45～50℃的水，混匀。静置5～10min，冷却至室温。

d.不含淀粉的液体试样。称取混合均匀的液体试样约20g（精确至0.01g）于150mL锥形瓶中。静置5～10min。

②待测液的制备。用盐酸溶液，调节上述试样溶液的pH值至1.7±0.1，放置约1min。再用氢氧化钠溶液调节试样溶液的pH值至4.5±0.1。把上述锥形瓶放入超声波振荡器中，超声振荡约10min。将试样溶液转移至50mL容量瓶中，用水冲洗锥形瓶。洗液合并于50mL容量瓶中，用水定容至50mL。另取50mL锥形瓶，上面放入漏斗和滤纸，把定容后的试样溶液倒入其中，自然过滤。滤液再经0.45μm微孔滤膜过滤，用试管收集，转移1mL滤液至进样瓶作为试样待测液（注：操作过程应避免强光照射）。

③仪器参考条件。

a.色谱柱。C_{18}柱，柱长150mm，柱内径4.6mm，柱填料粒径5μm，或相当者。

b.流动相。甲醇50mL、辛烷磺酸钠2.0g、三乙胺2.5mL，用水溶解并定容至1 000mL后，用冰乙酸调pH值至3.0±0.1，过0.45μm微孔滤膜过滤。

c.流速。1mL/min。

d.柱温。30℃。

e.检测波长。激发波长293nm，发射波长395nm。

f.进样体积。10μL。

④标准曲线的制作。将维生素B₆混合标准系列工作液分别注入高效液相色谱仪中，测定各组分的峰面积，以相应标准工作液的浓度为横坐标，以峰面积为纵坐标，绘制标准曲线。

⑤试样溶液的测定。将试样溶液注入高效液相色谱仪中，得到各组分相应的峰面积，根据标准曲线得到待测试样溶液中维生素B₆各组分的浓度。

维生素B₆标准溶液的液相色谱如图6-3所示。

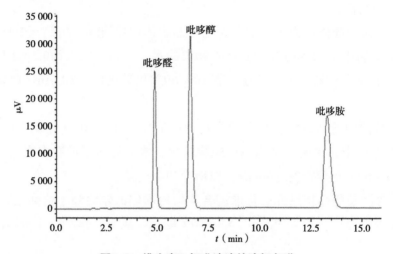

图6-3　维生素B₆标准溶液的液相色谱

（7）分析结果。试样中维生素B₆各组分的含量按式（6-7）计算。

$$X_i = \frac{\rho \times V}{m} \times \frac{100}{1\,000} \tag{6-7}$$

式中：

X_i——试样中维生素B₆各组分的含量，单位为毫克每百克（mg/100g）；

ρ——根据标准曲线计算得到的试样中维生素B₆各组分的浓度，单位为微克每毫升（μg/mL）；

V——试样溶液的最终定容体积，单位为毫升（mL）；

m——试样质量，单位为克（g）；

100——换算为100g样品中含量的换算系数；

1 000——将浓度单位μg/mL换算为mg/mL的换算系数。

试样中维生素B₆的含量按式（6-8）计算。

$$X = X_{醇} + X_{醛} \times 1.012 + X_{胺} \times 1.006 \tag{6-8}$$

式中：

X——试样中维生素B_6（以吡哆醇计）的含量，单位为毫克每百克（mg/100g）；

$X_{醇}$——试样中吡哆醇的含量，单位为毫克每百克（mg/100g）；

$X_{醛}$——试样中吡哆醛的含量，单位为毫克每百克（mg/100g）；

1.012——吡哆醛的含量换算成吡哆醇的系数；

$X_{胺}$——试样中吡哆胺的含量，单位为毫克每百克（mg/100g）；

1.006——吡哆胺的含量换算成吡哆醇的系数。

结果保留3位有效数字。

6.3.3.2　微生物法

（1）原理。食品中某一种细菌的生长必须要有某一种维生素的存在，卡尔斯伯酵母（*Saccharomyces carlsbrgensis*）菌在有维生素B_6存在的条件下才能生长，在一定条件下维生素B_6的量与其生长呈正比关系。用比浊法测定该菌在试样液中生长的浑浊度，与标准曲线相比较得出试样中维生素B_6的含量。

（2）试剂和材料。除非另有说明，本方法所用试剂均为分析纯，水为GB/T 6682规定的二级水。培养基可使用符合测试要求的商品化的培养基。

①试剂。

a.盐酸（HCl）。

b.硫酸（H_2SO_4）。

c.氢氧化钠（NaOH）。

d.吡哆醇Y培养基。不得含维生素B_6生长因子。

e.琼脂[（$C_{12}H_{18}O_9$）$_n$]。

f.氯化钠（NaCl）。

g.溴甲酚绿（$C_{21}H_{14}Br_4O_5S$）。

②试剂配制。

a.盐酸溶液（0.01mol/L）。吸取0.9mL盐酸，用水稀释并定容至1 000mL。

b.硫酸溶液（0.22mol/L）。于2 000mL烧杯中加入700mL水、12.32mL硫酸，用水稀释至1 000mL。

c.硫酸溶液（0.5mol/L）。于2 000mL烧杯中加入700mL水、28mL硫酸，用水稀释至1 000mL。

d.氢氧化钠溶液（10mol/L）。称取40g氢氧化钠，加40mL水溶解，冷却后，用水定容至100mL。

e.氢氧化钠溶液（0.1mol/L）。移取10mol/L氢氧化钠溶液1mL，用水定容至

100mL。

f.生理盐水（9g/L）。称取9g氯化钠，用水溶解后定容至1 000mL，于121℃下高压灭菌15min，冷却后备用。

g.溴甲酚绿溶液（0.4g/L）。准确称取0.1g溴甲酚绿于研钵中，加1.4mL 0.1mol/L氢氧化钠溶液研磨，加少许水继续研磨，直至完全溶解，用水稀释到250mL。

③培养基。

a.吡哆醇Y培养基。

b.吡哆醇Y琼脂培养基。

c.麦芽浸粉琼脂培养基。

d.YM肉汤培养基。

e.YM肉汤琼脂培养基。

（3）标准品。盐酸吡哆醇（$C_8H_{12}ClNO_3$，CAS号：58-56-0）。纯度≥99%，或经国家认证并授予标准物质证书的标物质。

（4）标准溶液配制。

a.吡哆醇标准储备液（100μg/mL）。准确称取122mg盐酸吡哆醇标准品，用0.01mol/L的盐酸溶液溶解并定容至1 000mL。于4℃下避光保存，有效期1个月。

b.吡哆醇标准中间液（1μg/mL）。准确吸取1mL吡哆醇标准储备液，用水稀释并定容100mL。

c.吡哆醇标准工作液（50ng/mL）。准确吸取5mL吡哆醇标准中间液，用水定容至100mL。

（5）分析步骤。注：预包埋了菌种的商业化维生素B_6检测试剂盒，其检测原理相同，检测效果相当，实际使用时按试剂盒中的操作指南进行操作。

①菌种的制备及保存（避光处理）。

菌种复壮：卡尔斯伯酵母（*Saccharomyces carlsbergensis*），ATCC#9080菌种或等效菌种冻干品，加入约0.5mL YM肉汤培养基或生理盐水复溶，取几滴复溶的菌液分别接种2支装有10mL YM肉汤培养基的试管中，于30℃水浴振荡培养20～24h。

a.月储备菌种制备。将菌种复壮培养液划线接种于YM肉汤琼脂培养基（传代培养基）斜面上，于30℃培养20～24h，于2～8℃冰箱内保存，此菌种为第一代月储备菌种；以后每月将上一代的月储备菌种划线接种于YM肉汤琼脂培养基（传代培养基）斜面，于30℃培养20～24h，于2～8℃冰箱内保存，有效期1个月，此菌种为当月储备菌种。

b.周储备菌种制备。每周从当月储备菌种接种于YM肉汤琼脂培养基（传代培养基）斜面，于30℃培养20~24h，于2~8℃冰箱内保存，有效期7d。保存数星期以上的菌种，不能立即用作制备接种液之用，一定要在使用前每天移种1次，连续2~3d，方可使用，否则生长不好。

c.接种菌悬液制备。在维生素B₆测定试验前1d，将周储备菌种转接于10mL YM肉汤培养基（种子培养液）中，可同时制备2管，于30℃振荡培养20~24h，得到测定用的种子培养液，从月储备菌种到种子培养液总代数不超过5代。将该种子培养液于3 000r/min下离心10min，倾去上清液；用10mL生理盐水洗涤，离心，倾去上清液，用生理盐水重复洗涤2次；再加10mL消毒过的生理盐水，将离心管置于涡旋混匀器上充分混合，使菌种成为混悬液，将此菌悬液倒入已消毒的注射器内，立即使用。

②试样处理。称取试样0.5~10g（精确至0.01g，其中维生素B₆含量不超过10ng）放入100mL锥形瓶中，加72mL 0.22mol/L硫酸溶液。放入高压釜121℃下水解5h，取出冷却，用10.0mol/L氢氧化钠溶液和0.5mol/L硫酸溶液调pH值至4.5，用溴甲酚绿做指示剂（指示剂由黄—黄绿色），将锥形瓶内的溶液转移到100mL容量瓶中，用蒸馏水定容至100mL，滤纸过滤，保存滤液于冰箱内备用（有效期不超过36h）（注：整个试样处理过程需要注意避光操作）。

a.标准曲线的制备。3组试管各加0.00mL、0.02mL、0.04mL、0.08mL、0.12mL和0.16mL吡哆醇工作液，再加吡哆醇Y培养基补至5.00mL，混匀，加棉塞。

b.试样管的制备。在试管中分别加入0.05mL、0.10mL、0.20mL样液，再加入吡哆醇Y培养基补至5.00mL，用棉塞塞住试管，将制备好的标准曲线和试样测定管放入高压釜121℃下高压灭菌10min，冷至室温备用。

c.接种和培养。每管种一滴接种液，于（30±0.5）℃恒温箱中培养18~22h。

③测定。将培养后的标准管和试样管从恒温箱中取出后，用分光光度计于550nm波长下，以标准管的零管调零，测定各管的吸光度值。以标准管维生素B₆所含的浓度为横坐标，吸光度值为纵坐标，绘制维生素B₆标准工作曲线，用试样管得到的吸光度值，在标准曲线上查到试样管维生素B₆的含量。

（6）分析结果的表述。试样提取液中维生素B₆的浓度按式（6-9）计算。

$$X_i = \frac{\rho_1 + \rho_2 + \rho_3}{3} \tag{6-9}$$

式中：

ρ——试样提取液中维生素B₆的浓度，单位为纳克每毫升（ng/mL）；

ρ_i——各试样测定管中维生素B₆的浓度，单位为纳克每毫升（ng/mL）。

试样中维生素B₆的含量按式（6-10）计算。

$$X_i = \frac{\rho \times V \times 100}{m \times 10^6}$$（6-10）

式中：

X_i——试样中维生素B₆（以吡哆醇计）的含量，单位为毫克每百克（mg/100g）；

ρ——试样提取液中维生素B₆的浓度，单位为纳克每毫升（ng/mL）；

V——试样提取液的定容体积与稀释体积总和，单位为毫升（mL）；

m——试样质量，单位为克（g）；

$\frac{100}{10^6}$——折算成每100g试样中维生素B₆的毫克数。

计算结果保留到小数点后2位。

以上是现行国标GB 5009.154—2016采用的方法。

6.3.4 维生素C的测定——荧光法

（1）原理。试样中的维生素C用偏磷酸提取后，经2，6-二氯靛酚氧化成脱氢维生素C，与邻苯二胺反应，生成具有紫蓝色荧光的喹噁啉衍生物。在激发波长350nm、发射波长430nm处测定其荧光强度，标准曲线法定量。脱氢维生素C与硼酸可形成复合物而不与邻苯二胺反应，以此排除试样中荧光杂质产生的干扰。

（2）分析步骤。

①提取。称取试样2～5g（准确至0.001g）置于烧杯中，加入20mL偏磷酸溶液，充分搅拌后，全部移入100mL棕色容量瓶中，用偏磷酸溶液定容。混匀后过滤，滤液备用。

②氧化。分别吸取滤液1.00mL加入两支试管中，分别标为"试样空白"和"试样"。吸取抗坏血酸标准工作液1.00mL于试管中，不同浓度的标准工作液各取2份，同浓度的标准工作液分别标为"标准"和"标准空白"。向上述各管中加入2，6-二氯靛酚溶液0.10mL，充分混匀，此时溶液呈微红色。再加入硫脲溶液0.10mL摇匀，使过量的2，6-二氯靛酚还原（粉红色刚刚褪去）。向"试样空白"管和"标准空白"管中加入硼酸乙酸钠溶液1.00mL；向"试样"管和"标准"管中加入乙酸钠溶液1.00mL。将各试管的混合液摇匀，在室温下放置15min荧光反应在暗室迅速向"试样空白""试样""标准空白"和"标准"各管加入5mL盐酸邻苯二胺溶液，振荡混合，在室温下反应35min。

③测定。用荧光分光光度计于激发波长350mm、发射波长430mm处测定各

管内溶液的荧光强度。

④平行试验。按以上处理步骤，对同一试样进行平行试验测定。

⑤标准曲线的绘制。以扣除了空白的标准工作液的荧光强度为纵坐标、相应的抗坏血酸的浓度为横坐标，绘制标准曲线。

（3）计算。试样中维生素C的含量按式（6-11）计算。

$$X_i = \frac{c \times V}{m} \times \frac{100}{1\,000} \qquad (6\text{-}11)$$

式中：

X_i——试样中维生素C的含量，单位为毫克每百克（mg/100g）；

c——从标准曲线上查得的试样溶液中维生素C的浓度，单位为微克每毫升（μg/mL）；

V——试样溶液第一次定容的体积，单位为毫升（mL）；

m——试样质量，单位为克（g）。

结果保留至小数点后1位。

以上是GB/T 9695.29—2009中采用的方法。

6.4　实例分析

同位素稀释-超高效液相色谱-串联质谱技术检测婴幼儿配方奶粉中维生素D。

6.4.1　仪器与试剂

（1）岛津液相色谱仪（二元高压梯度输液泵、自动进样器、柱温箱）。

（2）AB4000QTRAP串联质谱仪，配有电喷雾离子源（ESI）。

（3）AB公司Analyst仪器控制及数据处理软件。

（4）固相萃取柱（硅胶）（购自美国supelco公司）。

（5）维生素D_2和D_3标准品（纯度99%，美国，Sigma公司）；维生素D_2-d_3和维生素D_3-d_3（德国，Dr. Ehrenstorfer公司）。

（6）甲醇、无水乙醇、正己烷、乙酸乙酯（色谱纯，美国，Merck公司），甲酸铵（色谱纯，上海麦克林有限公司）；氢氧化钾、抗坏血酸（分析纯，上海山浦化工有限公司）；试验用水均为超纯水；婴幼儿配方乳粉购买于各大超市和母婴连锁店。试验用水由Milli-Q系统制得。

6.4.2 方法

（1）标准溶液配制。分别准确称取10mg维生素D_2和维生素D_3标准品，用乙醇定容配置成100μg/mL的储备液，密封贮存于-20℃冰箱中。待测时分别吸取维生素D_2和维生素D_3储备液5mL，用甲醇定容配置成1.00μg/L的混合标准溶液，再稀释成一系列质量浓度的标准溶液待测。

（2）内标溶液配制。分别取100μL维生素D_2-d_3和维生素D_3-d_3标准品，用甲醇定容配置成1μg/mL的储备液，密封贮存于-20℃冰箱中。在标准溶液配制过程中，宜在恒温环境下避光操作，且所有标准溶液均为现配。

（3）样品前处理。称取1~2g试样于离心管中，加入100μL维生素D_2-d_3、维生素D_3-d_3混合内标溶液、0.4g抗坏血酸和6mL水，涡旋混合均匀，再加入12mL乙醇和6mL50%氢氧化钾溶液，置于恒温振荡器中，50℃避光恒温水浴振荡30min后，加20mL正己烷振摇提取10min，转移上层清液到离心管，加入25mL水，轻微晃动，在8 000r/min条件下离心3min，取上层有机相备用。将硅胶固相萃取柱依次用6mL乙酸乙酯活化，6mL正己烷平衡，取备用液全部过柱，再用5mL乙酸乙酯-正己烷溶液（5+95，V/V）淋洗，用6mL乙酸乙酯-正己烷溶液（20+80，V/V）洗脱。洗脱液在40℃下氮气吹干，加入1.00mL甲醇，涡旋30s，过0.22μm有机系滤膜供仪器测定。

（4）色谱-质谱条件。

① 色谱条件。

a.色谱柱。Waters BEH C_{18}（100mm×2.1mm，1.7μm）。

b.进样量。5μL。

c.柱温。40℃。

d.流动相。A为5mmoL/L甲酸铵溶液（含0.05%甲酸），B为5mmoL/L甲酸铵甲醇溶液（含0.05%甲酸）。梯度洗脱条件见表6-6。同位素稀释内标法定量。

②质谱条件。维生素D_2和维生素D_3质谱参考条件见表6-7。

a.电离方式。电喷雾电离源（ESI），正离子模式。

b.检测方式。选择反应检测（MRM）。

c.离子化电压。5.5kV。

d.离子传输毛细管温度。500℃。

e.气帘气。25psi。

f.喷撞气（氮气）。9psi。

g.喷雾气。55psi。

h.辅助加热气。50psi。

i.接口加热。On。

表6-6　梯度洗脱条件

时间（min）	流速（mL/min）	A（%）	B（%）
0.0	0.4	12	88
1.0	0.4	12	88
4.0	0.4	10	90
5.0	0.4	7	93
5.1	0.4	6	94
5.8	0.4	6	94
6.0	0.4	0	100
12.0	0.4	0	100
12.5	0.4	12	88
14.0	0.4	12	88

表6-7　维生素D_2和维生素D_3质谱参考条件

化合物	母离子（m/z）	子离子（m/z）	碰撞能量（eV）	去簇电压（eV）
维生素D_2	397.3	107.3	35	70
维生素D_3	385.3	107.1	26	62
维生素D_2-d_3	400.3	110.3	28	68
维生素D_3-d_3	388.4	106.9	38	65

（5）标准曲线的制作。分别将维生素D_2和维生素D_3标准系列工作液由低浓度到高浓度依次进样，以维生素D_2、维生素D_3与相应同位素内标的峰面积比值为纵坐标，以维生素D_2、维生素D_3标准系列工作液浓度为横坐标分别绘制维生素D_2、维生素D_3标准曲线。

（6）样品测定。将待测样液依次进样，得到待测物与内标物的峰面积比值，根据标准曲线得到测定液中维生素D_2、维生素D_3的浓度。待测样液中的响应值应在标准曲线线性范围内，超过线性范围则应减少取样量重新处理后再进样分析。

（7）分析结果。试样中维生素D_2、维生素D_3的含量按式（6-12）计算。

$$X = \frac{\rho \times V \times f}{m} \times 100 \qquad (6-12)$$

式中：

X——试样中维生素D_2（或维生素D_3）的含量，单位为微克每百克（μg/100g）；

ρ——根据标准曲线计算得到的试样中维生素D_2（或维生素D_3）的浓度，单位为微克每毫升（μg/mL）；

V——定容体积，单位为毫升（mL）；

f——稀释倍数；

100——试样中量以每100g计算的换算系数；

m——试样的称样量，单位为克（g）。

计算结果保留3位有效数字。

注：如试样中同时含有维生素D_2和维生素D_3，维生素D的测定结果以维生素D_2和维生素D_3含量之和计算。

（8）讨论。

①线性关系。以甲醇作为稀释液，准确量取混合标准溶液分别配制成1.5μg/L、5μg/L、10μg/L、50μg/L、100μg/L、150μg/L、200μg/L标准溶液，其中内标浓度均为100μg/L。结果表明，维生素D_2在10～200μg/L范围内有着良好的线性关系，线性方程为$y=0.007\,14x+0.089\,70$，线性相关系数为0.994 5。维生素D_3在1.5～200μg/L范围内有着良好的线性关系，线性方程为$y=0.049\,66x+0.338\,53$，线性相关系数为0.991 64。

②检出限。由于难以获得不含维生素D的婴儿配方奶粉，选择未检出维生素D的脱脂奶粉为空白基质。将维生素D混合标准溶液加入其中，按上述方法进行称取、净化和测定，每个添加水平重复3次。检出限以信噪比$S/N=3$，定量限以信噪比$S/N=10$，得出本方法维生素D_2和维生素D_3检出限分别为10μg/kg和1.5μg/kg，定量限分别为25μg/kg和4.5μg/kg。

③精密度和回收率。分别称取6份奶粉样品，添加3种不同浓度的维生素D混合标准溶液，结果表明，维生素D_2和维生素D_3的低浓度（10μg/kg）回收率分别为118.19%和90.85%，精密度分别为7.37%和6.51%；中浓度（50μg/kg）回收率分别为97.01%和87.83%，精密度为6.85%和3.4%；高浓度（100μg/kg）回收率分别为97.73%和102.74%，精密度为5.01%和2.36%。

7 矿物元素

7.1 概述

7.1.1 定义

矿物质是人体内无机物的总称，也称无机盐或灰分，英文mineral，是地壳中自然存在的化合物或天然元素。《元素周期表》的105种天然元素中（地球表层研究发现92种），凡是以水溶形式存在的都可以通过食物、饮水途径进入人体。因此人体组织中几乎含有自然界的各种元素，其组成与地球表面元素组成基本一致。但是，这许多元素并非都是人体所必需的。目前人体内可检出的元素已达81种以上，这些元素中，26~28种元素为人体必需，除碳、氢、氧和氮主要以有机化合物形式存在外，其余统称为矿物质。

人体物质中占人体总重量的0.01%以上，以及每人每日需要量在100mg以上的元素称为常量元素或宏量元素。包括碳、氢、氧、氮、硫、磷、钙、钾、钠、氯、镁等元素构成人体总重量的99.95%。其中碳、氢、氧、氮、硫、磷为蛋白质、脂肪、碳水化合物与核酸的主要成分，称为基本结构元素；钙、钾、钠、氯、镁为体液的必需成分，称为常量矿物质元素。占体重0.01%以下者为微量元素，如铁、锌、铜、锰、碘、硒、钴、钼和铬。

矿物质是一类无机营养物质，矿物元素和维生素一样，是人体必需的元素。人体内有50多种矿物质，矿物元素仅占人体体重的4%~5%，却是构成机体组织的重要物质，也是生命活动的必需物质，几乎参与机体内所有的生理过程。但是生物体是无法自身产生、合成矿物元素的，一般常量矿物质添加剂有碳酸钙、氯化钠、硫酸镁和磷酸盐，其中以磷酸盐类用得最多。

7.1.2　功能

矿物元素的基本营养功能有以下3个方面。一是动物机体组织的生长和维持所必需。钙、磷、镁与骨骼及蛋壳的形成、硬度有关，磷、硫、锌、镁是软组织中的重要成分；锌、氟及硅在蛋白质及脂肪形成过程中发挥着重要作用；钠、钾、氯和磷酸盐、碳酸盐还通过维持细胞内外渗透压及酸碱平衡，保护细胞的完整性及膜的通透性。

二是调节许多生理生化代谢过程。钙为神经传导、血液凝固、心脏收缩等心理过程所必需，还可调节细胞膜的通透性。钒调节胆固醇及磷脂的合成；铜、铁与血红蛋白形成有关。矿物元素作为酶的特异成分或非特异激活剂而调节酶的活性。

三是酶的辅助因子。酶是新陈代谢过程中不可缺少的蛋白质，矿物质使酶活化从而催化生成能量的酶促反应。如钙、镁、磷、锰和钒在ATP等分子中的高能键形成过程中发挥作用。如果矿物质不足，酶就无法正常工作，代谢活动就随之停止。

下面是对几种主要的矿物元素的功能介绍，主要包括常量元素中的钙、镁、钾和微量元素有中的铁、锌、铜、硒。

7.1.2.1　硒

硒元素是人体必需的微量矿物质营养素，硒遍布各组织器官和体液，人体本身的硒总含量为6～20mg，肾中浓度最高。硒在体内起到一个平衡的氧化还原作用，是人和动物的抗氧化酶，能提高免疫力，抗衰老、抗辐射、抗病毒，防止感染疾病，对提高免疫力和抗肿瘤非常重要。尤其对儿童生长，智力发育，改善营养不良状态，保护视力，提高抗病能力有重要作用。人体自身无法合成硒，可以适当多吃含硒高的食物以补硒。

7.1.2.2　钙

钙是骨骼发育的重要动力，促进骨骼发育和长成。中国营养学会建议，6个月以下的婴儿每天应摄入300mg钙，7～12个月的孩子应摄入400mg，1～3岁应摄入600mg，4～10岁应摄入800mg。补钙过多可使婴儿囟门过早闭合，限制脑部发育；骨骼过早钙化闭合，使身高受到限制。对1～4岁的孩子来说，每天能喝500mL的牛奶，且其他饮食也良好，一般来说可以不用额外补充钙剂。

7.1.2.3　镁

镁元素在自然界广泛分布，是人体的必需元素之一，是参与生物体正常生命活动及新陈代谢过程必不可少的元素。镁影响细胞的多种生物功能，影响钾离子和钙离子的转运，调控信号的传递，参与能量代谢、蛋白质和核酸的合成。

7.1.2.4 锌

锌是维持人体和动物健康必需的微量元素之一，在人体生长发育、生殖遗传、免疫、内分泌等重要的生理过程中都起着极其重要的作用。锌作为一种催化剂，在维持酶、RNA、DNA和核糖体小体的四级结构稳定性方面发挥非常重要的作用。大部分的激素如胰岛素、肾上腺皮质激素和睾丸激素都需要锌的参与。锌直接影响人的生长发育、生殖、免疫系统和多种物质的代谢，促进人体的生长发育，是脑细胞生长的关键，缺锌会影响脑的功能，使脑细胞减少。人的膳食中，锌维持人体正常食欲，如果锌的供给量不足，会导致味觉下降，儿童表现厌食、偏食；青年表现性功能减退或不育，老年人缺锌会免疫力下降，体弱多病。

7.1.2.5 铁

铁是人体含有的必需微量元素，在很多代谢中起着至关重要的作用，包括氧的转运、有氧代谢和细胞生长等过程。人体内铁的总量4～5g，是血红蛋白的重要部分，人全身都需要它。缺铁性贫血是一种常见的营养代谢病，缺铁会损害儿童智力发育，对周围事物缺乏兴趣，还可造成儿童、青少年注意力、学习能力、记忆力异常。

7.1.2.6 钾

钾是人体肌肉组织和神经组织中的重要成分之一，钾可以调节细胞内适宜的渗透压和体液的酸碱平衡，参与细胞内糖和蛋白质的代谢。

7.1.2.7 铜

铜是人体必需的微量矿物质。缺乏铜会引起贫血，毛发异常，骨和动脉异常，以致脑障碍。对于血液、中枢神经和免疫系统，头发、皮肤和骨骼组织以及脑子和肝、心等内脏的发育和功能有重要影响。

7.1.3 检验方法

目前，对于矿物元素的检验，普遍适用的有光谱法和质谱法，光谱法又分为原子荧光光谱法、火焰原子吸收光谱法、火焰原子发射光谱法、电感耦合等离子体发射光谱法等，质谱法主要是电感耦合等离子体质谱法。根据不同的矿物元素还有荧光分光光度法、EDTA滴定法、二硫腙比色法等。下面对硒、钙、镁、锌、铁、钾、铜等矿物元素的检验方法加以汇总，详见表7-1。

表7–1　主要矿物元素的检验方法及相关标准

检验项目	国家标准	检测方法
硒	GB 5009.93—2017 食品安全国家标准食品中硒的测定	氢化物原子荧光光谱法 荧光分光光度法
	GB 5009.268—2016 食品安全国家标准食品中多元素的测定	电感耦合等离子体质谱法
钙	GB 5009.92—2016 食品安全国家标准食品中钙的测定	火焰原子吸收光谱法 EDTA滴定法
	GB 5009.268—2016 食品安全国家标准食品中多元素的测定	电感耦合等离子体发射光谱法 电感耦合等离子体质谱法
镁	GB 5009.241—2017 食品安全国家标准食品中镁的测定	火焰原子吸收光谱法
	GB 5009.268—2016 食品安全国家标准食品中多元素的测定	电感耦合等离子体发射光谱法 电感耦合等离子体质谱法
锌	GB 5009.14—2017 食品安全国家标准食品中锌的测定	火焰原子吸收光谱法 二硫腙比色法
	GB 5009.268—2016 食品安全国家标准食品中多元素的测定	电感耦合等离子体发射光谱法 电感耦合等离子体质谱法
铁	GB 5009.90—2016 食品安全国家标准食品中铁的测定	火焰原子吸收光谱法
	GB 5009.268—2016 食品安全国家标准食品中多元素的测定	电感耦合等离子体发射光谱法 电感耦合等离子体质谱法
钾	GB 5009.91—2017 食品安全国家标准食品中钾、钠的测定	火焰原子吸收光谱法 火焰原子发射光谱法
	GB 5009.268—2016 食品安全国家标准食品中多元素的测定	电感耦合等离子体质谱法 电感耦合等离子体发射光谱法
铜	GB 5009.13—2017 食品安全国家标准食品中铜的测定	石墨炉原子吸收光谱法 火焰原子吸收光谱法
	GB 5009.268—2016 食品安全国家标准食品中多元素的测定	电感耦合等离子体质谱法 电感耦合等离子体发射光谱法

7.2　硒元素含量的测定

7.2.1　氢化物原子荧光光谱法

7.2.1.1　原理

试样经酸加热消化后，在6mol/L盐酸介质中，将试样中的六价硒还原成四价硒，用硼氢化钠或硼氢化钾作还原剂，将四价硒在盐酸介质中还原成硒化氢，由载气（氩气）带入原子化器中进行原子化，在硒空心阴极灯照射下，基态硒原子被激发至高能态，在去活化回到基态时，发射出特征波长的荧光，其荧光强度与硒含量成正比，与标准系列比较定量。

7.2.1.2 试剂和材料

除非另有说明，本方法所用试剂均为分析纯，水为GB/T 6682规定的二级水。

（1）试剂。

①硝酸（HNO_3）。优级纯。

②高氯酸（$HClO_4$）。优级纯。

③盐酸（HCl）。优级纯。

④氢氧化钠（NaOH）。优级纯。

⑤过氧化氢（H_2O_2）。

⑥硼氢化钠（$NaBH_4$）。优级纯。

⑦铁氰化钾［$K_3Fe(CN)_6$］。

（2）试剂的配制。

①硝酸-高氯酸混合酸（9+1）。将900mL硝酸与100mL高氯酸混匀。

②氢氧化钠溶液（5g/L）。称取5g氢氧化钠，溶于1 000mL水中，混匀。

③硼氢化钠碱溶液（8g/L）。称取8g硼氢化钠，溶于氢氧化钠溶液（5g/L）中，混匀。现配现用。

④盐酸溶液（6mol/L）。量取50mL盐酸，缓慢加入40mL水中，冷却后用水定容至100mL，混匀。

⑤铁氰化钾溶液（100g/L）。称取10g铁氰化钾，溶于100mL水中，混匀。

⑥盐酸溶液（5+95）。量取25mL盐酸，缓慢加入475mL水中，混匀。

（3）标准品。硒标准溶液：1 000mg/L，或经国家认证并授予标准物质证书的一定浓度的硒标准溶液。

（4）标准溶液的制备。

①硒标准中间液（100mg/L）。准确吸取1.00mL硒标准溶液（1 000mg/L）于10mL容量瓶中，加盐酸溶液（5+95）定容至刻度，混匀。

②硒标准使用液（1.00mg/L）。准确吸取1.00mL 100mg/L硒标准中间液于100mL容量瓶中，用盐酸溶液（5+95）定容至刻度，混匀。

③硒标准系列溶液。分别准确吸取硒标准使用液0mL、0.500mL、1.00mL、2.00mL和3.00mL于100mL容量瓶中，加入10mL铁氰化钾溶液（100g/L），用盐酸溶液（5+95）定容至刻度，混匀待测。此硒标准系列溶液的质量浓度分别为0μg/L、5.00μg/L、10.0μg/L、20.0μg/L和30.0μg/L。

注：可根据仪器的灵敏度及样品中硒的实际含量确定标准系列溶液中硒元素的质量浓度。

7.2.1.3　仪器和设备

所有玻璃器皿及聚四氟乙烯消解内罐均需硝酸溶液（1+5）浸泡过夜，用自来水反复冲洗，最后用水冲洗干净。

（1）原子荧光光谱仪。配硒空心阴极灯。

（2）天平。感量为1mg。

（3）电热板。

（4）微波消解系统。配聚四氟乙烯消解内罐。

7.2.1.4　分析步骤

（1）试样制备。注：在采样和制备过程中，应避免试样污染。

①粮食、豆类样品。样品去除杂物后，粉碎，贮于塑料瓶中。

②蔬菜、水果、鱼类、肉类等样品。样品用水洗净，晾干，取可食部分，制成匀浆，储于塑料瓶中。

③饮料、酒、醋、酱油、食用植物油、液态乳等液体样品。将样品摇匀。

（2）试样消解。

①湿法消解。称取固体试样0.5~3g（精确至0.001g）或准确移取液体试样1.00~5.00mL，置于锥形瓶中，加10mL硝酸-高氯酸混合酸（9+1）及几粒玻璃珠，盖上表面皿冷消化过夜。次日于电热板上加热，并及时补加硝酸。当溶液变为清亮无色并伴有白烟产生时，再继续加热至剩余体积为2mL左右，切不可蒸干。冷却，再加5mL盐酸溶液（6mol/L），继续加热至溶液变为清亮无色并伴有白烟出现。冷却后转移至10mL容量瓶中，加入2.5mL铁氰化钾溶液（100g/L），用水定容，混匀待测。同时做试剂空白试验。

②微波消解。称取固体试样0.2~0.8g（精确至0.001g）或准确移取液体试样1.00~3.00mL，置于消化管中，加10mL硝酸、2mL过氧化氢，振摇混合均匀，于微波消解仪中消化（可根据不同的仪器自行设定消解条件）。消解结束待冷却后，将消化液转入锥形烧瓶中，加几粒玻璃珠，在电热板上继续加热至近干，切不可蒸干。再加5mL盐酸溶液（6mol/L），继续加热至溶液变为清亮无色并伴有白烟出现，冷却，转移至10mL容量瓶中，加入2.5mL铁氰化钾溶液（100g/L），用水定容，混匀待测。同时做试剂空白试验。

（3）测定。

①仪器参考条件。根据各自仪器性能调至最佳状态。

a.负高压。340V。

b.灯电流。100mA。

c.原子化温度。800℃。

d.炉高。8mm。

e.载气流速。500mL/min。

f.屏蔽气流速。1 000mL/min。

g.测量方式。标准曲线法。

h.读数方式。峰面积。

i.延迟时间。1s。

j.读数时间。15s。

k.加液时间。8s。

l.进样体积。2mL。

②标准曲线的制作。以盐酸溶液（5+95）为载流，硼氢化钠碱溶液（8g/L）为还原剂，连续用标准系列的零管进样，待读数稳定之后，将硒标准系列溶液按质量浓度由低到高的顺序分别导入仪器，测定其荧光强度，以质量浓度为横坐标，荧光强度为纵坐标，制作标准曲线。

③试样测定。在与测定标准系列溶液相同的试验条件下，将空白溶液和试样溶液分别导入仪器，测其荧光值强度，与标准系列比较定量。

7.2.1.5　分析结果的表述

试样中硒的含量按式（7-1）计算。

$$X = \frac{(\rho - \rho_0) \times V}{m \times 1\,000} \qquad (7-1)$$

式中：

X——试样中硒的含量，单位为毫克每千克或毫克每升（mg/kg或mg/L）；

ρ——试样溶液中硒的质量浓度，单位为微克每升（μg/L）；

ρ_0——空白溶液中硒的质量浓度，单位为微克每升（μg/L）；

V——试样消化液总体积，单位为毫升（mL）；

m——试样称样量或移取体积，单位为克或毫升（g或mL）；

1 000——换算系数。

当硒含量≥1.00mg/kg（或mg/L）时，计算结果保留3位有效数字，当硒含量<1.00mg/kg（或mg/L）时，计算结果保留2位有效数字。

7.2.1.6　精密度

在重复性条件下获得的两次独立测定结果的绝对差值不得超过算术平均值的20%。

7.2.1.7 其他

当称样量为1g（或1mL），定容体积为10mL时，方法的检出限为0.002mg/kg（或0.002mg/L），定量限为0.006mg/kg（或0.006mg/L）。

7.2.2 荧光分光光度法

7.2.2.1 原理

将试样用混合酸消化，使硒化合物转化为无机硒Se^{4+}，在酸性条件下Se^{4+}与2，3-二氨基萘（2，3-Diaminonaphthalene，缩写为DAN）反应生成4，5-苯并苤硒脑（4，5-Benzopiaselenol），然后用环己烷萃取后上机测定。4，5-苯并苤硒脑在波长为376nm的激发光作用下，发射波长为520nm的荧光，测定其荧光强度，与标准系列比较定量。

7.2.2.2 试剂和材料

除非另有说明，本方法所用试剂均为分析纯，水为GB/T 6682规定的二级水。

（1）试剂。

①盐酸（HCl）。优级纯。

②环己烷（C_6H_{12}）。色谱纯。

③3-二氨基萘（DAN，$C_{10}H_{10}N_2$）。

④乙二胺四乙酸二钠（EDTA-2Na，$C_{10}H_{14}N_2Na_2O_8$）。

⑤盐酸羟胺（$NH_2OH \cdot HCl$）。

⑥甲酚红（$C_{21}H_{18}O_5S$）。

⑦氨水（$NH_3 \cdot H_2O$）。优级纯。

（2）试剂的配制。

①盐酸溶液（1%）。量取5mL盐酸，用水稀释至500mL，混匀。

②DAN试剂（1g/L）。此试剂在暗室内配制。称取0.2g DAN于一带盖锥形瓶中，加入盐酸溶液（1%）200mL，振摇约15min使其全部溶解。加入约40mL环己烷，继续振荡5min。将此液倒入塞有玻璃棉（或脱脂棉）的分液漏斗中，待分层后滤去环己烷层，收集DAN溶液层，反复用环己烷纯化直至环己烷中荧光降至最低时为止（纯化5~6次）。将纯化后的DAN溶液贮于棕色瓶中，加入约1cm厚的环己烷覆盖表层，于0~5℃保存。必要时在使用前再以环己烷纯化一次。

注：此试剂有一定毒性，使用本试剂的人员应注意防护。

③硝酸-高氯酸混合酸（9+1）。将900mL硝酸与100mL高氯酸混匀。

④盐酸溶液（6mol/L）。量取50mL盐酸，缓慢加入40mL水中，冷却后用水

定容至100mL，混匀。

⑤氨水溶液（1+1）。将5mL水与5mL氨水混匀。

⑥EDTA混合液。

a.EDTA溶液（0.2mol/L）。称取EDTA-2Na 37g，加水并加热至完全溶解，冷却后用水稀释至500mL。

b.盐酸羟胺溶液（100g/L）。称取10g盐酸羟胺溶于水中，稀释至100mL，混匀。

c.甲酚红指示剂（0.2g/L）。称取甲酚红50mg溶于少量水中，加1滴氨水溶液（1+1），待完全溶解后加水稀释至250mL，混匀。

d.取EDTA溶液（0.2mol/L）及盐酸羟胺溶液（100g/L）各50mL，加5mL甲酚红指示剂（0.2g/L），用水稀释至1L，混匀。

⑦盐酸溶液（1+9）。量取100mL盐酸，缓慢加入到900mL水中，混匀。

（3）标准品。硒标准溶液：1 000mg/L，或经国家认证并授予标准物质证书的一定浓度的硒标准溶液。

（4）标准溶液的制备。

①硒标准中间液（100mg/L）。准确吸取1.00mL硒标准溶液（1 000mg/L）于10mL容量瓶中，加盐酸溶液（1%）定容至刻度，混匀。

②硒标准使用液（50.0μg/L）。准确吸取0.50mL硒标准中间液（100mg/L），用盐酸溶液（1%）定容至1 000mL，混匀。

③硒标准系列溶液。准确吸取硒标准使用液0mL、0.200mL、1.00mL、2.00mL和4.00mL，相当于含有硒的质量为0μg、0.010μg、0.050μg、0.100μg及0.200μg，加盐酸溶液（1+9）至5mL后，加入20mL EDTA混合液，用氨水溶液（1+1）及盐酸溶液（1+9）调至淡红橙色（pH值1.5～2.0）。以下步骤在暗室操作：加3mL DAN试剂（1g/L），混匀后，置沸水浴中加热5min，取出冷却后，加环己烷3mL，振摇4min，将全部溶液移入分液漏斗，待分层后弃去水层，小心将环己烷层由分液漏斗上口倾入带盖试管中，勿使环己烷中混入水滴。环己烷中反应产物为4，5-苯并苯硒脑，待测。

7.2.2.3　仪器和设备

所有玻璃器皿均需硝酸溶液（1+5）浸泡过夜，用自来水反复冲洗，最后用水冲洗干净。

（1）荧光分光光度计。

（2）天平。感量1mg。

（3）粉碎机。

（4）电热板。

（5）水浴锅。

7.2.2.4 分析步骤

（1）试样制备。注：在采样和制备过程中，应避免试样污染。

①粮食、豆类样品。样品去除杂物后，粉碎，贮于塑料瓶中。

②蔬菜、水果、鱼类、肉类等样品。样品用水洗净，晾干，取可食部分，制成匀浆，储于塑料瓶中。

③饮料、酒、醋、酱油、食用植物油、液态乳等液体样品。将样品摇匀。

（2）试样消解。准确称取0.5~3g（精确至0.001g）固体试样，或准确吸取液体试样1.00~5.00mL，置于锥形瓶中，加10mL硝酸-高氯酸混合酸（9+1）及几粒玻璃珠，盖上表面皿冷消化过夜。次日于电热板上加热，并及时补加硝酸。当溶液变为清亮无色并伴有白烟产生时，再继续加热至剩余体积2mL左右，切不可蒸干，冷却后再加5mL盐酸溶液（6mol/L），继续加热至溶液变为清亮无色并伴有白烟出现，再继续加热至剩余体积2mL左右，冷却。同时做试剂空白试验。

（3）测定。

①仪器参考条件。根据各自仪器性能调至最佳状态。参考条件为：激发光波长376nm，发射光波长520nm。

②标准曲线的制作。将硒标准系列溶液按质量由低到高的顺序分别上机测定4，5-苯并苯硒脑的荧光强度。以质量为横坐标，荧光强度为纵坐标，制作标准曲线。

③试样溶液的测定。将消化后的试样溶液以及空白溶液加盐酸溶液（1+9）至5mL后，加入20mL EDTA混合液，用氨水溶液（1+1）及盐酸溶液（1+9）调至淡红橙色（pH值1.5~2.0）。以下步骤在暗室操作：加3mL DAN试剂（1g/L），混匀后，置沸水浴中加热5min，取出冷却后，加环己烷3mL，振摇4min，将全部溶液移入分液漏斗，待分层后弃去水层，小心将环己烷层由分液漏斗上口倾入带盖试管中，勿使环己烷中混入水滴，待测。

7.2.2.5 分析结果的表述

试样中硒的含量按式（7-2）计算。

$$X = \frac{m_1}{F_1 - F_0} \times \frac{F_2 - F_0}{m} \tag{7-2}$$

式中：

X——试样中硒含量，单位为毫克每千克或毫克每升（mg/kg或mg/L）；

m_1——试样管中硒的质量，单位为微克（μg）；

F_1——标准管硒荧光读数；

F_0——空白管荧光读数；

F_2——试样管荧光读数；

m——试样称样量或移取体积，单位为克或毫升（g或mL）。

当硒含量≥1.00mg/kg（或mg/L）时，计算结果保留3位有效数字；当硒含量<1.00mg/kg（或mg/L）时，计算结果保留2位有效数字。

7.2.2.6 精密度

在重复性条件下获得的两次独立测定结果的绝对差值不得超过算术平均值的20%。

7.2.2.7 其他

当称样量为1g（或1mL）时，方法的检出限为0.01mg/kg（或0.01mg/L），定量限为0.03mg/kg（或0.03mg/L）。

7.2.3 电感耦合等离子体质谱法（ICP-MS）

7.2.3.1 原理

试样经消解后，由电感耦合等离子体质谱仪测定，以元素特定质量数（质荷比，m/z）定性，采用外标法，以待测元素质谱信号与内标元素质谱信号的强度比与待测元素的浓度成正比进行定量分析。

7.2.3.2 试剂和材料

除非另有说明，本方法所用试剂均为优级纯，水为GB/T 6682规定的一级水。

（1）试剂。

①硝酸（HNO_3）。优级纯或更高纯度。

②氩气（Ar）。氩气（≥99.995%）或液氩。

③氦气（He）。氦气（≥99.995%）。

④金元素（Au）。溶液（1 000mg/L）。

（2）试剂配制。

①硝酸溶液（5+95）。取50mL硝酸，缓慢加入950mL水中，混匀。

②汞标准稳定剂。取2mL金元素（Au）溶液，用硝酸溶液（5+95）稀释至1 000mL，用于汞标准溶液的配制。

注：汞标准稳定剂亦可采用2g/L半胱氨酸盐酸盐+硝酸（5+95）混合溶液，或其他等效稳定剂。

（3）标准品。

①元素贮备液（1 000mg/L或100mg/L）。铅、镉、砷、汞、硒、铬、锡、铜、铁、锰、锌、镍、铝、锑、钾、钠、钙、镁、硼、钡、锶、钼、铊、钛、钒和钴，采用经国家认证并授予标准物质证书的单元素或多元素标准贮备液。

②内标元素贮备液（1 000mg/L）。钪、锗、铟、铑、铼、铋等采用经国家认证并授予标准物质证书的单元素或多元素内标标准贮备液。

（4）标准溶液配制。

①混合标准工作溶液。吸取适量单元素标准贮备液或多元素混合标准贮备液，用硝酸溶液（5+95）逐级稀释配成混合标准工作溶液系列，各元素质量浓度见表7-2。

表7-2　ICP-MS方法中元素的标准溶液系列质量浓度

序号	元素	单位	标准系列质量浓度					
			系列1	系列2	系列3	系列4	系列5	系列6
1	B	μg/L	0	10.0	50.0	100	300	500
2	Na	mg/L	0	0.400	2.00	4.00	12.0	20.0
3	Mg	mg/L	0	0.400	2.00	4.00	12.0	20.0
4	Al	mg/L	0	0.100	0.500	1.00	3.00	5.00
5	K	mg/L	0	0.400	2.00	4.00	12.0	20.0
6	Ca	mg/L	0	0.400	2.00	4.00	12.0	20.0
7	Ti	μg/L	0	10.0	50.0	100	300	500
8	V	μg/L	0	1.00	5.00	10.0	30.0	50.0
9	Cr	μg/L	0	1.00	5.00	10.0	30.0	50.0
10	Mn	μg/L	0	10.0	50.0	100	300	500
11	Fe	mg/L	0	0.100	0.500	1.00	3.00	5.00
12	Co	μg/L	0	1.00	5.00	10.0	30.0	50.0
13	Ni	μg/L	0	1.00	5.00	10.0	30.0	50.0
14	Cu	μg/L	0	10.0	50.0	100	300	500
15	Zn	μg/L	0	10.0	50.0	100	300	500
16	As	μg/L	0	1.00	5.00	10.0	30.0	50.0
17	Se	μg/L	0	1.00	5.00	10.0	30.0	50.0
18	Sr	μg/L	0	20.0	100	200	600	1 000
19	Mo	μg/L	0	0.100	0.500	1.00	3.00	5.00

序号	元素	单位	标准系列质量浓度					
			系列1	系列2	系列3	系列4	系列5	系列6
20	Cd	μg/L	0	1.00	5.00	10.0	30.0	50.0
21	Sn	μg/L	0	0.100	0.500	1.00	3.00	5.00
22	Sb	μg/L	0	0.100	0.500	1.00	3.00	5.00
23	Ba	μg/L	0	10.0	50.0	100	300	500
24	Hg	μg/L	0	0.100	0.500	1.00	1.50	2.00
25	Tl	μg/L	0	1.00	5.00	10.0	30.0	50.0
26	Pb	μg/L	0	1.00	5.00	10.0	30.0	50.0

注：依据样品消解溶液中元素质量浓度水平，适当调整标准系列中各元素质量浓度范围。

②汞标准工作溶液。取适量汞贮备液，用汞标准稳定剂逐级稀释配成标准工作溶液系列，浓度范围见表7-2。

③内标使用液。取适量内标单元素贮备液或内标多元素标准贮备液，用硝酸溶液（5+95）配制合适浓度的内标使用液，内标使用液浓度见表7-2。

注：内标溶液既可在配制混合标准工作溶液和样品消化液中手动定量加入，亦可由仪器在线加入。

7.2.3.3 仪器和设备

（1）电感耦合等离子体质谱仪（ICP-MS）。

（2）天平。感量为0.1mg和1mg。

（3）微波消解仪。配有聚四氟乙烯消解内罐。

（4）压力消解罐。配有聚四氟乙烯消解内罐。

（5）恒温干燥箱。

（6）控温电热板。

（7）超声水浴箱。

（8）样品粉碎设备。匀浆机、高速粉碎机。

7.2.3.4 分析步骤

（1）试样制备。

①固态样品。

a.干样。豆类、谷物、菌类、茶叶、干制水果、焙烤食品等低含水量样品，取可食部分，必要时经高速粉碎机粉碎均匀；对于固体乳制品、蛋白粉、面粉等呈均匀状的粉状样品，摇匀。

b.鲜样。蔬菜、水果、水产品等高含水量样品必要时洗净，晾干，取可食部分匀浆均匀；对于肉类、蛋类等样品取可食部分匀浆均匀。

c.速冻及罐头食品。经解冻的速冻食品及罐头样品，取可食部分匀浆均匀。

②液态样品。软饮料、调味品等样品摇匀。

③半固态样品。搅拌均匀。

（2）试样消解。

注：可根据试样中待测元素的含量水平和检测水平要求选择相应的消解方法及消解容器。

①微波消解法。称取固体样品0.2~0.5g（精确至0.001g，含水分较多的样品可适当增加取样量至1g）或准确移取液体试样1.00~3.00mL于微波消解内罐中，含乙醇或二氧化碳的样品先在电热板上低温加热除去乙醇或二氧化碳，加入5~10mL硝酸，加盖放置1h或过夜，旋紧罐盖，按照微波消解仪标准操作步骤进行消解（消解参考条件见表7-3）。冷却后取出，缓慢打开罐盖排气，用少量水冲洗内盖，将消解罐放在控温电热板上或超声水浴箱中，于100℃加热30min或超声脱气2~5min，用水定容至25mL或50mL，混匀备用，同时做空白试验。

②压力罐消解法。称取固体干样0.2~1g（精确至0.001g，含水分较多的样品可适当增加取样量至2g）或准确移取液体试样1.00~5.00mL于消解内罐中，含乙醇或二氧化碳的样品先在电热板上低温加热除去乙醇或二氧化碳，加入5mL硝酸，放置1h或过夜，旋紧不锈钢外套，放入恒温干燥箱消解（消解参考条件见表7-3），于150~170℃消解4h，冷却后，缓慢旋松不锈钢外套，将消解内罐取出，在控温电热板上或超声水浴箱中，于100℃加热30min或超声脱气2~5min，用水定容至25mL或50mL，混匀备用，同时做空白试验。

7.2.3.5 仪器参考条件

（1）仪器操作条件。

表7-3　样品消解仪参考条件

消解方式	步骤	控制温度（℃）	升温时间（min）	恒温时间
微波消解	1	120	5	5min
	2	150	5	10min
	3	190	5	20min
压力罐消解	1	80	—	2h
	2	120	—	2h
	3	160~170	—	4h

（2）仪器操作条件见表7-4。

表7-4 电感耦合等离子体质谱仪操作参考条件

参数名称	参数	参数名称	参数
射频功率	1 500W	雾化器	高盐/同心雾化器
等离子体气流量	15L/min	采样锥/截取锥	镍/铂锥
载气流量	0.80L/min	采样深度	8～10mm
辅助气流量	0.40L/min	采集模式	跳峰（Spectrum）
氦气流量	4～5mL/min	检测方式	自动
雾化室温度	2℃	每峰测定点数	1～3
样品提升速率	0.3r/s	重复次数	2～3

（3）元素分析模式见表7-5。

表7-5 电感耦合等离子体质谱仪元素分析模式

序号	元素名称	元素符号	分析模式	序号	元素名称	元素符号	分析模式
1	硼	B	普通/碰撞反应池	14	铜	Cu	碰撞反应池
2	钠	Na	普通/碰撞反应池	15	锌	Zn	碰撞反应池
3	镁	Mg	碰撞反应池	16	砷	As	碰撞反应池
4	铝	Al	普通/碰撞反应池	17	硒	Se	碰撞反应池
5	钾	K	普通/碰撞反应池	18	锶	Sr	普通/碰撞反应池
6	钙	Ca	碰撞反应池	19	钼	Mo	碰撞反应池
7	钛	Ti	碰撞反应池	20	镉	Cd	碰撞反应池
8	钒	V	碰撞反应池	21	锡	Sn	碰撞反应池
9	铬	Cr	碰撞反应池	22	锑	Sb	碰撞反应池
10	锰	Mn	碰撞反应池	23	钡	Ba	普通/碰撞反应池
11	铁	Fe	碰撞反应池	24	汞	Hg	普通/碰撞反应池
12	钴	Co	碰撞反应池	25	铊	Tl	普通/碰撞反应池
13	镍	Ni	碰撞反应池	26	铅	Pb	普通/碰撞反应池

注：对没有合适消除干扰模式的仪器，需采用干扰校正方程对测定结果进行校正，铅、镉、砷、钼、硒、钒等元素干扰校正方程见表7-6。

表7-6 元素干扰校正方程

同位素	推荐的校正方程
^{51}V	$[^{51}V]=[51]+0.352\ 4 \times [52]-3.108 \times [53]$

（续表）

同位素	推荐的校正方程
^{75}As	$[^{75}As]=[75]-3.127\ 8\times[77]+1.017\ 7\times[78]$
^{78}Se	$[^{78}Se]=[78]-0.186\ 9\times[76]$
^{98}Mo	$[^{98}Mo]=[98]-0.146\times[99]$
^{114}Cd	$[^{114}Cd]=[114]-1.628\ 5\times[108]-0.014\ 9\times[118]$
^{208}Pb	$[^{208}Pb]=[206]+[207]+[208]$

注1：[X]为质量数X处的质谱信号强度——离子每秒计数值（CPS）；

注2：对于同量异位素干扰能够通过仪器的碰撞/反应模式得以消除的情况下，除铅元素外，可不采用干扰校正方程；

注3：低含量铬元素的测定需采用碰撞/反应模式。

（4）测定参考条件。在调谐仪器达到测定要求后，编辑测定方法，根据待测元素的性质选择相应的内标元素，待测元素和内标元素的m/z见表7-7。

表7-7 待测元素推荐选择的同位素和内标元素

序号	元素	m/z	内标	序号	元素	m/z	内标
1	B	11	^{45}Sc/^{72}Ge	14	Cu	63/65	^{72}Ge/^{103}Rh/^{115}In
2	Na	23	^{45}Sc/^{72}Ge	15	Zn	66	^{72}Ge/^{103}Rh/^{115}In
3	Mg	24	^{45}Sc/^{72}Ge	16	As	75	^{72}Ge/^{103}Rh/^{115}In
4	Al	27	^{45}Sc/^{72}Ge	17	Se	78	^{72}Ge/^{103}Rh/^{115}In
5	K	39	^{45}Sc/^{72}Ge	18	Sr	88	^{103}Rh/^{115}In
6	Ca	43	^{45}Sc/^{72}Ge	19	Mo	95	^{103}Rh/^{115}In
7	Ti	48	^{45}Sc/^{72}Ge	20	Cd	111	^{103}Rh/^{115}In
8	V	51	^{45}Sc/^{72}Ge	21	Sn	118	^{103}Rh/^{115}In
9	Cr	52/53	^{45}Sc/^{72}Ge	22	Sb	123	^{103}Rh/^{115}In
10	Mn	55	^{45}Sc/^{72}Ge	23	Ba	137	^{103}Rh/^{115}In
11	Fe	56/57	^{45}Sc/^{72}Ge	24	Hg	200/202	^{185}Re/^{209}Bi
12	Co	59	^{72}Ge/^{103}Rh/^{115}In	25	Tl	205	^{185}Re/^{209}Bi
13	Ni	60	^{72}Ge/^{103}Rh/^{115}In	26	Pb	206/207/208	^{185}Re/^{209}Bi

（5）标准曲线的制作。将混合标准溶液注入电感耦合等离子体质谱仪中，测定待测元素和内标元素的信号响应值，以待测元素的浓度为横坐标，待测元素与所选内标元素响应信号值的比值为纵坐标，绘制标准曲线。

（6）试样溶液的测定。将空白溶液和试样溶液分别注入电感耦合等离子体质谱仪中，测定待测元素和内标元素的信号响应值，根据标准曲线得到消解液中待测元素的浓度。

7.2.3.6 分析结果的表述

（1）低含量待测元素的计算。试样中低含量待测元素的含量按式（7-3）计算。

$$X = \frac{(\rho - \rho_0) \times V \times f}{m \times 1\,000} \quad (7\text{-}3)$$

式中：

X——试样中待测元素含量，单位为毫克每千克或毫克每升（mg/kg或mg/L）；

ρ——试样溶液中被测元素质量浓度，单位为微克每升（μg/L）；

ρ_0——试样空白液中被测元素质量浓度，单位为微克每升（μg/L）；

V——试样消化液定容体积，单位为毫升（mL）；

f——试样稀释倍数；

m——试样称取质量或移取体积，单位为克或毫升（g或mL）；

$1\,000$——换算系数。

计算结果保留3位有效数字。

（2）高含量待测元素的计算。试样中高含量待测元素的含量按式（7-4）计算。

$$X = \frac{(\rho - \rho_0) \times V \times f}{m} \quad (7\text{-}4)$$

式中：

X——试样中待测元素含量，单位为毫克每千克或毫克每升（mg/kg或mg/L）；

ρ——试样溶液中被测元素质量浓度，单位为毫克每升（mg/L）；

ρ_0——试样空白液中被测元素质量浓度，单位为毫克每升（mg/L）；

V——试样消化液定容体积，单位为毫升（mL）；

f——试样稀释倍数；

m——试样称取质量或移取体积，单位为克或毫升（g或mL）。

计算结果保留3位有效数字。

7.2.3.7 精密度

样品中各元素含量>1mg/kg时，在重复性条件下获得的两次独立测定结果的绝对差值不得超过算术平均值的10%；≤1mg/kg且>0.1mg/kg时，在重复性条件下获得的两次独立测定结果的绝对差值不得超过算术平均值的15%；≤0.1mg/kg时，在重复性条件下获得的两次独立测定结果的绝对差值不得超过算术平均值的20%。

7.2.3.8 其他

固体样品以0.5g定容体积至50mL，液体样品以2mL定容体积至50mL计算。

7.3 钙元素含量的测定

7.3.1 火焰原子吸收光谱法

7.3.1.1 原理

试样经消解处理后，加入镧溶液作为释放剂，经原子吸收火焰原子化，在422.7nm处测定的吸光度值在一定浓度范围内与钙含量成正比，与标准系列比较定量。

7.3.1.2 试剂和材料

除非另有规定，本方法所用试剂均为优级纯，水为GB/T 6682规定的二级水。

（1）试剂。

①硝酸（HNO_3）。

②高氯酸（$HClO_4$）。

③盐酸（HCl）。

④氧化镧（La_2O_3）。

（2）试剂配制。

①硝酸溶液（5+95）。量取50mL硝酸，加入950mL水，混匀。

②硝酸溶液（1+1）。量取500mL硝酸，与500mL水混合均匀。

③盐酸溶液（1+1）。量取500mL盐酸，与500mL水混合均匀。

④镧溶液（20g/L）。称取23.45g氧化镧，先用少量水湿润后再加入75mL盐酸溶液（1+1）溶解，转入1 000mL容量瓶中，加水定容至刻度，混匀。

（3）标准品。碳酸钙（$CaCO_3$，CAS号471-34-1）。纯度>99.99%，或经国家认证并授予标准物质证书的一定浓度的钙标准溶液。

（4）标准溶液的配制。

①钙标准储备液（1 000mg/L）。准确称取2.496 3g（精确至0.000 1g）碳酸钙，加盐酸溶液（1+1）溶解，移入1 000mL容量瓶中，加水定容至刻度，混匀。

②钙标准中间液（100mg/L）。准确吸取10mL钙标准贮备液（1 000mg/L）于100mL容量瓶中，加硝酸溶液（5+95）至刻度，混匀。

③钙标准系列溶液。分别吸取钙标准中间液0mL、0.500mL、1.00mL、

2.00mL、4.00mL、6.00mL于100mL容量瓶中，另在各容量瓶中加入5mL镧溶液（20g/L），最后加硝酸溶液（5+95）定容至刻度，混匀。此钙标准系列溶液中钙的质量浓度分别为0mg/L、0.500mg/L、1.00mg/L、2.00mg/L、4.0mg/L和6.00mg/L。

注：可根据仪器的灵敏度及样品中钙的实际含量确定标准溶液系列中元素的具体浓度。

7.3.1.3 仪器设备

所有玻璃器皿及聚四氟乙烯消解内罐均需硝酸溶液（1+5）浸泡过夜，用自来水反复冲洗，最后用水冲洗干净。

（1）原子吸收光谱仪。配火焰原子化器，钙空心阴极灯。

（2）分析天平。感量为1mg和0.1mg。

（3）微波消解系统。配聚四氟乙烯消解内罐。

（4）可调式电热炉。

（5）可调式电热板。

（6）压力消解罐。配聚四氟乙烯消解内罐。

（7）恒温干燥箱。

（8）马弗炉。

7.3.1.4 分析步骤

（1）试样制备。注：在采样和试样制备过程中，应避免试样污染。

①粮食、豆类样品。样品去除杂物后，粉碎，贮于塑料瓶中。

②蔬菜、水果、鱼类、肉类等样品。样品用水洗净，晾干，取可食部分，制成匀浆，贮于塑料瓶中。

③饮料、酒、醋、酱油、食用植物油、液态乳等液体样品。将样品摇匀。

（2）试样消解。

①湿法消解。准确称取固体试样0.2~3g（精确至0.001g）或准确移取液体试样0.500~5.00mL于带刻度消化管中，加入10mL硝酸、0.5mL高氯酸，在可调式电热炉上消解（参考条件：120℃/0.5~1h，升至180℃/2~4h，升至200~220℃）。若消化液呈棕褐色，再加硝酸，消解至冒白烟，消化液呈无色透明或略带黄色。取出消化管，冷却后用水定容至25mL，再根据实际测定需要稀释，并在稀释液中加入一定体积的镧溶液（20g/L），使其在最终稀释液中的浓度为1g/L，混匀备用，此为试样待测液。同时做试剂空白试验。亦可采用锥形瓶，于可调式电热板上，按上述操作方法进行湿法消解。

②微波消解。准确称取固体试样0.2~0.8g（精确至0.001g）或准确移取液体

试样0.500～3.00mL于微波消解罐中，加入5mL硝酸，按照微波消解的操作步骤消解试样，消解条件参考表7-8。冷却后取出消解罐，在电热板上于140～160℃赶酸至1mL左右。消解罐放冷后，将消化液转移至25mL容量瓶中，用少量水洗涤消解罐2～3次，合并洗涤液于容量瓶中并用水定容至刻度。根据实际测定需要稀释，并在稀释液中加入一定体积镧溶液（20g/L）使其在最终稀释液中的浓度为1g/L，混匀备用，此为试样待测液。同时做试剂空白试验。

表7-8　微波消解升温程序参考条件

步骤	控制温度（℃）	升温时间（min）	恒温时间（min）
1	120	5	5
2	160	5	10
3	180	5	20

③压力罐消解。准确称取固体试样0.2～1g（精确至0.001g）或准确移取液体试样0.500～5.00mL于消解内罐中，加入5mL硝酸。盖好内盖，旋紧不锈钢外套，放入恒温干燥箱，于140～160℃下保持4～5h。冷却后缓慢旋松外罐，取出消解内罐，放在可调式电热板上于140～160℃赶酸至1mL左右。冷却后将消化液转移至25mL容量瓶中，用少量水洗涤内罐和内盖2～3次，合并洗涤液于容量瓶中并用水定容至刻度，混匀备用。根据实际测定需要稀释，并在稀释液中加入一定体积的镧溶液（20g/L），使其在最终稀释液中的浓度为1g/L，混匀备用，此为试样待测液。同时做试剂空白试验。

④干法灰化。准确称取固体试样0.5～5g（精确至0.001g）或准确移取液体试样0.500～10.0mL于坩埚中，小火加热，碳化至无烟，转移至马弗炉中，于550℃灰化3～4h。冷却，取出。对于灰化不彻底的试样，加数滴硝酸，小火加热，小心蒸干，再转入550℃马弗炉中，继续灰化1～2h，至试样呈白灰状，冷却，取出，用适量硝酸溶液（1+1）溶解转移至刻度管中，用水定容至25mL。根据实际测定需要稀释，并在稀释液中加入一定体积的镧溶液，使其在最终稀释液中的浓度为1g/L，混匀备用，此为试样待测液。同时做试剂空白试验。

（3）仪器参考条件见表7-9。

表7-9　火焰原子吸收光谱法参考条件

元素	波长（nm）	狭缝（nm）	灯电流（mA）	燃烧头高度（mm）	空气流量（L/min）	乙炔流量（L/min）
钙	422.7	1.3	5～15	3	9	2

（4）标准曲线的制作。将钙标准系列溶液按浓度由低到高的顺序分别导入火焰原子化器，测定吸光度值，以标准系列溶液中钙的质量浓度为横坐标，相应的吸光度值为纵坐标，制作标准曲线。

（5）试样溶液的测定。在与测定标准溶液相同的试验条件下，将空白溶液和试样待测液分别导入原子化器，测定相应的吸光度值，与标准系列比较定量。

7.3.1.5 分析结果的表述

试样中钙的含量按式（7-5）计算。

$$X = \frac{(\rho - \rho_0) \times f \times V}{m} \tag{7-5}$$

式中：

X——试样中钙的含量，单位为毫克每千克或毫克每升（mg/kg或mg/L）；

ρ——试样待测液中钙的质量浓度，单位为毫克每升（mg/L）；

ρ_0——空白溶液中钙的质量浓度，单位为毫克每升（mg/L）；

f——试样消化液的稀释倍数；

V——试样消化液的定容体积，单位为毫升（mL）；

m——试样质量或移取体积，单位为克或毫升（g或mL）。

当钙含量≥10.0mg/kg或10.0mg/L时，计算结果保留3位有效数字，当钙含量<10.0mg/kg或10.0mg/L时，计算结果保留2位有效数字。

7.3.1.6 精密度

在重复性条件下获得的两次独立测定结果的绝对差值不得超过算术平均值的10%。

7.3.1.7 其他

以称样量0.5g（或0.5mL），定容至25mL计算，方法检出限为0.5mg/kg（或0.5mg/L），定量限为1.5mg/kg（或1.5mg/L）。

7.3.2 EDTA滴定法

7.3.2.1 原理

在适当的pH值范围内，钙与EDTA（乙二胺四乙酸二钠）形成金属络合物。以EDTA滴定，在达到当量点时，溶液呈现游离指示剂的颜色。根据EDTA用量，计算钙的含量。

7.3.2.2 试剂和材料

除非另有规定，本方法所用试剂均为分析纯，水为GB/T 6682规定的三级水。

（1）试剂。

①氢氧化钾（KOH）。

②硫化钠（Na_2S）。

③柠檬酸钠（$Na_3C_6H_5O_7 \cdot 2H_2O$）。

④乙二胺四乙酸二钠（EDTA，$C_{10}H_{14}N_2O_8Na_2 \cdot 2H_2O$）。

⑤盐酸（HCl）。优级纯。

⑥钙红指示剂（$C_{21}O_7N_2SH_{14}$）。

⑦硝酸（HNO_3）。优级纯。

⑧高氯酸（$HClO_4$）。优级纯。

（2）试剂配制。

①氢氧化钾溶液（1.25mol/L）。称取70.13g氢氧化钾，用水稀释至1 000mL，混匀。

②硫化钠溶液（10g/L）。称取1g硫化钠，用水稀释至100mL，混匀。

③柠檬酸钠溶液（0.05mol/L）。称取14.7g柠檬酸钠，用水稀释至1 000mL，混匀。

④EDTA溶液。称取4.5g EDTA，用水稀释至1 000mL，混匀，贮存于聚乙烯瓶中，4℃保存。使用时稀释10倍即可。

⑤钙红指示剂。称取0.1g钙红指示剂，用水稀释至100mL，混匀。

⑥盐酸溶液（1+1）。量取500mL盐酸，与500mL水混合均匀。

（3）标准品。碳酸钙（$CaCO_3$，CAS号471-34-1）：纯度>99.99%，或经国家认证并授予标准物质证书的一定浓度的钙标准溶液。

（4）标准溶液配制。钙标准贮备液（100.0mg/L）：准确称取0.249 6g（精确至0.000 1g）碳酸钙，加盐酸溶液（1+1）溶解，移入1 000mL容量瓶中，加水定容至刻度，混匀。

7.3.2.3　仪器设备

所有玻璃器皿均需用硝酸溶液（1+5）浸泡过夜，用自来水反复冲洗，最后用水冲洗干净。

（1）分析天平。感量为1mg和0.1mg。

（2）可调式电热炉。

（3）可调式电热板。

（4）马弗炉。

7.3.2.4　分析步骤

（1）试样制备。注：在采样和试样制备过程中，应避免试样污染。

①粮食、豆类样品。样品去除杂物后，粉碎，贮于塑料瓶中。

②蔬菜、水果、鱼类、肉类等样品。样品用水洗净，晾干，取可食部分，制成匀浆，贮于塑料瓶中。

③饮料、酒、醋、酱油、食用植物油、液态乳等液体样品。将样品摇匀。

（2）试样消解。

①湿法消解。准确称取固体试样0.2～3g（精确至0.001g）或准确移取液体试样0.500～5.00mL于带刻度消化管中，加入10mL硝酸、0.5mL高氯酸，在可调式电热炉上消解（参考条件：120℃/0.5～1h，升至180℃/2～4h，升至200～220℃）。若消化液呈棕褐色，再加硝酸，消解至冒白烟，消化液呈无色透明或略带黄色。取出消化管，冷却后用水定容至25mL，再根据实际测定需要稀释，并在稀释液中加入一定体积的镧溶液（20g/L），使其在最终稀释液中的浓度为1g/L，混匀备用，此为试样待测液。同时做试剂空白试验。亦可采用锥形瓶，于可调式电热板上，按上述操作方法进行湿法消解。

②干法灰化。准确称取固体试样0.5～5g（精确至0.001g）或准确移取液体试样0.500～10.0mL于坩埚中，小火加热，碳化至无烟，转移至马弗炉中，于550℃灰化3～4h。冷却，取出。对于灰化不彻底的试样，加数滴硝酸，小火加热，小心蒸干，再转入550℃马弗炉中，继续灰化1～2h，至试样呈白灰状，冷却，取出，用适量硝酸溶液（1+1）溶解转移至刻度管中，用水定容至25mL。根据实际测定需要稀释，并在稀释液中加入一定体积的镧溶液，使其在最终稀释液中的浓度为1g/L，混匀备用，此为试样待测液。同时做试剂空白试验。

（3）滴定度（T）的测定。吸取0.500mL钙标准贮备液（100.0mg/L）于试管中，加1滴硫化钠溶液（10g/L）和0.1mL柠檬酸钠溶液（0.05mol/L），加1.5mL氢氧化钾溶液（1.25mol/L），加3滴钙红指示剂，立即以稀释10倍的EDTA溶液滴定，至指示剂由紫红色变蓝色为止，记录所消耗的稀释10倍的EDTA溶液的体积。根据滴定结果计算出每毫升稀释10倍的EDTA溶液相当于钙的毫克数，即滴定度（T）。

（4）试样及空白滴定。分别吸取0.100～1.00mL（根据钙的含量而定）试样消化液及空白液于试管中，加1滴硫化钠溶液（10g/L）和0.1mL柠檬酸钠溶液（0.05mol/L），加1.5mL氢氧化钾溶液（1.25mol/L），加3滴钙红指示剂，立即以稀释10倍的EDTA溶液滴定，至指示剂由紫红色变蓝色为止，记录所消耗的稀释10倍的EDTA溶液的体积。

7.3.2.5　分析结果的表述

试样中钙的含量按式（7-6）计算。

$$X = \frac{T \times (V_1 - V_0) \times V_2 \times 1\,000}{m \times V_3} \qquad (7\text{-}6)$$

式中：

X——试样中钙的含量，单位为毫克每千克或毫克每升（mg/kg或mg/L）；

T——EDTA滴定度，单位为毫克每毫升（mg/mL）；

V_1——滴定试样溶液时所消耗的稀释10倍的EDTA溶液的体积，单位为毫升（mL）；

V_0——滴定空白溶液时所消耗的稀释10倍的EDTA溶液的体积，单位为毫升（mL）；

V_2——试样消化液的定容体积，单位为毫升（mL）；

1 000——换算系数；

m——试样质量或移取体积，单位为克或毫升（g或mL）；

V_3——滴定用试样待测液的体积，单位为毫升（mL）。

计算结果保留3位有效数字。

7.3.2.6　精密度

在重复性条件下获得的两次独立测定结果的绝对差值不得超过算术平均值的10%。

7.3.2.7　其他

以称样量4g（或4mL），定容至25mL，吸取1.00mL试样消化液测定时，方法的定量限为100mg/kg（或100mg/L）。

7.3.3　电感耦合等离子体发射光谱法（ICP-OES）

7.3.3.1　原理

样品消解后，由电感耦合等离子体发射光谱仪测定，以元素的特征谱线波长定性；待测元素谱线信号强度与元素浓度成正比进行定量分析。

7.3.3.2　试剂和材料

（1）试剂。

①硝酸（HNO_3）。优级纯或更高纯度。

②高氯酸（$HClO_4$）。优级纯或更高纯度。

③氩气（Ar）。氩气（≥99.995%）或液氩。

（2）试剂配制。

①硝酸溶液（5+95）。取50mL硝酸，缓慢加入950mL水中，混匀。

②硝酸-高氯酸（10+1）。取10mL高氯酸，缓慢加入100mL硝酸中，混匀。

（3）标准品。

①元素贮备液（1 000mg/L或10 000mg/L）。钾、钠、钙、镁、铁、锰、镍、铜、锌、磷、硼、钡、铝、锶、钒和钛，采用经国家认证并授予标准物质证书的单元素或多元素标准贮备液。

②标准溶液配制。精确吸取适量单元素标准贮备液或多元素混合标准贮备液，用硝酸溶液（5+95）逐级稀释配成混合标准溶液系列，各元素质量浓度见表7-10。

表7-10 ICP-OES方法中元素的标准溶液系列质量浓度

序号	元素	单位	标准系列质量浓度					
			系列1	系列2	系列3	系列4	系列5	系列6
1	Al	mg/L	0	0.500	2.00	5.00	8.00	10.00
2	B	mg/L	0	0.050 0	0.200	0.500	0.800	1.00
3	Ba	mg/L	0	0.050 0	0.200	0.500	0.800	1.00
4	Ca	mg/L	0	5.00	20.0	50.0	80.0	100
5	Cu	mg/L	0	0.025 0	0.100	0.250	0.400	0.500
6	Fe	mg/L	0	0.250	1.00	2.50	4.00	5.00
7	K	mg/L	0	5.00	20.0	50.0	80.0	100
8	Mg	mg/L	0	5.00	20.0	50.0	80.0	100
9	Mn	mg/L	0	0.025 0	0.100	0.250	0.400	0.500
10	Na	mg/L	0	5.00	20.0	50.0	80.0	100
11	Ni	mg/L	0	0.250	1.00	2.50	4.00	5.00
12	P	mg/L	0	5.00	20.0	50.0	80.0	100
13	Sr	mg/L	0	0.050 0	0.200	0.500	0.800	1.00
14	Ti	mg/L	0	0.050 0	0.200	0.500	0.800	1.00
15	V	mg/L	0	0.025 0	0.100	0.250	0.400	0.500
16	Zn	mg/L	0	0.250	1.00	2.50	4.00	5.00

注：依据样品溶液中元素质量浓度水平，可适当调整标准系列各元素质量浓度范围。

7.3.3.3 仪器和设备

（1）电感耦合等离子体发射光谱仪。

（2）天平。感量为0.1mg和1mg。

（3）微波消解仪。配有聚四氟乙烯消解内罐。

（4）压力消解器。配有聚四氟乙烯消解内罐。

（5）恒温干燥箱。

（6）可调式控温电热板。

（7）马弗炉。

（8）可调式控温电热炉。

（9）样品粉碎设备。匀浆机、高速粉碎机。

7.3.3.4 步骤

（1）试样制备。

①固态样品。

a.干样。豆类、谷物、菌类、茶叶、干制水果、焙烤食品等低含水量样品，取可食部分，必要时经高速粉碎机粉碎均匀；对于固体乳制品、蛋白粉、面粉等呈均匀状的粉状样品，摇匀。

b.鲜样。蔬菜、水果、水产品等高含水量样品必要时洗净，晾干，取可食部分匀浆均匀；对于肉类、蛋类等样品取可食部分匀浆均匀。

c.速冻及罐头食品。经解冻的速冻食品及罐头样品，取可食部分匀浆均匀。

②液态样品。软饮料、调味品等样品摇匀。

③半固态样品。搅拌均匀。

（2）试样消解。可根据试样中目标元素的含量水平和检测水平要求选择相应的消解方法及消解容器。

①微波消解法。称取固体样品0.2～0.5g（精确至0.001g，含水分较多的样品可适当增加取样量至1g）或准确移取液体试样1.00～3.00mL于微波消解内罐中，含乙醇或二氧化碳的样品先在电热板上低温加热除去乙醇或二氧化碳，加入5～10mL硝酸，加盖放置1h或过夜，旋紧罐盖，按照微波消解仪标准操作步骤进行消解（消解参考条件见表7-3）。冷却后取出，缓慢打开罐盖排气，用少量水冲洗内盖，将消解罐放在控温电热板上或超声水浴箱中，于100℃加热30min或超声脱气2～5min，用水定容至25mL或50mL，混匀备用，同时做空白试验。

②压力罐消解法。称取固体干样0.2～1g（精确至0.001g，含水分较多的样品可适当增加取样量至2g）或准确移取液体试样1.00～5.00mL于消解内罐中，含乙醇或二氧化碳的样品先在电热板上低温加热除去乙醇或二氧化碳，加入5mL硝酸，放置1h或过夜，旋紧不锈钢外套，放入恒温干燥箱消解（消解参考条件见表7-3），于150～170℃消解4h，冷却后，缓慢旋松不锈钢外套，将消解内罐取出，在控温电热板上或超声水浴箱中，于100℃加热30min或超声脱气2～5min，用水定容至25mL或50mL，混匀备用，同时做空白试验。

③湿式消解法。准确称取0.5～5g（精确至0.001g）或准确移取2.00～

10.0mL试样于玻璃或聚四氟乙烯消解器皿中，含乙醇或二氧化碳的样品先在电热板上低温加热除去乙醇或二氧化碳，加10mL硝酸-高氯酸（10+1）混合溶液，于电热板上或石墨消解装置上消解，消解过程中消解液若变棕黑色，可适当补加少量混合酸，直至冒白烟，消化液呈无色透明或略带黄色，冷却，用水定容至25mL或50mL，混匀备用；同时做空白试验。

④干式消解法。准确称取1～5g（精确至0.01g）或准确移取10.0～15.0mL试样于坩埚中，置于500～550℃的马弗炉中灰化5～8h，冷却。若灰化不彻底有黑色碳粒，则冷却后滴加少许硝酸湿润，在电热板上干燥后，移入马弗炉中继续灰化成白色灰烬，冷却取出，加入10mL硝酸溶液溶解，并用水定容至25mL或50mL，混匀备用；同时做空白试验。

（3）仪器参考条件。

①仪器操作参考条件。

a.观测方式。垂直观测，若仪器具有双向观测方式，高浓度元素，如钾、钠、钙、镁等元素采用垂直观测方式，其余采用水平观测方式。

b.功率。1 150W。

c.等离子气流量。15L/min。

d.辅助气流量。0.5L/min。

e.雾化气气体流量。0.65L/min。

f.分析泵速。50r/min。

②待测元素推荐分析谱线见表7-11。

表7-11　待测元素推荐的分析谱线

序号	元素名称	元素符号	分析谱线波长（nm）
1	铝	Al	396.15
2	硼	B	249.6/249.7
3	钡	Ba	455.4
4	钙	Ca	315.8/317.9
5	铜	Cu	324.75
6	铁	Fe	239.5/259.9
7	钾	K	766.49
8	镁	Mg	279.079
9	锰	Mn	257.6/259.3
10	钠	Na	589.59
11	镍	Ni	231.6

序号	元素名称	元素符号	分析谱线波长（nm）
12	磷	P	213.6
13	锶	Sr	407.7/421.5
14	钛	Ti	323.4
15	钒	V	292.4
16	锌	Zn	206.2/213.8

（4）标准曲线的制作。将标准系列工作溶液注入电感耦合等离子体发射光谱仪中，测定待测元素分析谱线的强度信号响应值，以待测元素的浓度为横坐标，其分析谱线强度响应值为纵坐标，绘制标准曲线。

（5）试样溶液的测定。将空白溶液和试样溶液分别注入电感耦合等离子体发射光谱仪中，测定待测元素分析谱线强度的信号响应值，根据标准曲线得到消解液中待测元素的浓度。

7.3.3.5 分析结果表述

试样中待测元素的含量按式（7-7）计算。

$$X = \frac{(\rho - \rho_0) \times V \times f}{m} \qquad (7-7)$$

式中：

X——试样中待测元素含量，单位为毫克每千克或毫克每升（mg/kg或mg/L）；

ρ——试样溶液中被测元素质量浓度，单位为毫克每升（mg/L）；

ρ_0——试样空白液中被测元素质量浓度，单位为毫克每升（mg/L）；

V——试样消化液定容体积，单位为毫升（mL）；

f——试样稀释倍数；

m——试样称取质量或移取体积，单位为克或毫升（g或mL）。

计算结果保留3位有效数字。

7.3.3.6 精密度

样品中各元素含量>1mg/kg时，在重复性条件下获得的两次独立测定结果的绝对差值不得超过算术平均值的10%；≤1mg/kg且>0.1mg/kg时，在重复性条件下获得的两次独立测定结果的绝对差值不得超过算术平均值的15%；≤0.1mg/kg时，在重复性条件下获得的两次独立测定结果的绝对差值不得超过算术平均值的20%。

7.3.3.7　其他

固体样品以0.5g定容体积至50mL，液体样品以2mL定容体积至50mL计算，本方法各元素的检出限和定量限见表7-12。

表7-12　电感耦合等离子体发射光谱法（ICP-OES）检出限及定量限

序号	元素名称	元素符号	检出限1（mg/kg）	检出限2（mg/L）	定量限1（mg/kg）	定量限2（mg/L）
1	铝	Al	0.5	0.2	2	0.5
2	硼	B	0.2	0.05	0.5	0.2
3	钡	Ba	0.1	0.03	0.3	0.1
4	钙	Ca	5	2	20	5
5	铜	Cu	0.2	0.05	0.5	0.2
6	铁	Fe	1	0.3	3	1
7	钾	K	7	3	30	7
8	镁	Mg	5	2	20	5
9	锰	Mn	0.1	0.03	0.3	0.1
10	钠	Na	3	1	10	3
11	镍	Ni	0.5	0.2	2	0.5
12	磷	P	1	0.3	3	1
13	锶	Sr	0.2	0.05	0.5	0.2
14	钛	Ti	0.2	0.05	0.5	0.2
15	钒	V	0.2	0.05	0.5	0.2
16	锌	Zn	0.5	0.2	2	0.5

注：样品前处理方法为微波消解法及压力罐消解法。

7.3.4　电感耦合等离子体质谱法

详见7.2.3。

7.4　镁元素含量的测定

7.4.1　火焰原子吸收光谱法

7.4.1.1　原理

试样消解处理后，经火焰原子化，在285.2nm处测定吸光度。在一定浓度范围内镁的吸光度值与镁含量成正比,与标准系列比较定量。

7.4.1.2　试剂和材料

除非另有说明,本方法所用试剂均为优级纯,水为GB/T 6682规定的二级水。

(1)试剂。

①硝酸(HNO_3)。

②高氯酸($HClO_4$)。

③盐酸(HCl)。

(2)试剂配制。

①硝酸溶液(5+95)。量取50mL硝酸,倒入950mL水中,混匀。

②硝酸溶液(1+1)。量取250mL硝酸,倒入250mL水中,混匀。

③盐酸溶液(1+1)。量取50mL盐酸,倒入50mL水中,混匀。

(3)标准品。金属镁(Mg,CAS号:7439954)或氧化镁(MgO,CAS号:1309484):纯度>99.99%,或经国家认证并授予标准物质证书的一定浓度的镁标准溶液。

(4)标准溶液配制。

①镁标准贮备液(1 000mg/L)。准确称取0.1g(精确至0.000 1g)金属镁或0.165 8g(精确至0.000 1g)于(800±50)℃灼烧至恒重的氧化镁,溶于2.5mL盐酸溶液(1+1)及少量水中,移入100mL容量瓶,加水至刻度,混匀。

②镁标准中间液(10.0mg/L)。准确吸取1.00mL镁标准储备液(1 000mg/L),用硝酸溶液(5+95)定容到100mL容量瓶中,混匀。

③镁标准系列溶液。吸取镁标准中间液0mL、2.00mL、4.00mL、6.00mL、8.00mL和10.0mL于100mL容量瓶中用硝酸溶液(5+95)定容至刻度。此镁标准系列溶液的质量浓度分别为0mg/L、0.200mg/L、0.400mg/L、0.600mg/L、0.800mg/L和1.00mg/L。

注:可根据仪器的灵敏度及样品中镁的实际含量确定标准系列溶液中镁的质量浓度。

7.4.1.3　仪器和设备

所有玻璃器皿及聚四氟乙烯消解内罐均需用硝酸溶液(1+5)浸泡过夜,用自来水反复冲洗,最后用水冲洗干净。

(1)原子吸收光谱仪。配火焰原子化器,镁空心阴极灯。

(2)分析天平。感量0.1mg和1mg。

(3)可调式电热炉。

(4)可调式电热板。

（5）微波消解系统。配聚四氟乙烯消解内罐。

（6）恒温干燥箱。

（7）压力消解罐。配聚四氟乙烯消解内罐。

（8）马弗炉。

7.4.1.4　分析步骤

（1）试样制备。注：在采样和制备过程中，应避免试样污染。

①粮食、豆类样品。去除杂物后，粉碎，贮于塑料瓶中。

②蔬菜、水果、鱼类、肉类等样品。用水洗净，晾干，取可食部分，制成匀浆，贮于塑料瓶中。

③饮料、酒、醋、酱油、食用植物油、液态乳等液体样品。将样品摇匀。

（2）试样消解。

①湿法消解。称取固体试样0.2～3g（精确至0.001g）或准确移取液体试样0.500～5.00mL于带刻度消化管中，加入10mL硝酸、0.5mL高氯酸，在可调式电热炉上消解（参考条件：120℃/0.5～1h，升至180℃/2～4h，升至200～220℃）。若消化液呈棕褐色，再补加硝酸，消解至冒白烟，消化液呈无色透明或略带黄色，取出消化管，冷却后用水定容至25mL，混匀备用。同时做试剂空白试验。亦可采用锥形瓶，于可调式电热板上，按上述操作方法进行湿法消解。

②微波消解。称取固体试样0.2～0.8g（精确至0.001g）或准确移取液体试样0.500～3.00mL于微波消解罐中，加入5mL硝酸，按照微波消解的操作步骤消解试样。冷却后取出消解罐，在电热板上于140～160℃赶酸至0.5～1mL。消解罐放冷后，将消化液转移至25mL容量瓶中，用少量水洗涤消解罐2～3次，合并洗涤液于容量瓶中并用水定容至刻度，混匀备用。同时做试剂空白试验。

③压力罐消解。称取固体试样0.2～1g（精确至0.001g）或准确移取液体试样0.500～5.00mL于消解内罐中，加入5mL硝酸。盖好内盖，旋紧不锈钢外套，放入恒温干燥箱，于140～160℃下保持4～5h。冷却后缓慢旋松外罐，取出消解内罐，放在可调式电热板上于140～160℃赶酸至1mL左右。冷却后将消化液转移至25mL容量瓶中，用少量水洗涤内罐和内盖2～3次，合并洗涤液于容量瓶中并用水定容至刻度，混匀备用。同时做试剂空白试验。

④干法灰化。称取固体试样0.5～5g（精确至0.001g）或准确移取液体试样0.500～10.0mL于坩埚中，将坩埚在电热板上缓慢加热，微火碳化至不再冒烟。碳化后的试样放入马弗炉中，于550℃灰化4h。若灰化后的试样中有黑色颗粒，应将坩埚冷却至室温后加少许硝酸溶液（5+95）润湿残渣，在电热板小火蒸干后

置马弗炉550℃继续灰化，直至试样成白灰状。在马弗炉中冷却后取出，冷却至室温，用2.5mL硝酸溶液（1+1）溶解，并用少量水洗涤坩埚2～3次，合并洗涤液于容量瓶中并定容至25mL，混匀备用。同时做试剂空白试验。

（3）测定。

①仪器参考条件。根据各自仪器性能调至最佳状态。参考条件为：空气-乙炔火焰，波长285.2nm，狭缝0.2nm，灯电流5～15mA。

②标准曲线的制作。将镁标准系列溶液按质量浓度由低到高的顺序分别导入火焰原子化器后测其吸光度值，以质量浓度为横坐标，吸光度值为纵坐标，制作标准曲线。

③试样溶液的测定。在与测定标准溶液相同的试验条件下，将空白溶液和试样溶液分别导入原子化器测其吸光度值，与标准系列比较定量。

7.4.1.5 分析结果的表述

试样中镁的含量按式（7-8）计算。

$$X = \frac{(\rho - \rho_0) \times V}{m} \tag{7-8}$$

式中：

X——试样中镁的含量，单位为毫克每千克或毫克每升（mg/kg或mg/L）；

ρ——试样溶液中镁的质量浓度，单位为毫克每升（mg/L）；

ρ_0——空白溶液中镁的质量浓度，单位为毫克每升（mg/L）；

V——试样消化液的定容体积，单位为毫升（mL）；

m——试样称样量或移取体积，单位为克或毫升（g或mL）。

当镁含量≥10.0mg/kg（或mg/L）时，计算结果保留3位有效数字，当镁含量<10.0mg/kg（或mg/L）时，计算结果保留2位有效数字。

7.4.1.6 精密度

在重复性条件下获得的两次独立测定结果的绝对差值不得超过算术平均值的10%。

7.4.1.7 其他

当称样量为1g（或1mL），定容体积为25mL时，方法的检出限为0.6mg/kg（或0.6mg/L），定量限为2.0mg/kg（或2.0mg/L）。

7.4.2 电感耦合等离子体发射光谱法

见7.3.3。

7.4.3 电感耦合等离子体质谱法

见7.2.3。

7.5 锌元素含量的测定

7.5.1 火焰原子吸收光谱法

7.5.1.1 原理

试样消解处理后，经火焰原子化，在213.9nm处测定吸光度。在一定浓度范围内锌的吸光度值与锌含量成正比，与标准系列比较定量。

7.5.1.2 试剂和材料

除非另有说明，本方法所用试剂均为优级纯，水为GB/T 6682规定的二级水。

（1）试剂。

①硝酸（HNO₃）。

②高氯酸（HClO₄）。

（2）试剂配制。

①硝酸溶液（5+95）。量取50mL硝酸，缓慢加入到950mL水中，混匀。

②硝酸溶液（1+1）。量取250mL硝酸，缓慢加入到250mL水中，混匀。

（3）标准品。氧化锌（ZnO，CAS号：1314-13-2）：纯度>99.99%，或经国家认证并授予标准物质证书的一定浓度的锌标准溶液。

（4）标准溶液配制。

①锌标准储备液（1 000mg/L）。准确称取1.244 7g（精确至0.000 1g）氧化锌，加少量硝酸溶液（1+1），加热溶解，冷却后移入1 000mL容量瓶，加水至刻度，混匀。

②锌标准中间液（10.0mg/L）。准确吸取1.00mL锌标准储备液于100mL容量瓶中，加硝酸溶液（5+95）至刻度，混匀。

③锌标准系列溶液。分别准确吸取锌标准中间液0mL、1.00mL、2.00mL、4.00mL、8.00mL和10.0mL于100mL容量瓶中，加硝酸溶液（5+95）至刻度，混匀。此锌标准系列溶液的质量浓度分别为0mg/L、0.100mg/L、0.200mg/L、0.400mg/L、0.800mg/L和1.00mg/L。

注：可根据仪器的灵敏度及样品中锌的实际含量确定标准系列溶液中锌元素的质量浓度。

7.5.1.3 仪器和设备

所有玻璃器皿及聚四氟乙烯消解内罐均需硝酸（1+5）浸泡过夜，用自来水反复冲洗，最后用水冲洗干净。

（1）原子吸收光谱仪。配火焰原子化器，附锌空心阴极灯。

（2）分析天平。感量0.1mg和1mg。

（3）可调式电热炉。

（4）可调式电热板。

（5）微波消解系统。配聚四氟乙烯消解内罐。

（6）压力消解罐。配聚四氟乙烯消解内罐。

（7）恒温干燥箱。

（8）马弗炉。

7.5.1.4 分析步骤

（1）试样制备。注：在采样和试样制备过程中，应避免试样污染。

①粮食、豆类样品。样品去除杂物后，粉碎，贮于塑料瓶中。

②蔬菜、水果、鱼类、肉类等样品。样品用水洗净，晾干，取可食部分，制成匀浆，贮于塑料瓶中。

③饮料、酒、醋、酱油、食用植物油、液态乳等液体样品。将样品摇匀。

（2）试样前处理。

①湿法消解。准确称取固体试样0.2~3g（精确至0.001g）或准确移取液体试样0.500~5.00mL于带刻度消化管中，加入10mL硝酸、0.5mL高氯酸，在可调式电热炉上消解（参考条件：120℃/0.5~1h、升至180℃/2~4h、升至200~220℃）。若消化液呈棕褐色，再加少量硝酸，消解至冒白烟，消化液呈无色透明或略带黄色，取出消化管，冷却后用水定容至25mL或50mL，混匀备用。同时做试剂空白试验。亦可采用锥形瓶，于可调式电热板上，按上述操作方法进行湿法消解。

②微波消解。准确称取固体试样0.2~0.8g（精确至0.001g）或准确移取液体试样0.500~3.00mL于微波消解罐中，加入5mL硝酸，按照微波消解的操作步骤消解试样，消解条件参考表7-13。冷却后取出消解罐，在电热板上于140~160℃赶酸至1mL左右。消解罐放冷后，将消化液转移至25mL或50mL容量瓶中，用少量水洗涤消解罐2~3次，合并洗涤液于容量瓶中，用水定容至刻度，混匀备用。同时做试剂空白试验。

表7-13　微波消解升温程序

步骤	设定温度（℃）	升温时间（min）	恒温时间（min）
1	120	5	5
2	160	5	10
3	180	5	10

③压力罐消解。准确称取固体试样0.2～1g（精确至0.001g）或准确移取液体试样0.500～5.00mL于消解内罐中，加入5mL硝酸。盖好内盖，旋紧不锈钢外套，放入恒温干燥箱，于140～160℃下保持4～5h。冷却后缓慢旋松外罐，取出消解内罐，放在可调式电热板上于140～160℃赶酸至1mL左右。冷却后将消化液转移至25～50mL容量瓶中，用少量水洗涤内罐和内盖2～3次，合并洗涤液于容量瓶中并用水定容至刻度，混匀备用。同时做试剂空白试验。

④干法灰化。准确称取固体试样0.5～5g（精确至0.001g）或准确移取液体试样0.500～10.0mL于坩埚中，小火加热，碳化至无烟，转移至马弗炉中，于550℃灰化3～4h。冷却，取出，对于灰化不彻底的试样，加数滴硝酸，小火加热，小心蒸干，再转入550℃马弗炉中，继续灰化1～2h，至试样呈白灰状，冷却，取出，用适量硝酸溶液（1+1）溶解并用水定容至25mL或50mL。同时做试剂空白试验。

（3）测定。

①仪器参考条件。根据各自仪器性能调至最佳状态，参考条件见表7-14。

表7-14　火焰原子吸收光谱法仪器参考条件

元素	波长（nm）	狭缝（nm）	灯电流（mA）	燃烧头高度（mm）	空气流量（L/min）	乙炔流量（L/min）
锌	213.9	0.2	3～5	3	9	2

②标准曲线的制作。将锌标准系列溶液按质量浓度由低到高的顺序分别导入火焰原子化器，原子化后测其吸光度值，以质量浓度为横坐标，吸光度值为纵坐标，制作标准曲线。

③试样测定。在与测定标准溶液相同的试验条件下，将空白溶液和试样溶液分别导入火焰原子化器，原子化后测其吸光度值，与标准系列比较定量。

7.5.1.5　试样中锌含量计算

试样中锌含量按式（7-9）计算。

$$X = \frac{(\rho - \rho_0) \times V}{m} \qquad (7-9)$$

式中：

X——试样中锌的含量，单位为毫克每千克或毫克每升（mg/kg或mg/L）；

ρ——试样溶液中锌的质量浓度，单位为毫克每升（mg/L）；

ρ_0——空白溶液中锌的质量浓度，单位为毫克每升（mg/L）；

V——试样消化液的定容体积，单位为毫升（mL）；

m——试样称样量或移取体积，单位为克或毫升（g或mL）。

当锌含量≥10.0mg/kg（或mg/L）时，计算结果保留3位有效数字；当锌含量<10.0mg/kg（或mg/L）时，计算结果保留2位有效数字。

7.5.1.6 精密度

在重复性条件下获得的两次独立测定结果的绝对差值不得超过算术平均值的10%。

7.5.1.7 其他

当称样量为0.5g（或0.5mL），定容体积为25mL时，方法的检出限为1mg/kg（或1mg/L），定量限为3mg/kg（或3mg/L）。

7.5.2 二硫腙比色法

7.5.2.1 原理

试样经消化后，在pH值4.0～5.5时，锌离子与二硫腙形成紫红色络合物，溶于四氯化碳，加入硫代硫酸钠，防止铜、汞、铅、铋、银和镉等离子干扰。于530nm处测定吸光度与标准系列比较定量。

7.5.2.2 试剂

除非另有说明，本方法所用试剂均为分析纯，水为GB/T 6682规定的二级水。

（1）试剂。

①硝酸（HNO_3）。优级纯。

②高氯酸（$HClO_4$）。优级纯。

③三水合乙酸钠（$CH_3COONa \cdot 3H_2O$）。

④冰乙酸（CH_3COOH）。优级纯。

⑤氨水（$NH_3 \cdot H_2O$）。优级纯。

⑥盐酸（HCl）。优级纯。

⑦二硫腙（$C_6H_5NHNHCSN=NC_6H_5$）。

⑧盐酸羟胺（$NH_2OH \cdot HCl$）。

⑨硫代硫酸钠（$Na_2S_2O_3$）。

⑩酚红（$C_{19}H_{14}O_5S$）。

⑪乙醇（C_2H_5OH）。优级纯。

（2）试剂配制。

①硝酸溶液（5+95）。量取50mL硝酸，缓慢加入到950mL水中，混匀。

②硝酸溶液（1+9）。量取50mL硝酸，缓慢加入到450mL水中，混匀。

③氨水溶液（1+1）。量取100mL氨水，加入100mL水中，混匀。

④氨水溶液（1+99）。量取10mL氨水，加入990mL水中，混匀。

⑤盐酸溶液（2mol/L）。量取10mL盐酸，加水稀释至60mL，混匀。

⑥盐酸溶液（0.02mol/L）。吸取1mL盐酸溶液（2mol/L），加水稀释至100mL，混匀。

⑦盐酸溶液（1+1）。量取100mL盐酸，加入100mL水中，混匀。

⑧乙酸钠溶液（2mol/L）。称取68g三水合乙酸钠，加水溶解后稀释至250mL，混匀。

⑨乙酸溶液（2mol/L）。量取10mL冰乙酸，加水稀释至85mL，混匀。

⑩二硫腙-四氯化碳溶液（0.1g/L）。称取0.1g二硫腙，用四氯化碳溶解，定容至1 000mL，混匀，保存于0~5℃下。必要时用下述方法纯化。称取0.1g研细的二硫腙，溶于50mL四氯化碳中，如不全溶，可用滤纸过滤于250mL分液漏斗中，用氨水溶液（1+99）提取3次，每次100mL，将提取液用棉花过滤至500mL分液漏斗中，用盐酸溶液（1+1）调至酸性，将沉淀出的二硫腙用四氯化碳提取2~3次，每次20mL，合并四氯化碳层，用等量水洗涤2次，弃去洗涤液，在50℃水浴上蒸去四氯化碳。精制的二硫腙置硫酸干燥器中，干燥备用。或将沉淀出的二硫腙用200mL、200mL、100mL四氯化碳提取3次，合并四氯化碳层为二硫腙-四氯化碳溶液。

⑪乙酸-乙酸盐缓冲液。乙酸钠溶液（2mol/L）与乙酸溶液（2mol/L）等体积混合，此溶液pH值为4.7左右。用二硫腙-四氯化碳溶液（0.1g/L）提取数次，每次10mL，除去其中的锌，至四氯化碳层绿色不变为止，弃去四氯化碳层，再用四氯化碳提取乙酸-乙酸盐缓冲液中过剩的二硫腙，至四氯化碳无色，弃去四氯化碳层。

⑫盐酸羟胺溶液（200g/L）。称取20g盐酸羟胺，加60mL水，滴加氨水溶液（1+1），调节pH值至4.0~5.5，加水至100mL。用二硫腙-四氯化碳溶液（0.1g/L）提取数次，每次10mL，除去其中的锌，至四氯化碳层绿色不变为止，弃去四氯化碳层，再用四氯化碳提取乙酸-乙酸盐缓冲液中过剩的二硫腙，至四氯化碳无色，弃去四氯化碳层。

⑬硫代硫酸钠溶液（250g/L）。称取25g硫代硫酸钠，加60mL水，用乙酸

溶液（2mol/L）调节pH值至4.0～5.5，加水至100mL。用二硫腙-四氯化碳溶液（0.1g/L）提取数次，每次10mL，除去其中的锌，至四氯化碳层绿色不变为止，弃去四氯化碳层，再用四氯化碳提取乙酸-乙酸盐缓冲液中过剩的二硫腙，至四氯化碳无色，弃去四氯化碳层。

⑭二硫腙使用液。吸取1.0mL二硫腙-四氯化碳溶液（0.1g/L），加四氯化碳至10.0mL，混匀。用1cm比色杯，以四氯化碳调节零点，于波长530nm处测吸光度（A）。用式（7-10）计算出配制100mL二硫腙使用液（57%透光率）所需的二硫腙-四氯化碳溶液（0.1g/L）毫升数（V）。量取计算所得体积的二硫腙-四氯化碳溶液（0.1g/L），用四氯化碳稀释至100mL。

$$V = \frac{10 \times (2 - \lg 57)}{A} = \frac{2.44}{A} \qquad (7-10)$$

⑮酚红指示液（1g/L）。称取0.1g酚红，用乙醇溶解并定容至100mL，混匀。

（3）标准品。氧化锌（ZnO，CAS号：1314-13-2）：纯度>99.99%，或经国家认证并授予标准物质证书的一定浓度的锌标准溶液。

（4）标准溶液配制。

①锌标准储备液（1 000mg/L）。准确称取1.244 7g（精确至0.000 1g）氧化锌，加少量硝酸溶液（1+1），加热溶解，冷却后移入1 000mL容量瓶，加水至刻度。混匀。

②锌标准使用液（1.00mg/L）。准确吸取1.00mL锌标准储备液于1 000mL容量瓶中，加硝酸溶液（5+95）至刻度，混匀。

7.5.2.3 仪器和设备

所有玻璃器皿均需用硝酸（1+5）浸泡过夜，用自来水反复冲洗，最后用水冲洗干净。

（1）分光光度计。

（2）分析天平。感量0.1mg和1mg。

（3）可调式电热炉。

（4）可调式电热板。

（5）马弗炉。

7.5.2.4 分析步骤

（1）试样制备。注：在采样和试样制备过程中，应避免试样污染。

①粮食、豆类样品。样品去除杂物后，粉碎，贮于塑料瓶中。

②蔬菜、水果、鱼类、肉类等样品。样品用水洗净，晾干，取可食部分，制

成匀浆，贮于塑料瓶中。

③饮料、酒、醋、酱油、食用植物油、液态乳等液体样品。将样品摇匀。

（2）试样前处理。

①湿法消解。准确称取固体试样0.2～3g（精确至0.001g）或准确移取液体试样0.500～5.00mL于带刻度消化管中，加入10mL硝酸、0.5mL高氯酸，在可调式电热炉上消解（参考条件：120℃/0.5～1h，升至180℃/2～4h，升至200～220℃）。若消化液呈棕褐色，再加少量硝酸，消解至冒白烟，消化液呈无色透明或略带黄色，取出消化管，冷却后用水定容至25mL或50mL，混匀备用。同时做试剂空白试验。亦可采用锥形瓶，于可调式电热板上，按上述操作方法进行湿法消解。

②干法灰化。准确称取固体试样0.5～5g（精确至0.001g）或准确移取液体试样0.500～10.0mL于坩埚中，小火加热，碳化至无烟，转移至马弗炉中，于550℃灰化3～4h。冷却，取出，对于灰化不彻底的试样，加数滴硝酸，小火加热，小心蒸干，再转入550℃马弗炉中，继续灰化1～2h，至试样呈白灰状，冷却，取出，用适量硝酸溶液（1+1）溶解并用水定容至25mL或50mL。同时做试剂空白试验。

（3）测定。

①仪器参考条件。根据各自仪器性能调至最佳状态。测定波长：530nm。

②标准曲线的制作。准确吸取0mL、1.00mL、2.00mL、3.00mL、4.00mL和5.00mL锌标准使用液（相当0μg、1.00μg、2.00μg、3.00μg、4.00μg和5.00μg锌），分别置于125mL分液漏斗中，各加盐酸溶液（0.02mol/L）至20mL。于各分液漏斗中，各加10mL乙酸-乙酸盐缓冲液、1mL硫代硫酸钠溶液（250g/L），摇匀，再各加入10mL二硫腙使用液，剧烈振摇2min。静置分层后，经脱脂棉将四氯化碳层滤入1cm比色杯中，以四氯化碳调节零点，于波长530nm处测吸光度，以质量为横坐标，吸光度值为纵坐标，制作标准曲线。

③试样测定。准确吸取5.00～10.0mL试样消化液和相同体积的空白消化液，分别置于125mL分液漏斗中，加5mL水、0.5mL盐酸羟胺溶液（200g/L），摇匀，再加2滴酚红指示液（1g/L），用氨水溶液（1+1）调节至红色，再多加2滴。再加5mL二硫腙-四氯化碳溶液（0.1g/L），剧烈振摇2min，静置分层。将四氯化碳层移入另一分液漏斗中，水层再用少量二硫腙-四氯化碳溶液（0.1g/L）振摇提取，每次2～3mL，直至二硫腙-四氯化碳溶液（0.1g/L）绿色不变为止。合并提取液，用5mL水洗涤，四氯化碳层用盐酸溶液（0.02mol/L）提取2次，每次10mL，提取时剧烈振摇2min，合并盐酸溶液（0.02mol/L）提取液，并用少量四氯化碳洗去残留的二硫腙。

将上述试样提取液和空白提取液移入125mL分液漏斗中，各加10mL乙酸-乙酸盐缓冲液、1mL硫代硫酸钠溶液（250g/L），摇匀，再各加入10mL二硫腙使用液，剧烈振摇2min。静置分层后，经脱脂棉将四氯化碳层滤入1cm比色杯中，以四氯化碳调节零点，于波长530nm处测定吸光度，与标准曲线比较定量。

7.5.2.5　分析结果的表述

试样中锌的含量按式（7-11）计算。

$$X = \frac{(m_1 - m_0) \times V_1}{m_2 \times V_2} \quad\quad (7\text{-}11)$$

式中：

X——试品中锌的含量，单位为毫克每千克（mg/kg）或毫克每升（mg/L）；

m_1——测定用试样溶液中锌的质量，单位为微克（μg）；

m_0——空白溶液中锌的质量，单位为微克（μg）；

m_2——试样称样量或移取体积，单位为克或毫升（g或mL）；

V_1——试样消化液的定容体积，单位为毫升（mL）；

V_2——测定用试样消化液的体积，单位为毫升（mL）。

计算结果保留3位有效数字。

7.5.2.6　精密度

在重复性条件下获得的两次独立测定结果的绝对差不得超过算术平均值的10%。

7.5.2.7　其他

当称样量为1g（或1mL），定容体积为25mL时，方法的检出限为7mg/kg（或7mg/L），定量限为21mg/kg（或21mg/L）。

7.5.3　电感耦合等离子体发射光谱法

见7.3.3。

7.5.4　电感耦合等离子体质谱法

见7.2.3。

7.6　铁元素含量的测定

食品中铁含量的测定主要有火焰原子吸收光谱法、电感耦合等离子体发射光谱法和电感耦合等离子体质谱法。

7.6.1 火焰原子吸收光谱法

7.6.1.1 原理

试样消解后，经原子吸收火焰原子化，在248.3nm处测定吸光度值。在一定浓度范围内铁的吸光度值与铁含量成正比，与标准系列比较定量。

7.6.1.2 试剂和材料

除非另有说明，本方法所用试剂均为优级纯，水为GB/T 6682规定的二级水。

（1）试剂。

①硝酸（HNO_3）。

②高氯酸（$HClO_4$）。

③硫酸（H_2SO_4）。

（2）试剂配制。

①硝酸溶液（5+95）。量取50mL硝酸，倒入950mL水中，混匀。

②硝酸溶液（1+1）。量取250mL硝酸，倒入250mL水中，混匀。

③硫酸溶液（1+3）。量取50mL硫酸，缓慢倒入150mL水中，混匀。

（3）标准品。硫酸铁铵[$NH_4Fe（SO_4）_2 \cdot 12H_2O$，CAS号7783-83-7]：纯度>99.99%，或一定浓度经国家认证并授予标准物质证书的铁标准溶液。

（4）标准溶液配制。

①铁标准储备液（1 000mg/L）。准确称取0.863 1g（精确至0.000 1g）硫酸铁铵，加水溶解，加1.00mL硫酸溶液（1+3），移入100mL容量瓶，加水定容至刻度。混匀。此铁溶液质量浓度为1 000mg/L。

②铁标准中间液（100mg/L）。准确吸取10mL铁标准贮备液于100mL容量瓶中，加硝酸溶液（5+95）定容至刻度，混匀。此铁溶液质量浓度为100mg/L。

③铁标准系列溶液。分别准确吸取铁标准中间液0mL、0.500mL、1.00mL、2.00mL、4.00mL、6.00mL于100mL容量瓶中，加硝酸溶液（5+95）定容至刻度，混匀。此铁标准系列溶液中铁的质量浓度分别为0mg/L、0.500mg/L、1.00mg/L、2.00mg/L、4.00mg/L、6.00mg/L。

注：可根据仪器的灵敏度及样品中铁的实际含量确定标准溶液系列中铁的具体浓度。

7.6.1.3 仪器设备

注：所有玻璃器皿及聚四氟乙烯消解内罐均需用硝酸溶液（1+5）浸泡过夜，用自来水反复冲洗，最后用水冲洗干净。

（1）原子吸收光谱仪。配火焰原子化器，铁空心阴极灯。

（2）分析天平。感量0.1mg和1mg。

（3）微波消解仪。配聚四氟乙烯消解内罐。

（4）可调式电热炉。

（5）可调式电热板。

（6）压力消解罐。配聚四氟乙烯消解内罐。

（7）恒温干燥箱。

（8）马弗炉。

7.6.1.4 分析步骤

（1）试样制备。注：在采样和制备过程中，应避免试样污染。

①粮食、豆类样品。样品去除杂物后，粉碎，贮于塑料瓶中。

②蔬菜、水果、鱼类、肉类等样品。样品用水洗净，晾干，取可食部分，制成匀浆，贮于塑料瓶中。

③饮料、酒、醋、酱油、食用植物油、液态乳等液体样品。将样品摇匀。

（2）试样消解。

①湿法消解。准确称取固体试样0.5~3g（精确至0.001g）或准确移取液体试样1.00~5.00mL于带刻度消化管中，加入10mL硝酸和0.5mL高氯酸，在可调式电热炉上消解（参考条件：120℃/0.5~1h，升至180℃/2~4h，升至200~220℃）。若消化液呈棕褐色，再加硝酸，消解至冒白烟，消化液呈无色透明或略带黄色，取出消化管，冷却后将消化液转移至25mL容量瓶中，用少量水洗涤2~3次，合并洗涤液于容量瓶中并用水定容至刻度，混匀备用。同时做试样空白试验。亦可采用锥形瓶，于可调式电热板上，按上述操作方法进行湿法消解。

②微波消解。准确称取固体试样0.2~0.8g（精确至0.001g）或准确移取液体试样1.00~3.00mL于微波消解罐中，加入5mL硝酸，按照微波消解的操作步骤消解试样，消解条件参考表7-15。冷却后取出消解罐，在电热板上于140~160℃赶酸至1.0mL左右。冷却后将消化液转移至25mL容量瓶中，用少量水洗涤内罐和内盖2~3次，合并洗涤液于容量瓶中并用水定容至刻度，混匀备用。同时做试样空白试验。

表7-15 微波消解升温程序

步骤	设定温度（℃）	升温时间（min）	恒温时间（min）
1	120	5	5
2	160	5	10
3	180	5	10

③压力罐消解。准确称取固体试样0.3～2g（精确至0.001g）或准确移取液体试样2.00～5.00mL于消解内罐中，加入5mL硝酸。盖好内盖，旋紧不锈钢外套，放入恒温干燥箱，于140～160℃下保持4～5h。冷却后缓慢旋松外罐，取出消解内罐，放在可调式电热板上于140～160℃赶酸至1.0mL左右。冷却后将消化液转移至25mL容量瓶中，用少量水洗涤内罐和内盖2～3次，合并洗涤液于容量瓶中并用水定容至刻度，混匀备用。同时做试样空白试验。

④干法消解。准确称取固体试样0.5～3g（精确至0.001g）或准确移取液体试样2.00～5.00mL于坩埚中，小火加热，碳化至无烟，转移至马弗炉中，于550℃灰化3～4h。冷却，取出，对于灰化不彻底的试样，加数滴硝酸，小火加热，小心蒸干，再转入550℃马弗炉中，继续灰化1～2h，至试样呈白灰状，冷却，取出，用适量硝酸溶液（1+1）溶解，转移至25mL容量瓶中，用少量水洗涤内罐和内盖2～3次，合并洗涤液于容量瓶中并用水定容至刻度。同时做试样空白试验。

（3）测定。

①仪器测试条件。参考条件见表7-16。

表7-16 火焰原子吸收光谱法仪器参考条件

元素	波长（nm）	狭缝（nm）	灯电流（mA）	燃烧头高度（mm）	空气流量（L/min）	乙炔流量（L/min）
铁	248.3	0.2	5～15	3	9	2

②标准曲线的制作。将标准系列工作液按质量浓度由低到高的顺序分别导入火焰原子化器，测定其吸光度值。以铁标准系列溶液中铁的质量浓度为横坐标，以相应的吸光度值为纵坐标，制作标准曲线。

③试样测定。在与测定标准溶液相同的试验条件下，将空白溶液和样品溶液分别导入原子化器，测定吸光度值，与标准系列比较定量。

7.6.1.5 分析结果的表述

试样中铁的含量按式（7-12）计算。

$$X = \frac{(\rho - \rho_0) \times V}{m} \qquad (7\text{-}12)$$

式中：

X——试样中铁的含量，单位为毫克每千克或毫克每升（mg/kg或mg/L）；

ρ——测定样液中铁的质量浓度，单位为毫克每升（mg/L）；

ρ_0——空白液中铁的质量浓度，单位为毫克每升（mg/L）；

V——试样消化液的定容体积，单位为毫升（mL）；

m——试样称样量或移取体积，单位为克或毫升（g或mL）。

当铁含量≥10.0mg/kg或10.0mg/L时，计算结果保留3位有效数字；当铁含量<10.0mg/kg或10.0mg/L时，计算结果保留2位有效数字。

7.6.1.6　精密度

在重复性条件下获得的两次独立测定结果的绝对差值不得超过算术平均值的10%。

7.6.1.7　其他

当称样量为0.5g（或0.5mL），定容体积为25mL时，方法检出限为0.75mg/kg（或0.75mg/L），定量限为2.5mg/kg（或2.5mg/L）。

7.6.2　电感耦合等离子体发射光谱法

见7.3.3。

7.6.3　电感耦合等离子体质谱法

见7.2.3。

7.7　钾元素含量的测定

7.7.1　火焰原子发射光谱法

7.7.1.1　原理

试样经消解处理后，注入火焰光度计或原子吸收光谱仪中，火焰原子化后分别测定钾、钠的发射强度。钾发射波长为766.5nm，钠发射波长为589.0nm，在一定浓度范围内，其发射值与钾、钠含量成正比，与标准系列比较定量。

7.7.1.2　试剂和材料

除非另有说明，本方法所用试剂均为优级纯，水为GB/T 6682规定的二级水。

（1）试剂。

①硝酸（HNO_3）。

②高氯酸（$HClO_4$）。

（2）试剂配制。

①混合酸（高氯酸∶硝酸=1∶9）。取100mL高氯酸，缓慢加入900mL硝酸中，混匀。

②硝酸溶液（1+9）。取10mL硝酸，缓慢加入990mL水中，混匀。

（3）标准品。

①氯化钾标准品（KCl）。纯度>99.99%。

②氯化钠标准品（NaCl）。纯度>99.99%。

（4）标准溶液配制。

①钾、钠标准储备液（1 000mg/L）。将氯化钾或氯化钠于烘箱中110～120℃干燥2h。精确称取1.906 8g氯化钾或2.542 1g氯化钠，分别溶于水中，并移入1 000mL容量瓶中，稀释至刻度，混匀，贮存于聚乙烯瓶内，4℃保存，或使用经国家认证并授予标准物质证书的标准溶液。

②钾、钠标准工作液（100mg/L）。准确吸取10.0mL钾或钠标准贮备溶液于100mL容量瓶中，用水稀释至刻度，贮存于聚乙烯瓶中，4℃保存。

③钾、钠标准系列工作液。准确吸取0mL、0.1mL、0.5mL、1.0mL、2.0mL、4.0mL钾标准工作液于100mL容量瓶中，用水定容至刻度，混匀。此标准系列工作液中钾质量浓度分别为0mg/L、0.100mg/L、0.500mg/L、1.00mg/L、2.00mg/L、4.00mg/L。准确吸取0mL、0.5mL、1.0mL、2.0mL、3.0mL、4.0mL钠标准工作液于100mL容量瓶中，用水定容至刻度，混匀。此标准系列工作液中钠质量浓度分别为0mg/L、0.500mg/L、1.00mg/L、2.00mg/L、3.00mg/L、4.00mg/L。

7.7.1.3 仪器和设备

（1）火焰光度计或原子吸收光谱仪（配发射功能）。

（2）分析天平。感量为0.1mg和1.0mg。

（3）分析用钢瓶乙炔气和空气压缩机。

（4）样品粉碎设备。匀浆机、高速粉碎机。

（5）马弗炉。

（6）可调式控温电热板。

（7）可调式控温电热炉。

（8）微波消解仪。配聚四氟乙烯消解内罐。

（9）恒温干燥箱。

（10）压力消解罐。配聚四氟乙烯消解内罐。

7.7.1.4 分析步骤

（1）试样制备。

①固态样品。

a.干样。豆类、谷物、菌类、茶叶、干制水果、焙烤食品等低含水量样品，取可食部分，必要时经高速粉碎机粉碎均匀；对于固体乳制品、蛋白粉、面粉等呈均匀状的粉状样品，摇匀。

b.鲜样。蔬菜、水果、水产品等高含水量样品必要时洗净，晾干，取可食部分匀浆均匀；对于肉类、蛋类等样品取可食部分匀浆均匀。

c.速冻及罐头食品。经解冻的速冻食品及罐头样品，取可食部分匀浆均匀。

②液态样品。软饮料、调味品等样品摇匀。

③半固态样品。搅拌均匀。

（2）试样消解。

①微波消解法。称取0.2～0.5g（精确至0.001g）试样于微波消解内罐中，含乙醇或二氧化碳的样品先在电热板上低温加热除去乙醇或二氧化碳，加入5～10mL硝酸，加盖放置1h或过夜，旋紧外罐，置于微波消解仪中进行消解（消解条件参见表7-17）。冷却后取出内罐，置于可调式控温电热炉上，于120～140℃赶酸至近干，用水定容至25mL或50mL，混匀备用。同时做空白试验。

②压力罐消解法。称取0.3～1g（精确至0.001g）试样于聚四氟乙烯压力消解内罐中，含乙醇或二氧化碳的样品先在电热板上低温加热除去乙醇或二氧化碳，加入5mL硝酸，加盖放置1h或过夜，旋紧外罐，置于恒温干燥箱中进行消解（消解条件参见表7-17）。冷却后取出内罐，置于可调式控温电热板上，于120～140℃赶酸至近干，用水定容至25mL或50mL，混匀备用。同时做空白试验。

表7-17　微波消解和压力罐消解参考条件

消解方式	步骤	控制温度（℃）	升温时间（min）	恒温时间（min）
微波消解	1	140	10	5
	2	170	5	10
	3	190	5	20
压力罐消解	1	80	—	120
	2	120	—	120
	3	160	—	240

③湿式消解法。称取0.5～5g（精确至0.001g）试样于玻璃或聚四氟乙烯消解器皿中，含乙醇或二氧化碳的样品先在电热板上低温加热除去乙醇或二氧化碳，加入10mL混合酸，加盖放置1h或过夜，置于可调式控温电热板或电热炉上消解，若变棕黑色，冷却后再加混合酸，直至冒白烟，消化液呈无色透明或略带黄色，冷却，用水定容至25mL或50mL，混匀备用。同时做空白试验。

④干式消解法。称取0.5～5g（精确至0.001g）试样于坩埚中，在电炉上微火碳化至无烟，置于（525±25）℃马弗炉中灰化5～8h，冷却。若灰化不彻底有黑色碳粒，则冷却后滴加少许硝酸湿润，在电热板上干燥后，移入马弗炉中继续灰化成白色灰烬，冷却至室温取出，用硝酸溶液溶解，并用水定容至25mL或50mL，混匀备用。同时做空白试验。

（3）仪器参考条件。优化仪器至最佳状态，仪器的主要条件参见表7-18。

表7-18　钾、钠火焰原子发射光谱仪测定的仪器操作参考条件

元素	波长（nm）	狭缝（nm）	燃气流量（L/min）	测定方式
K	766.5	0.5	1.2	发射
Na	589.0	0.5	1.1	发射

（4）标准曲线的制作。分别将钾、钠标准系列工作液注入火焰光度计或原子吸收光谱仪中，测定发射强度，以标准工作液浓度为横坐标，发射强度为纵坐标，绘制标准曲线。

（5）试样溶液的测定。根据试样溶液中被测元素的含量，需要时将试样溶液用水稀释至适当浓度。将空白溶液和试样最终测定液注入火焰光度计或原子吸收光谱仪中，分别测定钾或钠的发射强度，根据标准曲线得到待测液中钾或钠的浓度。

7.7.1.5　分析结果的表述

试样中钾、钠含量按式（7-13）计算。

$$X = \frac{(\rho - \rho_0) \times V \times f \times 100}{m \times 1\,000} \qquad (7\text{-}13)$$

式中：

X——试样中被测元素含量，单位为毫克每百克或毫克每百毫升（mg/100g或mg/100mL）；

ρ——测定液中元素的质量浓度，单位为毫克每升（mg/L）；

ρ_0——测定空白试液中元素的质量浓度，单位为毫克每升（mg/L）；

V——样液体积，单位为毫升（mL）；

f——样液稀释倍数；

100、1 000——换算系数；

m——试样的质量或体积，单位为克或毫升（g或mL）。

计算结果保留3位有效数字。

7.7.1.6 精密度

在重复性条件下获得的两次独立测定结果的绝对差值不得超过算术平均值的10%。

7.7.1.7 其他

以取样量0.5g，定容至25mL计，本方法钾的检出限为0.2mg/100g，定量限为0.5mg/100g；钠的检出限为0.8mg/100g，定量限为3mg/100g。

7.7.2 电感耦合等离子体发射光谱法

见7.3.3。

7.7.3 电感耦合等离子体质谱法

见7.2.3。

7.8 铜元素含量的测定

7.8.1 石墨炉原子吸收光谱法

7.8.1.1 原理

试样消解处理后，经石墨炉原子化，在324.8nm处测定吸光度。在一定浓度范围内铜的吸光度值与铜含量成正比，与标准系列比较定量。

7.8.1.2 试剂和材料

除非另有说明，本方法所用试剂均为优级纯，水为GB/T 6682规定的二级水。

（1）试剂。

①硝酸（HNO_3）。

②高氯酸（$HClO_4$）。

③磷酸二氢铵（$NH_4H_2PO_4$）。

④硝酸钯[$Pd(NO_3)_2$]。

（2）试剂配制。

①硝酸溶液（5+95）。量取50mL硝酸，缓慢加入到950mL水中，混匀。

②硝酸溶液（1+1）。量取250mL硝酸，缓慢加入到250mL水中，混匀。

③磷酸二氢铵-硝酸钯溶液。称取0.02g硝酸钯，加少量硝酸溶液（1+1）溶解后，再加入2g磷酸二氢铵，溶解后用硝酸溶液（5+95）定容至100mL，混匀。

（3）标准品。五水硫酸铜（$CuSO_4 \cdot 5H_2O$，CAS号：7758-99-8）：纯度>99.99%，或经国家认证并授予标准物质证书的一定浓度的铜标准溶液。

（4）标准溶液配制。

①铜标准贮备液（1 000mg/L）。准确称取3.928 9g（精确至0.000 1g）五水硫酸铜，用少量硝酸溶液（1+1）溶解，移入1 000mL容量瓶，加水至刻度，混匀。

②铜标准中间液（1.00mg/L）。准确吸取1.00mL铜标准储备液于1 000mL容量瓶中，加硝酸溶液（5+95）至刻度，混匀。

③铜标准系列溶液。分别吸取铜标准中间液0mL、0.500mL、1.00mL、2.00mL、3.00mL和4.00mL于100mL容量瓶中，加硝酸溶液（5+95）至刻度，混匀。此铜标准系列溶液的质量浓度分别为0μg/L、5.00μg/L、10.0μg/L、20.0μg/L、30.0μg/L和40.0μg/L。

注：可根据仪器的灵敏度及样品中铜的实际含量确定标准系列溶液中铜元素的质量浓度。

7.8.1.3 仪器和设备

所有玻璃器皿及聚四氟乙烯消解内罐均需用硝酸（1+5）浸泡过夜，用自来水反复冲洗，最后用水冲洗干净。

（1）原子吸收光谱仪。配石墨炉原子化器，附铜空心阴极灯。

（2）分析天平。感量0.1mg和1mg。

（3）可调式电热炉。

（4）可调式电热板。

（5）微波消解系统。配聚四氟乙烯消解内罐。

（6）压力消解罐。配聚四氟乙烯消解内罐。

（7）恒温干燥箱。

（8）马弗炉。

7.8.1.4 分析步骤

（1）试样制备。注：在采样和试样制备过程中，应避免试样污染。

①粮食、豆类样品。去除杂物后，粉碎，贮于塑料瓶中。

②蔬菜、水果、鱼类、肉类等样品。用水洗净，晾干，取可食部分，制成匀浆，贮于塑料瓶中。

③饮料、酒、醋、酱油、食用植物油、液态乳等液体样品。将样品摇匀。

（2）试样前处理。

①湿法消解。称取固体试样0.2～3g（精确至0.001g）或准确移取液体试样0.500～5.00mL于带刻度消化管中，加入10mL硝酸、0.5mL高氯酸，在可调式电

热炉上消解（参考条件：120℃/0.5～1h，升至180℃/2～4h，升至200～220℃）。若消化液呈棕褐色，再加少量硝酸，消解至冒白烟，消化液呈无色透明或略带黄色，取出消化管，冷却后用水定容至10mL，混匀备用。同时做试剂空白试验。亦可采用锥形瓶，于可调式电热板上，按上述操作方法进行湿法消解。

②微波消解。称取固体试样0.2～0.8g（精确至0.001g）或准确移取液体试样0.500～3.00mL于微波消解罐中，加入5mL硝酸，按照微波消解的操作步骤消解试样，消解条件参考表7-19。冷却后取出消解罐，在电热板上于140～160℃赶酸至1mL左右。消解罐放冷后，将消化液转移至10mL容量瓶中，用少量水洗涤消解罐2～3次，合并洗涤液于容量瓶中，用水定容至刻度，混匀备用。同时做试剂空白试验。

表7-19　微波消解升温程序

步骤	控制温度（℃）	升温时间（min）	恒温时间（min）
1	120	5	5
2	160	5	10
3	180	5	10

③压力罐消解。称取固体试样0.2～1g（精确至0.001g）或准确移取液体试样0.500～5.00mL于消解内罐中，加入5mL硝酸。盖好内盖，旋紧不锈钢外套，放入恒温干燥箱，于140～160℃下保持4～5h。冷却后缓慢旋松外罐，取出消解内罐，放在可调式电热板上于140～160℃赶酸至1mL左右。冷却后将消化液转移至10mL容量瓶中，用少量水洗涤内罐和内盖2～3次，合并洗涤液于容量瓶中并用水定容至刻度，混匀备用。同时做试剂空白试验。

④干法灰化。称取固体试样0.5～5g（精确至0.001g）或准确移取液体试样0.500～10.0mL于坩埚中，小火加热，碳化至无烟，转移至马弗炉中，于550℃灰化3～4h。冷却，取出，对于灰化不彻底的试样，加数滴硝酸，小火加热，小心蒸干，再转入550℃马弗炉中，继续灰化1～2h，至试样呈白灰状，冷却，取出，用适量硝酸溶液（1+1）溶解并用水定容至10mL。同时做试剂空白试验。

（3）测定。

①仪器参考条件。根据各自仪器性能调至最佳状态，参考条件见表7-20。

②标准曲线的制作。按质量浓度由低到高的顺序分别将10μL铜标准系列溶液和5μL磷酸二氢铵-硝酸钯溶液（可根据所使用的仪器确定最佳进样量）同时注入石墨炉，原子化后测其吸光度值，以质量浓度为横坐标，吸光度值为纵坐标，制作标准曲线。

表7-20 石墨炉原子吸收光谱法仪器参考条件

元素	波长（nm）	狭缝（nm）	灯电流（mA）	干燥	灰化	原子化
铜	324.8	0.5	8～12	85～120℃/40～50s	800℃/20～30s	2 350℃/4～5s

③试样溶液的测定。与测定标准溶液相同的试验条件下，将10μL空白溶液或试样溶液与5μL磷酸二氢铵-硝酸钯溶液（可根据所使用的仪器确定最佳进样量）同时注入石墨炉，注入石墨管，原子化后测其吸光度值，与标准系列比较定量。

7.8.1.5 分析结果的表述

试样中铜的含量按式（7-14）计算。

$$X = \frac{(\rho - \rho_0) \times V}{m \times 1\,000} \qquad (7\text{-}14)$$

X——试样中铜的含量，单位为毫克每千克或毫克每升（mg/kg或mg/L）；

ρ——试样溶液中铜的质量浓度，单位为微克每升（μg/L）；

ρ_0——空白溶液中铜的质量浓度，单位为微克每升（μg/L）；

V——试样消化液的定容体积，单位为毫升（mL）；

m——试样称样量或移取体积，单位为克或毫升（g或mL）；

1 000——换算系数。

当铜含量≥1.00mg/kg（或mg/L）时，计算结果保留3位有效数字；当铜含量<1.00mg/kg（或mg/L）时，计算结果保留2位有效数字。

7.8.1.6 精密度

在重复性条件下获得的两次独立测定结果的绝对差值不得超过算术平均值的20%。

7.8.1.7 其他

当称样量为0.5g（或0.5mL），定容体积为10mL时，方法的检出限为0.02mg/kg（或0.02mg/L），定量限为0.05mg/kg（或0.05mg/L）。

7.8.2 电感耦合等离子体质谱法

见7.2.3。

7.8.3 电感耦合等离子体发射光谱法

见7.3.3。

7.9 实例分析

应用火焰原子吸收光谱法测定承德板栗中的K、Na、Cu、Zn、Fe、Mn含量，通过试验确定仪器的最佳工作参数。样品用HNO_3和$HClO_3$消解，方法加标回收率为95.4%～102.0%，测定结果相对标准偏差（$n=6$）为1.52%～2.76%。试验结果证明，该方法灵敏度高、简易、快速。

7.9.1 仪器与试剂

7.9.1.1 仪器

（1）日本岛津AA-6800型原子吸收分光光度计。

（2）K、Na、Cu、Zn、Fe、Mn空心阴极灯。

（3）对应的6种标准溶液（1 000mg/L）。国家标准物质研究中心。

（4）UPHW超纯水机。上海优谱实业有限公司。

（5）分析天平。精度0.000 1g，型号PWC124，艾德姆衡器（武汉）有限公司。

（6）调温电热板（1 000W）。北京莱伯泰科学实验应用技术有限公司。

（7）试验中所用硝酸、高氯酸为优级纯，试验用水均为超纯水；所用玻璃器皿均用优级纯硝酸（1+5）浸泡48h，用超纯水冲洗干净。

7.9.1.2 仪器工作条件

仪器工作参数如表7-21所示。

表7-21 仪器工作参数

元素	波长（nm）	狭缝（nm）	灯电流（mA）	燃烧器高度（mm）	燃气流量（L/min）
K	404.4	0.5	8	7	2.0
Na	330.3	0.5	8	6	1.8
Cu	324.8	0.5	6	7	1.8
Zn	212.9	0.5	10	7	2.0
Fe	248.3	0.5	6	9	2.2
Mn	279.5	0.2	10	7	2.0

7.9.1.3 试验方法

（1）样品预处理。将采集到的3地本年产新鲜黑皮栗子去掉壳、皮，切成小薄片，80℃烘箱内干燥至恒重，放入干燥器中冷却至室温。粉碎，过40目筛。称取板栗样品4.000 0g，放入100mL锥形瓶中，加30mL 5：1硝酸-高氯酸混合液，放置过夜。在锥形瓶中放几粒玻璃珠，在调温电热板上加热消化，使样品溶解至冒白烟。剩余1.5~2.0mL取下，冷却至室温，用超纯水冲洗锥形瓶，定容于100mL容量瓶中待测，消解样品同时做试剂空白试验。

（2）工作曲线的绘制。标准系列。

①K。浓度分别为0.00mg/L、0.05mg/L、0.10mg/L、0.15mg/L、0.20mg/L、0.40mg/L。

②Na。浓度分别为0.00mg/L、0.10mg/L、0.20mg/L、0.30mg/L、0.40mg/L、0.60mg/L。

③Cu。浓度分别为0.00mg/L、0.15mg/L、0.25mg/L、0.35mg/L、0.45mg/L、0.80mg/L。

④Zn。浓度分别为0.00mg/L、0.05mg/L、0.10mg/L、0.15mg/L、0.20mg/L、0.40mg/L。

⑤Fe。浓度分别为0.00mg/L、0.15mg/L、0.25mg/L、0.35mg/L、0.45mg/L、0.60mg/L。

⑥Mn。浓度分别为0.00mg/L、0.08mg/L、0.15mg/L、0.30mg/L、0.45mg/L、0.60mg/L。

按表7-21的仪器工作条件分别测定K、Na、Cu、Zn、Fe、Mn标准系列液，然后根据各元素的吸光度对浓度（mg/L）进行线性回归，得到各元素测定的回归方程及相关系数（r）（表7-22），在试验的工作范围内，吸光度与标液浓度呈良好的线性关系。

表7-22　标准曲线、相关系数

元素	线性方程	相关系数（r）
K	$A=0.491C+0.017$	0.999 5
Na	$A=0.975C+0.054$	0.999 9
Cu	$A=0.177C+0.001$	0.999 9
Zn	$A=0.447C+0.009$	0.999 7
Fe	$A=0.121C+0.001$	0.999 8
Mn	$A=0.287C+0.004$	0.999 9

7.9.2 结果

7.9.2.1 样品测定结果

分别测定3地板栗中各元素含量，每个样品重复3次，取平均值。表7-23结果表明，承德3产地的板栗均富含人体必需的Cu、Zn、Fe、Mn等微量元素，K、Na含量也非常高。样品测定结果见表7-23。

表7-23 板栗中矿物元素的含量（μg/g）

地区	K	Na	Cu	Zn	Fe	Mn
兴隆县	22.30	14.03	10.69	13.91	38.19	29.04
宽城县	12.53	11.82	9.44	10.76	29.24	14.12
承德县	19.66	17.04	9.27	14.46	25.31	34.48

7.9.2.2 精密度和回收率试验

在已测含量样品中分别加入一定量的上述6种矿物质元素的标准溶液，进行加标回收率试验和精密度试验，6种元素的加标回收率在95.4%～102.0%，其相对标准偏差为1.52%～2.76%（表7-24），说明样品中矿物质元素含量的测定结果可靠。

表7-24 回收率与精密度试验（n=6）

元素	本底值 （μg/mL）	加标量 （μg/mL）	测定量 （μg/mL）	回收率 （%）	RSD （%）
K	0.12	0.10	0.22	98.8	2.15
Na	0.23	0.15	0.39	102.0	2.76
Cu	0.19	0.20	0.38	97.3	1.84
Zn	0.14	0.05	0.19	95.4	1.52
Fe	0.22	0.20	0.42	100.6	2.03
Mn	0.28	0.20	0.48	101.5	1.17

由此可见，火焰原子吸收光谱法具有选择性好、重现性好、测定干扰较小、准确度高等特点，可准确、快速测定农产品中的矿物质元素。

8 膳食纤维

8.1 概述

在20世纪的最后几年里，人类社会发生了翻天覆地的变化，现代社会物质文明高度发达，既为人类的生存和发展带来了很多新的机遇和挑战，同时也带来了诸多新的困惑和忧虑。过去人们主要的营养问题是食品贫乏，而今天人们却是同时承受着营养不良和营养过剩的双重负担，某些营养缺乏症和有关营养过剩的疾病，为肥胖症、糖尿病、高血压、高脂血症、冠心病和恶性肿瘤等现代文明病的发生创造了条件。

20世纪末期人类社会经历了一系列的变化，食品工业高度地发展了起来，而人们膳食结构也发生了重大的调整。食品要满足人们的感官刺激和食用品质，因此食品越做越好吃，越做越精细，而生活节奏的加快使人们容易忽略合理的膳食结构，特别是在一些大中城市，居民食品中膳食纤维含量越来越少，蔗糖和脂肪的使用量越来越多。

也就是在20世纪末期，研究确认高糖、高脂肪、低膳食纤维的饮食结构是导致现代"文明病"的重要原因。自20世纪60年代开始，人们对低能量膳食纤维的生理作用进行了再认识。现代流行病学研究资料表明，高纤维膳食反映了更为健康的生活方式。膳食纤维的研究与开发，受到了西方各主要国家的高度重视，医学界、营养学界、食品工业界都对此做了大量的研究。我国在这方面的研究起步较晚，且多侧重于谷物类膳食纤维的研究。有关柑橘类水果膳食纤维方面的研究报道尚不多见。柑橘类果实品种繁多，风味各别，耐贮耐运，且营养丰富，它们不仅是维生素和矿物质的补给源，而且是非常重要的膳食纤维补给源，特别是水溶性膳食纤维的含量远远高于谷物类纤维，因此它更具有一些谷物纤维类产品所难以比拟的优点，值得深入研究开发。

近年来，随着人们生活水平的提高，膳食结构的变化，由于营养过剩或不平衡导致的超重、肥胖、糖尿病、动脉粥样硬化、冠心病等所谓的"文明病"的发病率逐年升高。据统计，我国每天约有15 000人死于由于营养过剩或不平衡导致的慢性病，占全部死亡人口的70%以上（张爱霞等，2005）。在西方，多年来这些疾病要耗去巨额的医疗费用。研究表明，人们食物中的膳食纤维若不足，则可导致以上"文明病"。当美国总统里根患直肠癌的消息传出后，全美甚至整个欧共体国家掀起了一股研究开发纤维食品的热潮，以往不被人们重视的膳食纤维，像维生素一样成为人们谈论的重要话题，成为发达国家广泛流行的保健食品，并将其列为继糖、蛋白质、脂肪、水、矿物质和维生素之后的"第七大营养素"。至此，膳食纤维成为营养学家、流行病学家以及食品科学家研究的热点。

8.1.1 膳食纤维的定义

在20世纪50年代以前，食用的纤维被称之为粗粮，营养学界仅有"粗纤维"之说，用以描述那些不能被人体所消化、吸收的食物残渣。众所周知，1953年Hipsley首次提出用"膳食纤维"来定义不被人体消化吸收的植物细胞壁成分，随后，许多学者都提出了各自对膳食纤维的定义，1981年第95届AOAC（the Association of Official Analytical Chemists）年会确认Trowell于1976年提出的，不为人体消化的多糖类碳水化合物和木质素为膳食纤维的统一定义，并建立了统一的检测方法。过去的几十年间，膳食纤维的定义为：膳食纤维是由可食性植物细胞的残余物组成，为不被人体消化酶消化的多糖、木质素和相关物质。这一定义主要用于描述植物细胞壁的支撑物质和与其紧密相连的物质。膳食纤维的典型组成包括纤维素、半纤维素、木质素、果胶、各种植物胶质和黏液，这些物质除木质素外均是多糖。2001年，美国谷物化学家协会（America Association of Cereal Chemists，AACC）给膳食纤维的最新定义是：膳食纤维是植物的可食部分和类似的碳水化合物，它们不能为人体小肠消化吸收，但可以在大肠内全部或部分发酵，包括多糖、寡聚糖、木质素及植物基质。2007年7月，欧洲食品安全局提出：膳食纤维广义上包括所有非消化性碳水化合物，如非淀粉多糖（NSP）、抗性淀粉、抗性低聚糖及其他多糖，尤其是木质素相关的非消化性微量组分。中国营养学会对膳食纤维的定义为：膳食纤维一般是指不易被消化酶消化的多糖类食物成分，主要来自植物的细胞壁，包含纤维素、半纤维素、树脂、果胶及木质素等。

8.1.2 膳食纤维的分类

8.1.2.1 根据溶解性分类

膳食纤维（Dietary fiber，DF）按溶解特性不同分为不溶性膳食纤维和水溶性膳食纤维两大类。不溶性膳食纤维是指不被人体消化道酶消化且不溶于热水的那部分膳食纤维。它主要是细胞壁的组成成分，包括纤维素、半纤维素、木质素和植物蜡等。水溶性膳食纤维是指不被人体消化道酶消化，但可溶于温水或热水且其水溶液又能被4倍体积的乙醇再沉淀的那部分膳食纤维，它主要指植物细胞内的贮存物质和分泌物，还包括部分微生物多糖和合成类多糖如果胶、瓜儿豆胶、海藻酸盐、葡聚糖和真菌多糖。

膳食纤维按其来源不同又可分为植物性食品类，主要有纤维素、半纤维素、木质素、果胶、愈创胶、明胶、甘露聚酸、海藻酸、海带多糖；诱导体多糖类，主要有甲基纤维素、羧甲基纤维素、丙烯乙二醇脂。

8.1.2.2 根据在大肠内的发酵程度分类

膳食纤维可被人体大肠内的菌群所发酵，但不同的膳食纤维被发酵的程度不一样，可分为部分发酵类纤维和完全发酵类纤维。部分发酵类纤维包括纤维素、半纤维素、木质素、植物蜡和角质等；完全发酵类纤维包括β-葡聚糖、果胶、瓜尔豆胶、阿拉伯胶、海藻胶和菊粉等。一般来说，完全发酵类纤维多属水溶性膳食纤维，而部分发酵类纤维多属不溶性膳食纤维。但也有一些例外，如羟甲基纤维素，它虽然易溶于水，但几乎不被大肠内菌群所发酵。

8.1.2.3 根据在植物体内的不同功能分类

根据膳食纤维在植物体内的不同功能，又可将其分为：结构性多糖类，主要由细胞壁的相关物质组成，包括纤维素多糖、半纤维素多糖及果胶多糖等；结构性非多糖类，主要成分为木质素；非结构性多糖类，主要是细胞壁内的分泌物，如树胶、胶浆及部分多糖类物质。

8.1.2.4 根据定义分类

2001年1月，膳食纤维定义委员会提交给美国临床化学协会一份名为《The Definition of Dietary Fiber》的报告，报告中根据定义将膳食纤维分为非淀粉多糖和抗消化的低聚糖类，包括纤维素、半纤维素（阿拉伯木聚糖、阿拉伯半乳聚糖）、果聚糖（菊粉、低聚果糖）、树胶、黏浆和果胶；相似的碳水化合物类，包括抗消化糊精（抗消化的麦芽糊精和马铃薯淀粉糊精）、合成的碳水化合物类（葡聚糖、甲基纤维素）；木质素；相关植物物质类，包括蜡质、肌醇六磷酸、角质、皂角苷、软木脂和单宁。

8.1.3 膳食纤维的摄入量

膳食纤维的摄入量与人体的健康状况有密切关系。英国国家顾问委员会建议膳食纤维的摄入量为一天25～30g。我国成人平均每人每日的膳食纤维是13.3g，远远低于规定量值，主要原因是由于饮食结构中脂肪类和精粮比例过大所致，所以应调整饮食结构，增加膳食纤维摄入量，避免一些疾病的发生。适量摄入膳食纤维对人是有益的，但过多的摄入也会带来诸如胀气等副作用。

8.1.4 膳食纤维的化学组成与结构

膳食纤维的化学组成包括三大部分：纤维状碳水化合物（纤维素），基料碳水化合物（果胶类物质、半纤维素和糖蛋白等），填充类化合物（木质素）。

8.1.4.1 纤维素

纤维素（Cellulose）是自然界中分布最广、含量最多的一种结构多糖，植物体内约有50%碳以纤维素的形式存在。纤维素是由β－吡喃葡萄糖通过β（1→4）糖苷键连接起来的聚合物，由于葡聚糖链内与链间强烈的氢键作用力，纤维素分子在植物细胞壁中呈结晶状的微纤维束结构单元。但结晶结构并不是连续的，不同结晶间微纤维排列的规律差形成非结晶结构，非结晶结构内的氢键结合力较弱，易被溶剂破坏。纤维素是构成植物细胞壁的主要材料，天然纤维素是无臭、无味的白色丝状物，且不溶于水、稀酸、稀碱和其他有机溶剂中，但是具有吸水膨胀的能力，在消化道内可大量吸收水分。纤维素的化学结构式如下：

8.1.4.2 半纤维素

植物细胞壁中除了纤维素外，还有一种非常重要的构成成分就是半纤维素，由于总是与纤维素共同存在于植物细胞壁内而得名。但半纤维素的生成和化学结构与纤维素没有关系，它是另一类植物多糖。半纤维素是由多种糖基组成的一类植物多糖，大部分的半纤维素是由2～4种不同的五碳糖或六碳糖糖基组成的。半纤维素主链上一般由半乳聚糖、木聚糖或甘露糖组成，而其支链上带有半乳糖或阿拉伯糖。在人体内，相对于纤维素来说，半纤维素更易于被肠道内的微生物分解、吸收和利用。半纤维素对水的亲和力的大小和戊糖部分紧密相关，阿拉伯糖和木糖这两种成分负责将水固定于半纤维素的不同结构上。这种特性说明如果一种半纤维素对水的亲和力很小，那是因为它所含戊糖的百分率太低。大部分的半纤维素是不溶于水的，但是其对人体还是具有一定的生理功能。半纤维素的化学结构式如下：

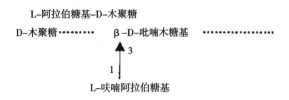

8.1.4.3　木质素

木质素具有非常复杂的三维结构，由对-香豆醇、松柏醇、芥子醇聚合而成，是多聚芳香族苯丙烷化合物而不属于多糖化合物，能使细胞壁保持一定的韧性，亲水性差，是织物结构整体物质，几乎不受生物化学分解。大部分天然存在的木质素都是与碳水化合物结合在一起的，木质素的亲水性比较差，人和动物体内分泌的消化酶均不能消化吸收和利用木质素。木质素的化学结构式如下：

8.1.4.4　多糖胶质

多糖胶质按来源可分为海藻类多糖胶质和植物类多糖胶质。

海藻类多糖胶质主要由琼脂和海藻酸盐等组成。琼脂是一种存在于红藻族（Rhodophyecae）中某些红紫色海藻细胞壁中的碳水化合物。琼脂由琼脂糖和琼脂胶两种化合物组成。其中琼脂糖是具有胶凝作用的组分，而琼脂胶没有胶凝的功能。海藻酸盐是棕色海藻的主要多糖结构成分。

植物类多糖胶质主要有果胶、阿拉伯胶和瓜儿豆胶等组成。

果胶易溶于水，它们在谷物纤维中的含量少，但在豆类及果蔬纤维中的含量较高，柑橘类水果中的果胶含量尤其丰富。果胶分子结构中主要包含有D-半乳糖醛酸，半乳糖醛酸上的羧基部分可被甲基酯化，酯化的半乳糖醛酸与总半乳糖醛酸之比即为酯化度（Degree of Esterificafion，DE），对果胶的性质有很大的影响。果胶按DE=50%为界可分为高酯果胶（High Memoxyl Pectin，HMP）和低酯果胶（Low Methoxyl Pectin，LMP）两大类。果胶能形成凝胶，对维持DF的结构有重要的作用。任何导致其水溶性和胶凝性改变的因素均有可能影响其生理功能的有效发挥。HMP至少需含可溶性糖类的固形物55%和pH值接近于3.0，方能形成凝胶。而对于LMP来说，糖类固形物不是胶凝作用的一个因素，而钙才是实现凝胶所必需的。pH值会影响组织结构，但允许幅度为1.0～5.0，较低的pH值可获得较坚硬的凝胶。果胶的化学结构式如下：

阿拉伯胶是金合欢属（*Acacia*）中的各种树的树皮割流所得的渗出物。主要的品种来源于阿拉伯胶树（*Acacia senegal*）、华美相思树（*Acaeial Laotian*）和塞伊耳相思树（*Acacia seyal*），但商品阿拉伯胶中的80%来自阿拉伯胶树。最主要的生产地域在非洲的苏丹、尼日利亚、塞内加尔和毛里塔尼亚。阿拉伯胶是一种阿拉伯半乳聚糖和糖蛋白的混合物，相对分子质量为50万～100万。

阿拉伯胶可完全溶于热水或冷水中，形成清澈而胶黏的溶液，其独一无二的特点就是可以形成浓度超过50%的高浓度水溶液而仍具有流动性。阿拉伯胶这种形成高浓度溶液的能力使得其在有大量不可溶物质存在的情况下具有优良的稳定性和乳化性。

瓜儿豆胶系由瓜儿豆（*Cyamopsis tetragonoloba*）种子的胚乳经清理、干燥、磨粉制得。这种豆科植物主要生长在印度和巴基斯坦的干旱和半干旱地区。瓜尔豆胶可被人体大肠内菌群完全发酵降解。瓜尔豆胶及其衍生物在pH值为3或以下的酸性溶液中会导致降解，被水解的是糖苷键，结果黏度急速丧失。加热也可导致瓜尔豆胶降解。瓜尔豆胶溶液加热至80～95℃并持续一段时间，就可丧失黏度。

多糖胶质都具有亲水性，它们溶于水后产生增稠和凝胶效果，作为食品添加剂可以赋予食品以增稠性、凝胶性、悬浮性、乳化性及成膜性。构成胶的基本单位是中性单糖、糖醛酸等，表8-1中所示是其来源和结构。从自然界中提取这类物质的方法之一是加乙醇沉淀。

表8-1 植物胶来源及结构

名称	来源	结构
琼脂	红藻	由β-（1,3）-D-半乳糖和α-（1,4）-3,6-脱氢-L-半乳糖构成
海藻酸盐	棕色海藻	由β-（1,4），α-（1,4）-键连的D-甘露糖醛酸和L-古洛糖醛酸构成的线型多聚物
果胶	柑橘类水果和苹果渣	主链由β-（1,4）-D-半乳糖醛酸聚合而成，部分半乳糖醛酸基上的羧基被甲酯化
阿拉伯胶	金合欢属植物	β-吡喃半乳糖以β-（1,3）-构成主链，半乳糖、阿拉伯糖、鼠李糖、葡萄糖醛酸以（1,3）键相连成侧链
瓜尔豆胶	瓜尔豆种子的胚乳	β-D-吡喃甘露糖以α-（1,4）-构成，侧链是单分子的α-D-半乳糖以（1,3）键相连

8.1.5 膳食纤维的国内外研究现状

西方发达国家从20世纪70年代就开始研究和开发膳食纤维。国外已研究的膳食纤维主要有六大类：果蔬、豆类、谷物、微生物多糖及其他天然纤维和合成、半合成纤维，计30多个品种，其中投入实际应用与生产的有10余种，在市场上比较畅销的有聚葡萄糖、大豆膳食纤维、燕麦膳食纤维等6种，在保健食品领域和食品工业中得到了广泛应用，美、英、法、德已形成一定的产业规模。美国已成立开发研制膳食纤维的专门机构，如膳食纤维协会。在年销售60亿美元方便谷物食品中，约20%是富含膳食纤维功能食品。日本对膳食纤维的兴趣起源于20世纪90年代，日本有11种最畅销的功能性饮品，其中6种含有膳食纤维。事实上，在总的功能性饮品销售中，超过70%的饮品含有膳食纤维，日本的大乳品公司，如明治、森永、雪印，都有许多强化膳食纤维的乳制品，这些乳制品在日本都获得非常理想的销售业绩。欧美膳食纤维制品市场年销售额约200亿美元，日本膳食纤维制品年销售额约100亿美元。

食品行业利用膳食纤维的物理化学性质来提高其产品的黏度、质地、感官特性以及货架期。含膳食纤维的副产品添加到食品中可以作为面粉、脂肪、糖的廉价、低卡路里替代品，提高对水分、油的持有能力以及其乳化和抗氧化稳定性。文献中报道了多种添加了膳食纤维的食品，例如焙烤制备、饮料、糕点糖果、乳制品、肉类、意大利面和汤类。通常来说，由于膳食纤维有保持水分的效果，可以添加到焙烤制品中延长其新鲜的时间，从而起到降低成本的作用。此外，膳食纤维的添加可以改变面包的体积、弹性、面包心的柔软程度以及面包的坚硬程度。面包制品添加膳食纤维可以降低其体积量、增加其坚硬度，改变的程度根据膳食纤维来源的不同而有所差异。添加了从甘蔗中提取粒径更小的膳食纤维的面包制品相比添加粗纤维的面包制品质地更加柔软有弹性，而且从感官指标看来，颜色、气味、口感的评价也随粒径的减小而有所增加。

膳食纤维在乳类制品的应用也很广泛，例如菊粉可以明显提高乳制品的产品质量。菊粉能提高奶酪类似物和冰淇淋的质地和口感，降低酸奶和其他发酵乳制品的脱水收缩。膳食纤维可以给冰激凌提供均匀一致的爽滑表面，理想的抗融化能力，在储藏温度波动时抑制结晶的增加。Soukoulis等（2009）人经研究发现从燕麦、小麦、苹果中提取得到的膳食纤维可以作为冷冻乳制品结晶和重结晶的控制物质。

膳食纤维在食品中的应用还包括水果产品，Grigelmo-Migule在制备果酱时应用膳食纤维作为配料。结果表明，在草莓果酱中用桃膳食纤维替代工业果胶，有假塑性体行为出现，随着膳食纤维添加量的增加，果酱表现出更高的黏度。从感官测评得到的结果也表明添加了桃膳食纤维的果酱和传统果酱有同样的接受度。

膳食纤维也可以添加到肉制品中，作为脂肪替代品用来降低卡路里含量，提高质地和肉制品的稳定性。从麦麸中提取的粗纤维可以添加到德式汉堡中替代脂肪，降低胆固醇含量从而提高其产量和质地水平。Garcia等人通过添加谷物和水果膳食纤维，特别是1.5%的柑橘纤维，到发酵了的干燥香肠中，从感官指标上有类似于高脂肪产品的特征。柑橘膳食纤维中含有生物活性物质，例如多酚。添加到肉制品中可以有效阻止脂肪氧化，从而提高其氧化稳定性，延长其货架期。此外，柑橘膳食纤维添加到博洛尼亚香肠中可以降低其亚硝酸盐含量。

膳食纤维也可以添加到鱼类制品。Borderías等人证明添加了可溶性膳食纤维的鱼类制品，从海藻中提取的角叉菜胶，从豆制品中提取的瓜尔豆胶、黄原胶，均可以提高其功能性质。切碎鱼肉的持水力、乳化能力和凝胶能力，可以通过可溶性膳食纤维的加入得到提高，特别是提高粗原料功能性质较差的切碎鱼肉，使下脚料达到了充分利用。添加从小麦中提取的不溶性膳食纤维到鱼肉制品中可以防止鱼肉酱中凝胶强度和硬度的损失。含有大量膳食纤维的葡萄果渣，加入到切碎的鱼肉制品中，可以抑制其脂肪氧化，延长货架期，提高其风味。

我国对果渣膳食纤维的制取技术，应用研究尚处于起步阶段。大体可分为3个方面：一是开发资源和改进提取方法；二是膳食纤维的改性研究，目前对于不溶性膳食纤维的改性多采用机械挤压的方法，即使物料在挤压桶内受到强烈的剪切作用后，部分纤维素大分子转化成可溶性膳食纤维；三是膳食纤维对人体生理效应的研究，如防治冠心病，治疗肥胖症，预防高血压，治疗糖尿病和抗胃肠癌症，清除外源有害物质，对高活性可溶性膳食纤维的研究尚属空白。其中酶法因制备条件温和，产品性能高是当前研究的热点，目前研究主要以谷麸和豆渣为原料，以果蔬渣为原料进行酶法制备的报道不多。市场上出售的膳食纤维产品主要是粗制的谷物纤维及人工合成的葡聚糖。

8.1.6　膳食纤维在食品工业上的应用

从植物中提取的膳食纤维添加到食品中，可以影响食品的性能和质量。因为膳食纤维添加剂具有溶解性、黏滞性、成胶性、持水力、持油能力、结合水力和溶胀性等许多特性。它们可以赋予食品所需的流变学特性，从而使食品具有合适的质构。

膳食纤维能否溶于水与它的化学结构有关。一般来说，主链上的分支结构越少取代基越少，分子越呈有序的线性结构，则水溶性越差。

膳食纤维添加剂的黏滞性可改变食品的流变性质。一般来说，分子量越大，分子链越长的多糖，其水溶液的黏度也越大。当然，膳食纤维溶液的浓度、温度、pH值和离子强度都会影响其黏度的大小。长链聚合体，如瓜尔豆胶和槐豆胶可以束缚大量的水分，其水溶液具有很高的黏度。它们的低浓度溶液可以用作食品的增稠剂。瓜尔豆胶和槐豆胶可以相对高剂量地用于食品中，因为它们可以显著增强食品的口感，延长货架期，且不改变食品原有的特性。

凝胶化作用是膳食纤维添加剂的另一个重要的性质，膳食纤维能通过分子链的交互作用形成三维网络结构，从而使水从流体转变成不能自由流动的"固体"。这一性质有利于食品形成合适的质构。胶类，如瓜尔豆胶、阿拉伯胶、角叉藻胶和果胶常可用作食品的稳定剂。

膳食纤维的化学结构中含有很多亲水基团，可与水发生相互作用。持水力和结合水力最常用来反映膳食纤维水合能力的大小。持水力用来描述膳食纤维在没有外在压力（只有重力）的情况下保持水分的能力，而结合水力用来描述膳食纤维受强外力（如离心力）作用后保持水分的能力。结合水力似乎更实用些，因为食品在加工过程中经常要受到一些物理性的作用力，如挤压、搅动和均质等。膳食纤维的分子量、孔隙度、溶液的pH值、离子强度，与其他一些水分束缚剂（糖和淀粉等）之间的作用均能影响到膳食纤维的持水力和结合水力。水溶性膳食纤维的持水力和结合水力比不溶性膳食纤维的更易受溶液pH值和离子强度的影响。

膳食纤维作为食品添加剂也具有吸附作用，如木质素可吸附胆汁酸，麦麸可以吸附3-甲基吲哚等致癌物质。

在国外，以膳食纤维作为食品添加剂的高纤维食品已被认为是一种时尚的健康食品。

8.1.6.1　在焙烤食品中的应用

膳食纤维在焙烤食品中的应用比较广泛。丹麦自1981年就开始生产高膳食纤维面包，并逐渐增加其品种。膳食纤维添加于面包中可明显改善面包的蜂窝状组织和口感。同样，膳食纤维还可用于生产饼干、蛋糕、桃酥、番饼、罗汉饼等焙烤食品。饼干在配制中糖油用量较多，水分含量相对低，更显得需要添加膳食纤维。而且焙烤饼干对面粉筋力质量要求很低，也便于较大比例地添加膳食纤维，故可用于制作以纤维功能为主的多种保健饼干。糕点在制作中含有大量水分，焙烤时会发生凝固而影响产品质量。添加膳食纤维，因膳食纤维具有较高持水力，可吸附大量水分，利于产品形成合理的质构。膳食纤维的用量一般为面粉含量的5%～10%，如其用量超过10%，将使面团醒发速度减慢。在焙烤食品中膳食纤维不能简单代替面粉，对于如何添加膳食纤维、添加比例、添加后烘焙条件如何改变等都需要进行研究。

8.1.6.2　在主食食品中的应用

膳食纤维可用于制作馒头、面条等主食。馒头中加入面粉量6%的膳食纤维，成品颜色及味道如同全麦粉做成的馒头，并且有特殊香味，口感良好，无发干和粗糙之感。面条中加入5%的膳食纤维，面条煮熟后其强度反而增加，韧性良好，耐煮耐泡，比普通面条更为清爽，口味正常。在米饭中添加膳食纤维也有蓬松清香的良好口感。

8.1.6.3　在馅料、汤料食品中的应用

将膳食纤维与焦糖色素、动植物油脂、山梨酸、水溶性维生素、微量元素等营养成分以及木糖醇、甜菊苷等甜味剂混合后，加热制成膳食纤维馅料，可用于牛肉馅饼、点心馅、汉堡包等面食制品，效果较好。此外，也可在普通汤料中加入1%的膳食纤维后一同食用，同样能达到补充膳食纤维之目的。

8.1.6.4　在饮料制品中的应用

膳食纤维饮料于10年前就已盛行欧洲，并于1988年风靡美国。日本养禾多、雪印等公司从1986年起先后推出了膳食纤维饮料或酸奶。每100g饮料含2.5～3.8g膳食纤维，其销量势头良好。中国台湾多家食品公司也陆续生产出膳食纤维饮料，并在中国台湾饮料市场上异军突起。此外，也可将膳食纤维用乳酸杆菌发酵处理后制成乳清饮料。我国市场上的粒粒橙，就是将黄原胶作为果汁的稳定剂，并与羟甲基纤维素一起使柑橘果肉产生悬浮。上海光明乳业最近也推出了强化水溶性膳食纤维的乳制品，如麦风香麦风味奶等。

8.1.6.5 在果冻、布丁、冰激凌及调味品上的应用

果胶、卡拉胶和阿拉伯胶可用作果冻、布丁的成胶剂。卡拉胶和瓜儿豆胶的混合物可作为冰激凌的稳定剂。瓜儿豆胶、卡拉胶和阿拉伯胶可加在调味品（如酱油）中做增稠剂和稳定剂，能提高产品的稠度，防止组分的分离。改进附着力和调整口味，也可用于调制西餐的沙拉等。

8.1.6.6 在微波炉烹煮食品中的应用

在微波炉烹煮的食品中，水分含量不均常常是一个问题。因为膳食纤维具有较强的持水力和结合水力，添加于食品中可以减慢水分流失的速度，使水分在食品中的分布更为均匀，使烹煮出来的食物不出现干硬（水分含量低）、酥烂（水分含量高）的不均的情况。

8.1.6.7 在低能量食品中的应用

用不可利用碳水化合物（如膳食纤维）来部分替代食品中的油脂已有好多年历史了，在一些食品中已经应用部分植物胶来提供奶油状、滑腻的口感特性。这类模拟脂肪的主要特性是它们的持水性较高，在水中能形成凝胶，并能增加水相的黏度。一些经过加工的豌豆膳食纤维和谷物膳食纤维能结合多量的水产生类似油脂的质构，用来代替部分油脂制作食品可以不增加食品的能量，但同样可以提供浓厚感和光滑的口感。

由于膳食纤维体积大而能量低，故可以作为低能量填充剂用来替代食品中的淀粉和脂肪等能源物质。目前，膳食纤维已成为生产低能量食品的关键配料之一。多功能大豆纤维（Mullifunctional Soybean Fiber，MSF）、聚葡萄糖和植物多糖胶质在一定范围内添加到食品中，可以增大产品的体积，降低热量，保持产品的质构。

8.2 水溶性膳食纤维（SDF）的测定

8.2.1 原理

试样在缓冲溶液及高温高压作用下水解，通过用热稳定的 α-淀粉酶使样品凝胶，过滤，再通过蛋白酶和淀粉葡萄糖苷酶对样品进行消化，去除蛋白质和淀粉，以不能消化的残渣计重，除去灰分为水溶性膳食纤维。

8.2.2 试剂和材料

无水乙酸钠（CH_3COONa）、无水磷酸氢二钠（Na_2HPO_4）、磷酸二氢钠

（$NaH_2PO_4 \cdot H_2O$）、乙酸（CH_3COOH）、无水乙醇（CH_3CH_2OH）、丙酮（CH_3COCH_3）、氢氧化钠（$NaOH$）、蛋白酶、α-淀粉酶（从猪胰脏提取的Ⅵ-B型）、淀粉葡萄糖苷酶、玻璃棉、2.0mol/L缓冲液。

乙酸溶液（2.0mol/L）：取115mL乙酸，加入700mL水，混匀后用水定容至1L。

乙酸钠溶液（2.0mol/L）：称取164.00g无水乙酸钠，溶于水，移入1L容量瓶中，稀释至刻度。

乙酸-乙酸钠缓冲溶液（pH值≈4.5）：将40mL 2.0mol/L乙酸溶液与40mL 2.0mol/L乙酸钠溶液混合均匀。

磷酸氢二钠溶液（0.1mol/L）：称取14.20g无水磷酸氢二钠，溶于水，移入1 000mL容量瓶中，稀释至刻度。

磷酸二氢钠溶液（0.1mol/L）：称取13.80g磷酸二氢钠，溶于水，移入1 000mL容量瓶中，稀释至刻度。

0.1mol/L磷酸盐缓冲液（pH值≈7）：将61mL 0.1mol/L磷酸氢二钠溶液与39mL 0.1mol/L磷酸二氢钠溶液混合均匀。

蛋白酶溶液：称取5.00g蛋白酶，溶解于100mL磷酸盐缓冲液中，混合15min。在1 500×g离心10min，然后用含有玻璃棉的玻璃坩埚过滤。每日制备并冷藏，于0～5℃冰箱保存。酶的活性及判定标准见附录A。

α-淀粉酶溶液：称取5.00g α-淀粉酶溶解于100mL磷酸盐缓冲液中，混合15min。1 500×g离心10min，然后用含有玻璃棉的玻璃坩埚过滤。每日制备并冷藏，于0～5℃冰箱保存。酶的活性及判定标准见附录A。

淀粉葡萄糖苷酶：称取5.00g淀粉葡萄糖苷酶，溶解于100mL磷酸盐缓冲液中，混合15min。在1 500×g离心10min，然后用含有玻璃棉的玻璃坩埚过滤。每日制备并冷藏，于0～5℃冰箱保存。酶的活性及判定标准见附录A。

80%乙醇溶液：取800mL无水乙醇，置1L容量瓶中，用水稀释至刻度，混合。

氢氧化钠溶液（1.0mol/L）：称取4.00g氢氧化钠，溶于水，移入100mL容量瓶中，稀释至刻度。

盐酸溶液（1.0mol/L）：取8.3mL盐酸，置于100mL容量瓶中，用水稀释至刻度，混匀。

8.2.3　仪器和设备

试验用粉碎机：可保证将样品粉碎至全部通过20目筛。

分析天平：感量0.01g、0.000 1g。

烘箱：（105±2）℃。

马弗炉：（525±5）℃。

水浴锅：（100±1）℃。

高压灭菌器。

酸度计。

具塞三角瓶：250mL。

具塞磨口试管：50mL。

坩埚式耐热玻璃滤器：容量60mL，孔径40μm。坩埚预处理：于耐热玻璃滤器中，铺1～2g玻璃棉，移至烘箱内，105℃烘4h，取出置于干燥器中冷却至室温，备用。

回流冷凝装置。

抽滤装置：由抽滤瓶、抽滤垫及水泵组成。

8.2.4　分析步骤

8.2.4.1　试样制备

取适量试样磨粉，全部过孔径为1mm（20目）的筛，混匀。置于样品盒中室温保存。

8.2.4.2　试样测定

（1）称样。准确称取试样0.5g（精确至0.000 1g），置于50mL具塞磨口试管中。如果试样的脂肪含量超过10%，则需要先脱脂再进行测定。

（2）水解。加入2mL缓冲溶液，混合，置于120℃ $1.3×10^3$Pa高压灭菌器中水解60min。

（3）淀粉酶酶解。加入100μL α-淀粉酶溶液，加塞，置于（60±1）℃水浴锅中酶解消化30min。然后将经过酶处理的试样倒入玻璃滤器中，抽滤，用50mL试管收集滤液，用10mL热水冲洗滤器，将所有残留颗粒无损失地转移至滤器中，再用5mL热水冲洗坩埚，洗液并入上述滤液。

（4）调整pH值。在滤液中加入4mL乙醇-乙酸钠缓冲溶液，用氢氧化钠溶液或盐酸溶液，调滤液pH值至5.2。

（5）淀粉葡萄糖苷酶酶解。加入50μL蛋白酶溶液，搅拌均匀，加塞，置于（60±1）℃水浴锅中酶解消化30min。

（6）蛋白酶解。加入20μL蛋白酶溶液，搅拌均匀，加塞，置于（60±1）℃水浴锅中酶解消化30min。

（7）沉淀。将滤液转移至250mL三角瓶中，加入无水乙醇，使乙醇与试样液的体积比为4：1。混匀，加塞，静置60min，促进沉淀生成。

（8）洗涤。将经过沉淀处理的试剂液倒入处理后玻璃滤器中，抽滤，用80%的乙醇溶液清洗三角瓶，将所有残留颗粒无损失地转移至滤器中，用20mL 80%的乙醇溶液清洗滤渣2次，20mL的丙酮清洗2次，弃去滤液。

（9）烘干。将玻璃滤器置于（105±2）℃烘箱内烘干3h，取出，置于干燥器中，冷至室温，称量m_1（精确至0.000 1g）。

（10）灼烧。把烘干后称重的玻璃滤器置于马弗炉中，（525±5）℃下灼烧1h，冷至200℃以下后，取出，置于干燥器中，冷至室温，称量m_2（精确至0.000 1g）。

（11）空白测定。按（1）至（10）测定空白，但不加试样。

8.2.5 结果计算

结果计算见式（8-1）。

$$X = \frac{\left[(m_1 - m_2) - (m_3 - m_0)\right] \times 100}{m} \times (1 - S) \qquad (8-1)$$

式中：

X——试验中水溶性膳食纤维的含量，单位为克每百克（g/100g）；

m_1——滤器和试样残渣的质量，单位为克（g）；

m_2——滤器和试样灰分的质量，单位为克（g）；

m_3——试剂空白滤器和试样残渣的质量，单位为克（g）；

m_0——试剂空白滤器和灰分的质量，单位为克（g）；

m——试样的质量，单位为克（g）；

S——预干燥时失重的质量分数，%，未经预干燥时，$S=0$。

取两次测定结果的平均值，计算结果保留到小数点后2位。

8.2.6 精密度

在重复性条件下，两次平行测定结果的绝对差值不得大于这两个测定值的算术平均值的10%。

8.3 不溶性膳食纤维（IDF）的测定

8.3.1 原理

试样经中性洗涤剂溶液浸煮，残渣用热水充分洗涤后，加入α-淀粉酶溶液以分解残留的结合态淀粉，再用水、丙酮洗涤并烘干，即为不溶性膳食纤维。

8.3.2 试剂和材料

除非另有规定，所有试剂均为分析纯，试验用水应符合GB/T 6682中三级水的规定。

乙二胺四乙酸二钠（EDTA）。

四硼酸钠（硼砂，$Na_2B_4O_7 \cdot 10H_2O$）。

十二烷基硫酸钠。

乙二醇-乙醚。

0.1mol/L磷酸氢二钠（Na_2HPO_4）：称取14.2g磷酸氢二钠（Na_2HPO_4）溶于100mL水中。

磷酸。

0.1mol/L磷酸二氢钠（NaH_2PO_4）：称取12.0g磷酸氢二钠（NaH_2PO_4）溶于100mL水中。

α-淀粉酶：酶活性不低于800A/mg。

无水亚硫酸钠。

精制玻璃纤维。

石油醚：沸程30～60℃。

丙酮。

甲苯。

碘溶液：称取3.6g碘化钾溶于20mL水中，加入1.3g碘，溶解后加入稀释至100mL。

中性洗涤剂：将18.61g乙二胺四乙酸二钠和6.81g四硼酸钠混合，加入150mL水加热溶解得到溶液1；另将30g十二烷基硫酸钠和10mL乙二醇-乙醚溶入700mL热水中，然后加入到溶液1中。将4.56g磷酸氢二钠溶于150mL热水中，也加入到溶液1中，混合备用。

如果需要，用磷酸调节pH值至6.9～7.1。在储存过程中如果溶液产生沉淀，可加热到60℃使沉淀溶解。

磷酸盐缓冲溶液：用0.1mol/L的磷酸氢二钠溶液38.7mL和0.1mol/L的磷酸二氢钠溶液61.3mL，配制成100mL 0.1mol/L的磷酸盐缓冲液（pH值为7.0）。

2.5% α-淀粉酶溶液：称取2.5g α-淀粉酶溶于100mL pH值7.0的磷酸盐缓冲溶液中，离心，过滤，收集滤液备用。

8.3.3 仪器和设备

分析天平：分度值0.000 1g。

锥形瓶：500mL。

回流冷凝装置：能与500mL锥形瓶瓶口相匹配。

消化提取装置：在可调节温度的电加热板或垫有石棉网的电炉上，安装500mL锥形瓶，瓶口上安装回流冷凝装置。该电加热板能将25℃、200mL的水在5~10min内加热至沸腾。

过滤器：30mL玻璃砂芯漏斗或与纤维测定仪匹配的玻璃坩埚（2号滤片）。

电烘箱：可控制温度110~130℃。

电热恒温培养箱：温度保持在（37±2）℃。

干燥器：装有有效干燥剂。

抽滤装置：由玻璃砂芯漏斗和吸滤瓶组成，用水泵或真空泵抽滤。

粉碎磨：能将样品粉碎，使其能完全通过筛孔为1mm（相当于20~30目）的筛。

纤维测定仪：测定结果与手工法测定结果相比较，其准确度满足本标准的要求，仪器的精密度也满足本标准的要求。

8.3.4 分析步骤

8.3.4.1 试样制备

将分取的检验用样品用粉碎磨粉碎，使其能全部通过1mm筛孔，充分混合，贮于塑料瓶中，放一小包樟脑精，盖紧瓶塞保存备用。

8.3.4.2 手工测定方法

（1）试样的预处理。称取约1.0g制备好的样品，准确到0.000 1g，置于500mL锥形瓶中，如果样品粗脂肪含量超过10%，每克样品需用25mL石油醚分3次浸提。浸提时加入一定量石油醚，振摇1min，静置5min，振摇、静置3次后，倾出上清液，如此反复。最后一次倾出上清液后，置通风橱内让残留石油醚挥发。

（2）试样的消化。将装有试样的锥形瓶安装在消化提取装置上，先向锥形瓶中加入100mL中性洗涤剂，再加入0.50g无水亚硫酸钠，启动消化装置，在5~10min内使锥形瓶内容物加热至沸腾，从沸腾开始记时，调节电热板温度，使锥形瓶内容物保持微沸60min，关闭消化装置。

（3）过滤器准备。在洁净的玻璃砂芯漏斗中加入1.0~3.0g精制玻璃纤维，并使其形成杯状，放入110℃电烘箱中至少干燥4h，取出，放进干燥器中冷却至室温，称量，复烘至恒质，得到玻璃砂芯漏斗和玻璃纤维的质量m_1。

（4）第一次过滤。将烘至恒质玻璃砂芯漏斗连接到抽滤装置上，把经消化处理的样品倾入玻璃砂芯漏斗中的玻璃纤维中间，抽滤，用至少500mL 90～100℃热水分数次清洗残渣，每次洗涤后抽滤去水。

（5）酶解。取下玻璃砂芯漏斗，将一定量（约50mL）的2.5% α-淀粉酶溶液加到已过滤的中性洗涤纤维残余物中，使酶液完全浸泡全部样品，让约10mL酶液滤出，以置换玻璃过滤器中残留的清洗水。用橡皮塞塞住玻璃砂芯漏斗的底部并加入几滴甲苯，放入（37±2）℃电热恒温培养箱中恒温18h（过夜）。

（6）第二次过滤。取出电热恒温培养箱中的玻璃砂芯漏斗，除去底部的塞子，并将其连接到过滤装置上，抽滤去除酶液，用至少300mL 90～100℃热水，分数次清洗残渣，以洗去残留酶液，用碘液检查是否有淀粉残留，如有残留，则重复（5）的操作，加酶水解淀粉至淀粉全部除去，然后抽干样品。

（7）丙酮浸提。取下玻璃砂芯漏斗，用橡皮塞塞住玻璃砂芯漏斗的底部，在玻璃砂芯漏斗中加入20mL丙酮浸提10min，除去底部的塞子，抽滤，再用10mL丙酮分两次洗涤，抽干。

（8）烘干机称量。将玻璃砂芯漏斗取下，于110℃烘箱中干燥2～4h，取出，置于干燥器中冷却至室温，称量至恒质，得到残留物、玻璃砂芯漏斗和玻璃纤维的质量m_2。

8.3.4.3 纤维素测定仪法

（1）玻璃坩埚的准备。将玻璃坩埚洗净，放入110℃电烘箱至少干燥4h，在干燥器中冷却至室温，称量至恒质，得到空玻璃坩埚质量m_1。

（2）试样的预处理。称取约1.0g制备好的样品，准确到0.000 1g，放入准备好的玻璃坩埚中。如果样品粗脂肪含量大于10%，每克样品需用25mL石油醚分3次抽提。浸提用纤维素测定仪的冷抽提装置在室温下进行，每次抽提约8min。

（3）试样的消化。将装有样品的玻璃坩埚安装在纤维测定仪的相应位置，顺序加入100mL中性洗涤剂和0.50g无水亚硫酸钠。启动仪器开关，使之加热，在5～10min内使玻璃坩埚内容物至沸，然后从沸腾开始记时，保持微沸60min。

（4）第一次过滤。样品微沸消化60min后，启动抽滤开关，抽滤干净全部液体，用至少500mL 90～100℃热水，分数次清洗残渣并抽滤干净全部液体。

（5）酶解。将玻璃坩埚从仪器上取下，放进50mL小烧杯，将2.5% α-淀粉酶溶液加到玻璃坩埚中，使酶液超过并没过样品（约30mL），加入几滴甲苯，放入（37±2）℃电热恒温培养箱中，恒温18h（过夜）。

（6）第二次过滤。将玻璃坩埚重新安装在纤维测定仪上，启动仪器抽滤开关，抽滤净酶液，用至少300mL 90~100℃热水，分数次清洗残渣并抽滤干净液体。

（7）丙酮抽提。加入20mL丙酮浸提10min，抽滤，再加入10mL丙酮分两次洗涤并抽滤干净液体。

（8）烘干及称量。将玻璃坩埚取下，于110℃烘箱中干燥2~4h，取出，置于干燥器中冷却至室温，称量至恒质，得到残留物和玻璃坩埚的质量m_2。

8.3.5 结果计算

试样中不溶性膳食纤维含量按式（8-2）计算。

$$X = \frac{m_2 - m_1}{m} \times 100 \qquad （8-2）$$

式中：

X——试样中不溶性膳食纤维含量（以质量分数计），%；

m_2——玻璃滤器及残留物烘干后的质量，单位为克（g）；

m_1——玻璃滤器烘干后的质量，单位为克（g）；

m——试样的质量，单位为克（g）。

两个平行样测定结果的绝对差值不应超过1.0%，以平均值作为测定结果，结果保留到小数点后2位。

8.3.6 精密度

在同一实验室，由同一操作者使用相同设备，按相同的测试方法，并在短时间内对同一被测对象相互独立进行测试获得的两次独立测试结果的绝对差值不大于1%的概率不低于95%。

8.4 实例分析

8.4.1 亚麻籽皮中可溶性膳食纤维测定

8.4.1.1 样品处理

将亚麻籽皮粉碎，过40目筛，每次每克试样用25mL石油醚（30~60℃）脱脂，连续3次。

8.4.1.2 酶解

按GB/T 5009.88《食品中膳食纤维的测定》方法进行测定，具体步骤为：准确称取双份样品（1.000 0±0.002 0）g，加入pH值8.2的MES-TRIS缓冲液40mL，搅拌均匀，加入50μL热稳定α-淀粉酶溶液缓慢搅拌，用铝箔将烧杯盖住，置于95~100℃恒温振荡水浴中持续振荡35min。将烧杯从水浴中移出，冷却至60℃，打开铝箔盖，用刮勺将烧杯内壁的环状物和烧杯底部的胶状物刮下，用10mL蒸馏水冲洗烧杯壁和刮勺。在各个烧杯中加入蛋白酶溶液100μL，盖上铝箔，继续在水浴中振荡，在60℃条件下反应30min。然后打开铝箔盖，边搅拌边加入1.5mL 3mol/L乙酸溶液，用酸度计调节溶液pH值为4.5，边搅拌边加入100μL淀粉葡萄糖苷酶溶液，盖上铝箔，持续振荡，在60℃条件下反应30min。

8.4.1.3 SDF分离

将酶解后的试样离心分离出含有胶质的上清液，残渣移入已称重的玻璃坩埚，加入75℃的蒸馏水冲洗、过滤，滤液与上清液合并，并将液体浓缩到约50mL待测。

8.4.1.4 测定

按GB/T 5009.88《食品中膳食纤维的测定》方法进行测定，具体步骤为：将上清液浓缩到约50mL时加入预热到60℃的4倍体积的95%乙醇溶液，在室温下沉淀2h，过滤后干燥称重，得可溶性膳食纤维的质量。扣除双份样品中蛋白和灰分的质量，即得样品中可溶性膳食纤维的含量。

8.4.2 燕麦膳食纤维测定

8.4.2.1 样品处理

燕麦用匀浆机粉碎，过60目筛，去掉种子皮。

8.4.2.2 酶解

准确称取双份1.000g左右样品（m_1和m_2），置于高脚烧杯中。分别加入40mL MES-TRIS缓冲液，在磁力搅拌器上搅拌直到样品完全分散。

热稳定的淀粉酶酶解处理：加50μL热稳定的淀粉酶溶液，低速搅拌，并在95~100℃水浴中反应30min。移出后冷却至60℃。用刮勺将烧杯边缘的网状物以及烧杯底部的胶状物刮离，以使样品能够完全酶解，并用蒸馏水冲洗烧杯壁和刮勺。

蛋白酶酶解处理：在每个烧杯中分别加入100μL蛋白酶溶液。用铝箔覆盖，在60℃持续振荡反应30min。

pH值调节：30min后，搅拌并加入5mL 0.561mol/L盐酸溶液，用1mol/L氢氧化钠溶液或1mol/L盐酸溶液在60℃调至最终pH值为4.0～4.7。

淀粉葡糖苷酶酶解处理：搅拌同时加100μL淀粉葡糖苷酶溶液。用铝箔覆盖，在60℃持续振荡反应30min，温度恒定在60℃。

8.4.2.3　TDF测定

在每份处理过的样品中加入预热至60℃的95%乙醇，乙醇与样品的体积比为4∶1。室温下沉淀1h。酶解过滤，用78%乙醇和刮勺转移所有内容物微粒到坩埚中。抽真空，分别用15mL的78%乙醇、95%乙醇和丙酮冲洗残渣各2次，将坩埚内的残渣抽干后在105℃烘干过夜。将坩埚置于干燥器中冷却至室温后称重，精确称至0.1mg。减去坩埚和硅藻土的干质量，计算残渣质量。

8.4.2.4　SDF和IDF测定

样品酶解后过滤，过滤后的残渣即是IDF，用10mL 70℃蒸馏水洗涤残渣2次，干燥称重。而滤出液为SDF，用4倍体积的预热至60℃的95%乙醇沉淀，过滤得SDF残渣，再分别用78%乙醇、95%乙醇和丙酮洗涤TDF残渣，各洗2次，每次使用15mL，干燥称质量。

8.4.2.5　样品残渣中蛋白质和灰分的测定

取平行样品中的一份测定蛋白质。用平行样的第2份分析灰分，在525℃灼烧5h后，在干燥器中冷却，精确称至0.1mg，减去坩埚和硅藻土的质量，即为灰分质量。

8.4.2.6　计算公式

膳食纤维（DF）含量按式（8-3）计算。

$$\mathrm{DF}\left(\mathrm{g/100g}\right)=\frac{\left(m_{21}+m_{22}\right)/2-m_3-m_4}{\left(m_1+m_2\right)/2}\times100 \qquad （8\text{-}3）$$

式中：

m_{21}、m_{22}——双份样品残留物质量，单位为毫克（mg）；

m_3——蛋白质质量，单位为毫克（mg）；

m_4——灰分质量，单位为毫克（mg）；

m_1、m_2——样品质量，单位为毫克（mg）。

8.4.3　果蔬粉膳食纤维测定

8.4.3.1　样品处理

将果蔬切成片状或块状，在-8～12℃的环境下缓冻或直接将物料置于-18℃

以下的冰层上进行缓冻2~3h，得到缓冻料。置于-40℃，60MPa冷冻干燥机内干燥至恒重，粉碎，过60目筛，备用。

8.4.3.2 酶解

准确称取双份（1.000 0 ± 0.000 5）g样品，置于500mL高脚烧杯中。加入40mL 0.05mol/L MES-TRIS缓冲液，在磁力搅拌器上搅拌直至样品完全分散（防止形成团块，使样品与酶能充分接触）。同时做2个试剂空白。

热稳定α-淀粉酶酶解处理：加60μL热稳定α-淀粉酶酶液，慢速搅拌均匀，用铝箔片制成铝箔盖将烧杯盖严，在95~100℃恒温振荡水浴箱中振荡反应30min（水浴温度达到95℃时即为起始温度，开始计时）。将烧杯从水浴箱中取出，放凉至60℃，打开铝箔盖，用刮勺将烧杯内壁、边缘及底部的黏连物和胶状物刮离，用少量蒸馏水（约10mL）冲洗烧杯内壁和刮勺，使样品完全溶于酶液中。

碱性蛋白酶酶解处理：在烧杯中各加入100μL碱性蛋白酶溶液，慢速搅拌均匀，用铝箔盖盖严，在（60 ± 1）℃恒温振荡水浴箱中振荡反应30min（水浴温度达到60℃时即为起始温度，开始计时），打开铝箔盖，于磁力搅拌器上搅拌，60℃时边搅拌边加入3mol/L乙酸溶液数滴，调节pH值终点约为4.5（在溶液为60℃时调整pH值，温度降低pH值会变高），冲洗电极上残留样品至烧杯。

淀粉葡萄糖苷酶酶解处理：在烧杯中各加入100μL淀粉葡萄糖苷酶酶液，慢速搅拌均匀，用铝箔盖盖严，在（60 ± 1）℃恒温振荡水浴箱中振荡反应30min（水浴温度达到60℃时即为起始温度，开始计时），反应后备用。

8.4.3.3 测定

在样品酶解溶液中，加入200~250mL预热至60℃的95%乙醇（乙醇溶液与样品酶解液的体积比约为4：1），盖上铝箔盖自然沉淀1h。用78%乙醇10~15mL将预处理后的玻璃砂芯滤器中的酸洗硅藻土润湿，连接好真空泵，将玻璃砂芯滤器放好，抽去多余的乙醇溶液并使滤器中的酸洗硅藻土与玻板贴合。将用乙醇沉淀好的样品酶解溶液转移至玻璃砂芯滤器中抽滤，用78%乙醇将烧杯内所有内容残渣转至玻璃砂芯滤器中（若内容残渣过多堵塞抽滤表面，可用刮勺轻轻划破表面加速过滤）。分别用10~15mL的78%乙醇、95%乙醇和丙酮抽滤冲洗残渣各2~3次，抽去洗涤溶剂后将玻璃砂芯滤器及其内部硅藻土和残渣放于105℃电热恒温干燥箱中烘干过夜。取出玻璃砂芯滤器及其内部硅藻土和残渣，放于干燥器中冷却30min，称重，精确称至0.1mg。

蛋白质和灰分的测定：取样品残渣和空白残渣中的一份测定蛋白质，使用凯氏定氮法测定氮的含量，以6.25为换算系数计算蛋白质质量。取样品残渣和空白残渣中的另一份测定灰分，使用一般灰分的测定方法，即在（525±25）℃灼烧4~6h，取出于干燥器中冷却，精确称量玻璃砂芯滤器及其内部硅藻土和残渣总重（精确至0.1mg），减去玻璃砂芯滤器和酸洗硅藻土质量，计算灰分质量。

8.4.4　胡萝卜膳食纤维测定

8.4.4.1　样品处理

选取市场上常见的胡萝卜，洗净，吸干表面水珠，用制样机将样品打碎，混匀后，称取适量试样（m_1，不少于50g），置于（70±1）℃真空干燥箱内干燥至恒重。将干燥后试样转移至干燥器内，待试样温度降到室温后称量（m_2）。根据干燥前后试样质量，计算试样质量损失因子（X）。干燥后试样反复粉碎至完全过筛[筛板孔径（0.3~0.5）mm]，置于干燥器中待用。

8.4.4.2　酶液准备

分别吸取α-淀粉酶溶液5mL、淀粉葡萄糖苷酶溶液10mL，称取蛋白酶0.5g至100mL容量瓶，用0.02%叠氮钠溶液稀释并定容至100mL，用于样品的仪器在线酶解；吸取盐酸46.75mL用蒸馏水稀释并且定容至1L，用于蛋白酶解后pH值的调整。

8.4.4.3　仪器准备和测定

先将滤袋称重，并在每个SDF滤袋中放入约1.000g硅藻土，在每个IDF滤袋中称（0.5±0.05）g样品，标号并记录重量（每个样品须做一平行样品），将滤袋依次安装至膳食纤维分析仪指定位置。打开仪器电源，待仪器完成初始化后，依次选择AOAC991.43按钮、TDF按钮运行程序，完成在线酶解、调pH值、沉淀、过滤等步骤。当仪器完成IDF处理后，IDF残渣用约20mL丙酮冲洗2次，确保清洁的聚丙烯表面所有残渣被冲洗到白色的滤袋内，待滤袋中的丙酮全部挥发完后，进行热封并在105℃烘箱中烘干，称量IDF残渣。当仪器完成SDF处理后，用同样的方法处理SDF滤袋。

8.4.4.4　蛋白质和灰分测定

取平行样品中的一份样品分别测定蛋白质和灰分。其中按标准GB/T 5009.5测定氮，以$N×6.25$为换算系数，计算蛋白质含量；按GB/T 5009.4测定灰分，在525℃灰化5h，冷却后精确称量坩埚总质量（精确至0.1mg），减去坩埚和硅藻土重量，计算灰分含量。

8.4.4.5　结果计算

IDF含量（%）的含量按式（8-4）计算。

$$\text{IDF}(g/100g) = \frac{\left[(R_1+R_2)/2\right]-P-A-B}{\left[(M_1+M_2)/2\right] \times X} \times 100$$

$$= \frac{\left\{\left[(f_{F1}-f_{S1})+(f_{F2}-f_{S2})\right]/2\right\}-P-A-B}{\left[(M_1+M_2)/2\right] \times X} \times 100$$

（8-4）

SDF含量（%）的含量按式（8-5）计算。

$$\text{SDF}(g/100g) = \frac{\left[(R_1+R_2)/2\right]-P-A-B}{\left[(M_1+M_2)/2\right] \times X} \times 100$$

$$= \frac{\left\{\left[(f_{F1}-f_{S1}-D_1)+(f_{F2}-f_{S2}-D_2)\right]/2\right\}-P_1-(A_2-D_2)}{\left[(M_1+M_2)/2\right] \times X} \times 100$$

（8-5）

式中：

R_1、R_2——平行样品残渣质量，单位为毫克（mg）；

P、A——蛋白质和灰分质量，单位为毫克（mg）；

M_1、M_2——试样经前处理后称量的平行质量，单位为毫克（mg）；

f_F——最终的残渣滤袋重，单位为毫克（mg）；

f_S——最初滤袋重，单位为毫克（mg）；

D——最初硅藻土重，单位为毫克（mg）；

X——试样制备时因干燥导致质量变化的校正因子；

B——空白样品，单位为毫克（mg）。

TDF含量（g/100g）按式（8-6）计算。

$$\text{TDF}（g/100g）=\text{IDF}（g/100g）+\text{SDF}（g/100g）$$

（8-6）

校正因子X按式（8-7）计算。

$$X=\frac{m_1}{m_2}$$

（8-7）

式中：

m_1——试样制备前的质量，单位为毫克（mg）；

m_2——试样制备后的质量，单位为毫克（mg）。

空白样品B按式（8-8）计算。

$$B=\left[（BR_1+BR_2）/2\right]-P_B（A_B-D_B）$$

$$=\{\left[（f_{BF1}-f_{BS1}-D_{B1}）+（f_{BF2}-f_{BS2}-D_{B2}）\right]/2\}-P_{B1}-（A_{B2}-D_{B2}）$$

（8-8）

8.4.5　秋葵荚膳食纤维测定

8.4.5.1　样品处理

秋葵荚脂肪含量低于10%，碳水化合物含量高于50%，因此试验处理前不用除脂，只需除糖。使用冷抽提仪85%乙醇去除糖分，每克样品每次10mL，抽提3次，然后在40℃真空干燥箱中干燥过夜，粉碎过0.5mm筛。

8.4.5.2　酶解

准确称取双份1.000g左右样品（m_1和m_2），置于烧杯中。分别加入50mL磷酸盐缓冲液，在磁力搅拌器上搅拌直到样品完全分散。

热稳定的淀粉酶酶解处理：加100μL热稳定的淀粉酶溶液，搅拌混合。用铝箔片将烧杯盖住，并不断搅拌，在酶反应器的沸水中保持15min，让样品温度到达95～100℃，并在此温度下再保持水浴反应15min，总计时间至少30min。

冷却，pH值调节：用10mL 0.275mol/L的氢氧化钠溶液将pH值调节到7.5±0.2。

蛋白酶酶解处理：在每个烧杯中各加入100μL蛋白酶溶液（50mg/mL），用铝箔盖住，在60℃搅拌反应30min。

冷却，pH值调节：用10mL 0.325mol/L的盐酸溶液将pH值调节到4.0～4.6。

淀粉葡萄糖苷酶溶液酶解处理：搅拌同时加100μL淀粉葡萄糖苷酶溶液，用铝箔盖住，在60℃搅拌反应30min，温度应恒定在60℃。

8.4.5.3　TDF测定

在每份样品中，加入预热至60℃的95%乙醇280mL，在室温下沉淀60min。在过滤装置的过滤器中，利用真空和反冲，用漏斗转移酶消解完的沉淀物，滤出液可以用导管进行收集用。分别3次用20mL的78%乙醇冲洗；2次用10mL 95%乙醇冲洗和2次用10mL丙酮冲洗残渣，干燥称重。

8.4.5.4　SDF、IDF测定

样品酶解后过滤，过滤后的残渣即是IDF，用10mL 70℃蒸馏水洗涤残渣2次，干燥称重。而滤出液含SDF，用4倍体积的预热至60℃的95%乙醇沉淀，过滤得SDF残渣，再分别用78%乙醇、95%乙醇和丙酮洗涤SDF残渣，干燥称重。

8.4.5.5　蛋白质和灰分测定

取平行样品中的1份用含氮测定仪准确测定蛋白质。用平行样的第2份分析灰分，在525℃马弗炉中灼烧5h后，在干燥器中冷却，精确称至0.1mg，减去坩埚和硅藻土的质量，即为灰分质量。

8.4.5.6　计算公式

膳食纤维（DF）含量按式（8-9）计算。

$$DF(g/100g) = \frac{(m_{21} + m_{22})/2 - m_3 - m_4}{(m_1 + m_2)/2} \times 100 \qquad (8-9)$$

式中：

m_{21}、m_{22}——双份样品残留物质量，单位为毫克（mg）；

m_3——蛋白质质量，单位为毫克（mg）；

m_4——灰分质量，单位为毫克（mg）；

m_1、m_2——样品质量，单位为毫克（mg）。

参考文献

戴余军，石会军. 2012.柑橘皮果胶提取工艺的优化[J].中国食品添加剂（6）：85-89.

高秀贤. 2011.粮食中淀粉测定方法的操作关键点[J].粮食加工，36（3）：78-79.

郝征红，张炳文，岳凤丽. 2006.超微粉碎加工技术在农产资源开发中的应用[J].食品科技（7）：24-27.

何雅蔷，马铁明，王凤成. 2009.麦麸膳食纤维添加对面包和馒头品质影响[J].粮食与饲料工业（8）：21-23.

扈晓杰，韩冬，李泽. 2011.膳食纤维的定义、分析方法和摄入现状[J].中国食品学报（3）：133-137.

雷霆，郝希成. 1992.膳食纤维的化学组成及生理功能[J].科研与设计（4）：12-16.

李雁，熊明洲，尹丛林，等. 2012.红薯渣不溶性膳食纤维超高压改性[J].农业工程学报，28（19）：270-278.

李宇，孙钟雷. 2011.柠檬膳食纤维功能饮料的研制[J].安徽农业科学，39（6）：3 677-3 678.

林少雯. 1997.国外果糖胶质的发展趋势[J].中国食品用化学品（5）：8-16.

马红梅，卢昌金. 2017.西藏野生蜂蜜品质分析[J].西藏科技（4）：75-80.

孟楠楠，弓志青，杨正友，等. 2019.山东省灵芝子实体及孢子粉中营养成分比较[J].食品工业，40（10）：319-322.

牟光庆. 1999.膳食纤维的功能与应用[J].中国畜产与食品，6（1）：38-39.

潘利华，徐学玲，罗建平. 2011.超声辅助提取水不溶性大豆膳食纤维及其物理特性[J].农业工程学报，27（9）：387-392.

丘惠嫦，楼慧玲，马军，等. 2011.四君子汤联合膳食纤维改善老年患者胃肠屏障功能效果观察[J].河北医药，33（21）：3 334-3 335.

沈园，郭亚东，王淑红. 2005.植物类食品中粗纤维测定方法的改进[J].中国卫生工程学，4（4）：231-232.

师萱，陈娅，罗金华. 2009.膳食纤维在焙烤食品中的应用[J].粮油与油脂（3）：4-6.

史红兵. 2006.苹果渣制备膳食纤维的工艺研究[D].西安：西北大学.

孙小凡，杨依红. 2010.豆渣膳食纤维保健面条烹煮品质特性研究[J].粮食加工，35（1）：57-59.

唐敏敏，郑亚军，陈卫军，等. 2010. 椰味膳食纤维营养果冻的加工工艺[J]. 热带作物学报，31（12）：2 273-2 276.

唐晓青. 2010. 梨渣膳食纤维的制备及功能性的研究[D]. 杨凌：西北农林科技大学.

田成. 2010. 不溶性豆渣膳食纤维改性工艺及物化特性研究[D]. 恩施：湖北民族学院.

王松君，曹林，侯天平，等. 2010. 木耳膳食纤维营养成分测定和结构表征[J]. 光谱学与光谱分析，30（4）：1 109-1 112.

王勇，戴丽媛，费腾，等. 2019. 高效液相色谱串联蒸发光散射检测器测定梨中单双糖含量的研究[J]. 农业与技术，39（15）：14-17.

席路，任妍娜，肖安红，等. 2011. 玉米皮膳食纤维性质的研究[J]. 粮食与饲料工业（7）：20-22.

徐明高，潘英. 1993. 食物中膳食纤维及其测定方法的探讨[J]. 甘肃科技情报，9（3）：19-21.

许勇煌. 2010. 柚皮膳食纤维的制备及其功能活性研究[D]. 长春：吉林大学.

杨锋，段玉蜂. 2007. 火棘膳食纤维的制备性质及应用[J]. 食品科技（5）：79-81.

张爱霞，陆醇，马明. 2005. 膳食纤维与人体健康[J]. 中国食物与营养（3）：53-54.

张津风. 2007. 玉米皮膳食纤维的双酶法制备及其性质研究[J]. 食品研究与开发，28（4）：97-101.

郑建仙. 1995. 膳食纤维研究中应注意的几个问题[J]. 中外技术情报（2）：5-7.

Bonnand-Ducasse, M., Della Valle, G., Lefebvre, J. 2010. Effect of wheat dietary fibers on bread dough development and rheological properties[J]. Journal of Cereal Science, 52（2）：200-206.

Borderías, A. J., Sánchez-Alonso, I., Pérez-Mateos, M. 2005. New applications of fibres in foods: Addition to fishery products[J]. Trends in Food Science & Technology, 16（10）：458-465.

Chawla, R., Patil, G. R. 2010. Soluble Dietary Fiber[J]. Comprehensive Reviews in Food Science and Food Safery, 9（2）：178-196.

Dougall, G. J., Morrison, I. M., Stewart, D. 1996. Plant cell wall as dietary fiber: range, structure, processing and function[J]. Journal of Science Food and Agriculture, 70：133-150.

Fernández-Ginés, J. M., Fernández-López, J., Sayas-Barberá, E., et al. 2003. Effect of Storage Conditions on Quality Characteristics of Bologna Sausages Made with Citrus Fiber[J]. Journal of Food Science, 68（2）：710-714.

Garcia, M. L., Dominguez, R., Galvez, M. D., et al. 2002. Utilization of cereal and fruit fibres in low fat dry fermented sausages[J]. Meat Science, 60（3）：227-236.

Grigelmo-Miguel, N., Martí n-Belloso, O. 1999. Influence of fruit dietary fibre addition on physical and sensorial properties of strawberry jams[J]. Journal of Food

Engineering, 41（1）: 13-21.

Mansour, E. H., Khalil, A. H. 1999. Characteristics of low-fat beefburgers as influenced by various types of wheat fibres[J]. Journal of the Science of Food and Agriculture, 79（4）: 493-498.

Prakongpan, T., Nitithamyong, A., Luangpituksa, P. 2002. Extraction and application of dietary fiber and cellulose from pineapple cores[J]. Journal of Food Science, 67（4）: 1 308-1 313.

Regand, A., Goff, H.D. 2003. Structure and ice recrystallization in frozen stabilized ice cream model systems[J]. Food Hydrocolloids, 17（1）: 95-102.

Rodríguez-García, J., Sahi, S.S., Hernando, I. 2014. Functionality of lipase and emulsifiers in low-fat cakes with inulin[J]. LWT-Food Science and Technology, 58: 173-182.

Sánchez-Alonso, I., Haji-Maleki, R., Borderías, A. 2006. Effect of wheat fibre in frozen stored fish muscular gels[J]. European Food Research and Technology, 223（4）: 571-576.

Sánchez-Alonso, I., Jiménez-Escrig, A., Saura-Calixto, F., et al. 2007. Effect of grape antioxidant dietary fibre on the prevention of lipid oxidation in minced fish: Evaluation by different methodologies[J]. Food Chemistry, 101（1）: 372-378.

Sangnark, A., Noomhorm, A. 2004. Chemical, physical and baking properties of dietary fiber prepared from rice straw[J]. Food Research International, 37（1）: 66-74.

Sáyago-Ayerdi, S. G., Brenes, A., Goñi, I. 2009. Effect of grape antioxidant dietary fiber on the lipid oxidation of raw and cooked chicken hamburgers[J]. LWT - Food Science and Technology, 42（5）: 971-976.

Schneeman, B. O. 1986. Dietary Fiber: physical and chemical properties, methods of analysis, and physiological effects[J]. Food Technology（2）: 104-110.

Soukoulis, C., Lebesi, D., Tzia, C. 2009. Enrichment of ice cream with dietary fibre: Effects on rheological properties, ice crystallisation and glass transition phenomena[J]. Food Chemistry, 115（2）: 665-671.

Tunglan, B. C., Meyer, D. 2002. Nodigestible oilgo-and polysaccharides（Dietary Fiber）: Their physiology and role in human health and food[J]. Food Science and Food Safety, 3: 74-92.

Wang, J., Rosell, C.M., Benedito De Barber, C. 2002. Effect of the addition of different fibres on wheat dough performance and bread quality[J]. Food Chemistry, 79（2）: 221-226.

Yoon, K. S., Lee, C. 1990. Cryoprotectant Effects in Surimi and Surimi/Mince-based Extruded Products[J]. Journal of Food Science, 55（5）: 1 210-1 216.

附　录

（规范性附录）

淀粉酶、蛋白酶、淀粉葡萄糖苷酶的活性要求、测定方法及判定标准

1　活性要求及测定方法

1.1　淀粉酶活性测定

淀粉为底物，以Nelson/Somogyi还原糖测试淀粉酶活性：10 000U/mL+1 000U/mL。1U表示在40℃，pH值6.5时，每分钟释放1μmol还原糖所需要的酶量。

以对硝基苯基麦芽糖为底物测定淀粉酶活性：3 000Ceralpha U/mL+300Ceralpha U/mL。Ceralpha表示在40℃，pH值6.5时，每分钟释放1μmol对硝基苯所需要的酶量。

1.2　蛋白酶活性测定

酪蛋白测试蛋白酶活性：300~400U/mL[1个酶活力单位定义：40℃，pH值8.0时，每分钟从可溶性酪蛋白中水解出（并溶于三氯乙酸）1μmol酪氨酸所需要的酶量]；或7~15U/mg[1个酶活力单位定义：37℃，pH值7.5时，每分钟从酪蛋白中水解得到一定量的酪氨酸（相当于1μmol酪氨酸在显色反应中所引起的颜色变化，显色用Folin-Ciocalteau）试剂时所需要的酶量]。

偶氮-酪蛋白测试蛋白酶活性：300~400U/mL[1内肽酶活力单位定义：40℃，pH值8.0时，每分钟从可溶性酪蛋白中水解出（并溶于三氯乙酸）1μmol酪氨酸所需要的酶量]。

1.3　淀粉葡萄糖苷酶活性测定

淀粉/葡萄糖氧化酶-过氧化物酶法测试淀粉葡萄糖苷酶活性：2 000~3 300U/mL（一个酶活力单位定义为：40℃，pH值4.5时，每分钟释放1μmol葡萄糖所需要的酶量）。

对-硝基苯基-β-麦芽糖苷（PNOBM）法测试淀粉葡萄糖苷酶活性：130~200U/mL[1个酶活力单位定义（1PNPA单位）为：40℃时，有过量的β-葡萄糖苷酶存在下，每分钟从对-硝基苯基-β-麦芽糖苷释放1μmol对-硝基苯所需要的酶量]。

2　判定标准

当酶的生产批次改变或最长使用间隔超过6个月时，应按表1所列标准底物进行校准，以确保所使用的酶达到预期的活性，不受其他酶的干扰。

表1　酶活性测定标准

标准底物	标准质量（g）	测试活性酶的种类	预期回收率（%）
玉米淀粉	1.0	α-淀粉酶+淀粉葡萄糖苷酶	<1
小麦淀粉	1.0	α-淀粉酶+淀粉葡萄糖苷酶	<1
酪蛋白	0.3	蛋白酶	<1
β-葡聚糖	0.1~0.2	β-葡聚糖酶	95~100
柑橘果胶	0.1~0.2	果胶酶	95~100
阿拉伯半乳聚糖	0.1~0.2	半纤维素酶	95~100